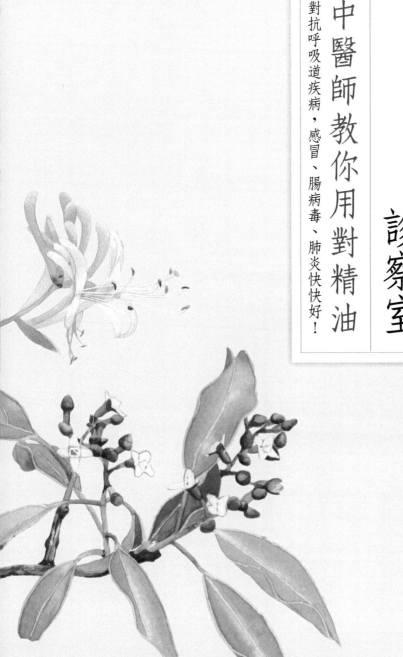

中醫芳療 診察室

馥芊中醫診所院長　李嘉菱—著

中醫師教你用對精油

對抗呼吸道疾病，感冒、腸病毒、肺炎快快好！

免責聲明

已盡一切努力確保書中所包含的內容是正確的，
但無論如何都不能取代尋求正規醫療意見。
讀者應始終諮詢合格的醫生，
在採取任何補充或替代療法之前，與你的醫生商量。
若讀者因本書所含信息而做出的任何決定，
作者和出版商均不對任何後果負責。

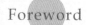

依循中醫智慧，
紮下芳療磐固若石的基礎

　　你有過疼痛經驗嗎？面對疼痛時你是如何解決呢？大多數的朋友無論是頭痛、身體痠痛、經期疼痛，當疼痛難耐時，一顆止痛藥即可阻斷疼痛傳遞，緩解疼痛現象，無疑是極大的撫慰劑。但在中醫觀點，以頭痛為例，則依據位置不同，又分為足太陽膀胱經頭痛、足少陽膽經頭痛、足陽明胃經頭痛等，利用藥劑的性味、歸經、升降出入，不同的部位給予不同的藥劑處理疼痛的源頭，往往需要患者有耐心配合調整體質。這是中、西醫對於處理疾病的角度不同，但各具優點。

　　我過去有經痛的經驗，當疼痛來襲時，如撕心裂肺般幾乎要昏厥。儘管如此，我堅持不服用止痛藥，目的是趁此機會運用精油，尋找有效緩解疼痛的精油。只要是西方芳療書籍提及皆嘗試過，像是含有酯類、醚類、酚類、水楊酸甲酯等成分的精油，緩解疼痛的效果仍十分有限。為此我曾一度感到沮喪，直到尋求中醫，理解疼痛原因，服用中藥加入經絡按摩，折磨我多年的疼痛逐漸離我遠去。讓我深刻體認到，芳香療法運用中醫理論，確實可以達到改善體質，恢復健康。

　　1928 年蓋特佛賽創立了「芳香療法」這個名詞。1980 年芳香療法從西方走入東方，近十年來更為大眾接受並喜愛。中醫沒有芳香療法一詞，所以在教學與運用上一直奉英、德、法等芳療運用理論為圭臬。非常感謝嘉菱醫師，為中醫芳療整理了一份詳盡的歷史沿革，讓我們知道中醫在芳香療法的運用，可上溯於先秦時代，集大成於明清之際，至今已有兩千多年的歷史。

1864 年清代吳師機「理瀹駢文」一書完成，更奠定了中醫芳療的理論基礎。

　　嘉菱是一位聰慧、謙虛、勤奮、遵循古法、實事求是又創意十足的中醫師，多年前在中國醫藥大學推廣部教授芳香療法時與嘉菱結緣，當時很難想像台下這麼一位清秀、文靜、像一位大學生的女孩，竟然是一位執業多年的中醫師。十年前，芳療僅限於運用在安寧療護。嘉菱醫師紮實地完成英國 IFA 芳療認證要求的六十個臨床個案報告，現已在她的診所，運用中醫內治，搭配芳療外治，幫助她的患者遠離病痛。其中讓我印象深刻的個案，是她運用岩蘭草萃取的金銀花精油，有效治癒了頭部帶狀泡疹所造成的皮膚問題及神經疼痛，這真是一個極有價值的臨床經驗。

　　熟識後，更驚訝她的多重身分，中醫診所院長、佛朗明哥舞者、六歲小孩的母親、媒體健康講座的常聘醫師、博士研究生等，雖然她生活如此忙碌，但仍忍不住拜託她，將這些年中醫芳療的臨床經驗集結成書，有助於正在學習芳療的同學，在辨證上有一些真實的依據與個案學習。

　　嘉菱醫師中、西醫學養兼具，《中醫芳療診察室》一書，獨具創意地將身體、生理運作比擬為大家熟悉的精油蒸餾法，幫助不懂中醫的同學，更容易進入中醫的生理機轉與術語運用，進而分辨中藥與精油、純露的差別。精美的經絡與植物圖是嘉菱力求完美的展現，最後的個案解析，進一步運用不同呼吸道證型，引領讀者分辨外感與內傷，不同證型運用不同的精油配方，也詳述配方思維原理與運用方式。最後，提醒讀者下次出現感冒症狀，不要只想到使用尤加利精油。

　　我強力推薦此書，不只是與嘉菱多年的友誼，而是因為對許多不知如何判斷證型與調配處方的同學而言，這是一本確實值得放在案頭、可以經常翻閱當作參考的芳療書，依循中醫智慧，紮下芳療磐固若石的基礎。

　　嘉菱醫師豐富的臨床經驗是一本書無法盡述，期盼不久將來，能有更多的臨床個案，與芳療愛好者分享。

英國 IFA 校長級芳療講師——沈莉莎

窺見「中醫芳療門診」的精彩臨床思路，適合新手的第一本書

　　芳香療法的概念跟我們的日常生活一直都有緊密的結合，像是端午節的時候配戴香包，門口插上石菖蒲、艾草等習俗都算是芳香療法的一部分。這幾年每到夏天就出現「用中藥防蚊包驅蚊」的新聞，不少病患都會前來診所詢問。其實中藥防蚊包的內容物不外乎是丁香、艾草、白芷、紫蘇葉、薄荷、石菖蒲、藿香等氣味濃郁的藥材，目的都是透過這些氣味達到驅蚊的目的。近年來芳香療法越來越普遍，但是大部分的人對於芳香療法的認知仍停留在：「只是聞起來香香的油、用薰衣草精油解決情緒問題、喝精油來保健身體、精油只用在 SPA 按摩」等錯誤的觀念。網路上相關資訊雖多，但是內容質量參差不齊，也有不少謬誤的理論跟概念參雜其中。對芳香療法有興趣的新手往往無法分辨什麼是正確、合適的資訊，也缺乏優質的中醫芳療入門書籍。

　　中醫古籍之中，從未見芳香療法之相關名詞，但是芳香療法的概念卻早已隱含其中。不少的古籍中記載了部分芳香療法相關之理論與藥物，像是《山海經》中記載：「有草焉，名曰薰草，麻葉而方莖，赤華而黑實，臭如蘼蕪，佩之可以已癘。」這也是現存對芳香植物防病功效的最早文獻紀錄。直至清代吳師機《理瀹駢文》一書中才算是較有系統的整理相關理論與資料。吳氏治病雖以膏藥為主，但是仍會搭配敷、熨、塗、熏、浸、擦、摻、嚏、吹、吸、坐等多法並用，而這些外治法也常見於現代的芳香療法。

　　現代中醫師看病多從內服藥物、針灸與整復著手。芳療這個

領域對中醫師來說十分的陌生，肯投入研究的人也是少之又少。本書作者李嘉菱醫師的中、西醫學養俱佳，於芳療領域鑽研多年，不但取得美國 NAHA 與英國 IFA 的芳療認證，並將芳療理論跟中醫理論結合應用，提出「中醫辨證論治用芳療」的理念。李醫師將精油依照其臨床特性分類，結合中醫理論的藥物功能分類、性味、歸經、升降浮沉等來解說。此外，她在創立的馥芊中醫診所開設「中醫芳療門診」，運用中醫處方搭配芳療精油的方式幫助患者處理疾病。精油的配方還需從病患的身心狀態、體質、疾病狀態去調配，有時甚至要考慮到環境跟氣候的因素，不是一種疾病就對應一組配方。跟中醫開立處方一樣，有時候同病異治，有時候異病同治。本書中也有針對數個呼吸道系統疾病個案做詳細的紀錄與分析，提供其用藥跟芳療的臨床思路。

　　李嘉菱醫師的中醫芳療臨床經驗豐富，承襲與結合中醫及芳療的知識，運用其豐富的臨床經驗與學養，其所開立的芳療配方別出心裁，臨床上更是效果顯著。《中醫芳療診察室》一書即將付印問世，不論是專業醫師或是一般民眾，如果想要更進一步認識芳香療法，這本書絕對是你不可缺少的一本書。相信李醫師日後會持續在中醫芳療領域耕耘，不斷精進其療法，提高療效、擴大應用範圍，未來造福更多的民眾，並有更多相關的著作跟臨床經驗與大家分享，將這芳香療法中可貴的知識與臨床經驗持續傳承下去。

長庚大學中醫系副教授、嘉義長庚健康資訊暨流行病學研究室主任

楊曜旭

找回思辨的能力，
探索中醫芳療的無限光景

中醫芳療是可以無限發展的領域，我大致把學習歷程分成三個階段：有意識從眾、有興趣深入、有競躍思維。

　　一開始接觸芳香療法，是因為嘗試 SPA 按摩療程。我好奇精油的可能性，後來為了滿足我的求知慾，研讀許多芳療書籍。在體驗精油的過程中，我發現除了中藥精油外，非中藥的精油也有其性味、歸經、升降浮沉，當時我還沒有配伍的概念，只覺察單方精油的功效。

　　真正踏入芳香療法的聖殿，是因為孩子反覆難癒的口水疹讓我很煩惱，買了許多產品效果都不好，決定報名美國 NAHA 國際芳療師證照班的課程。我發現運用主講人沈莉莎老師教導的肌膚急救精油配方，竟然可以解決孩子的口水疹！於是，因此啟發了我調配精油配方的概念。

　　後來，沈莉莎老師的節氣經絡芳療課程，讓我確信了中醫芳療的方向，但芳療適應症不像書上說得如此好揣摩。在我進行英國 IFA 課程收集案例期間，我放棄了傳統的西方芳香療法只用化學分子的概念，以中醫辨證論治為基礎調配精油，更細微地診察體質及經絡，精油劑量及濃度也依個案調整，有些個案收效顯著，針對效果不彰的個案，改方之後的變化也逐漸讓我累積了中醫芳療的突破關鍵，我把部分心得分享到痞客邦「醫舞定情的部落格」上，偶然間被一些雜誌及出版社發掘。

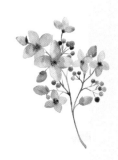

這本書我寫了整整快三年，本來只是想拿英國 IFA 的備審論文稍微整理，但後來主持「馥芊中醫診所」以及開立「中醫芳療門診」之後，蒐集的個案愈來愈多，領悟了更多細緻的癥結點，自覺要對讀者負責，所以用更多深入淺出的語言去撰寫中醫芳療思路，愈寫愈多，差點收不了尾。最終把我認為比較重要的中醫芳療基礎集結成這一本書。

每次在網路有人問我某固定配方到底適不適合他？其實我還真不知道怎麼回答！網路沒有看到本人，無法知道體質及證型，回答違法而且也不見得有幫助。固定配方並非適合所有人，一定要找出體質及證型才能決定是否使用。

現代人看網路資訊也有「從眾效應」，從眾效應也被稱為「羊群效應」，因為在羊群裡，很容易因為一部分羊開始移動，其他的羊則盲目跟隨。人們總是選擇最吸睛、人氣最高、按讚數最多的先看，或是加入一些社團或群組，只是盲目接受資訊，只是想要配方解答而完全不去思考為什麼。

常有人問我為何不列出疾病配方就好？何必這麼辛苦從基礎理論開始？還把個案轉折點都詳細紀錄下來？就是太多人按圖索驥而不加思索，把符合某種疾病的所有精油都調合在一起使用，導致身體出現副作用。所以，我才要解說這麼多中醫理論，唯有了解中醫理論之後，才能把中醫芳療的概念運用得宜，也才能調配當下屬於個人的最佳配方。

企盼芳療愛好者能藉由閱讀這本書，在紛擾的網路時代，找回思辨的能力，避免因從眾行為而誤用不適合自己的配方。感謝遇到的個案，能讓我在芳香療法領域保持熱忱，其實芳療除了臨床個案的印證，還受到很多實證醫學的驗證。

在此誠摯邀請志趣相投的朋友們，讓我們一起跨越芳療舒適圈，淬鍊出中醫芳療最精華的配方，探索中醫芳療的無限光景。

李嘉菱

— Contents —

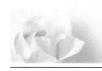

Part 1
認識中醫芳療，為身體打好基礎

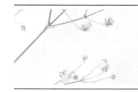
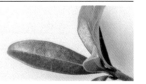

Part 2
你一定要懂的中醫知識

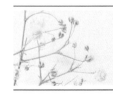

Part 4
安全使用精油，發揮最大功效

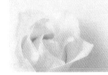

Part 5
氧化物類精油對呼吸系統的好處

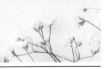

Part 6
【臨床個案分析】呼吸系統的精油應用

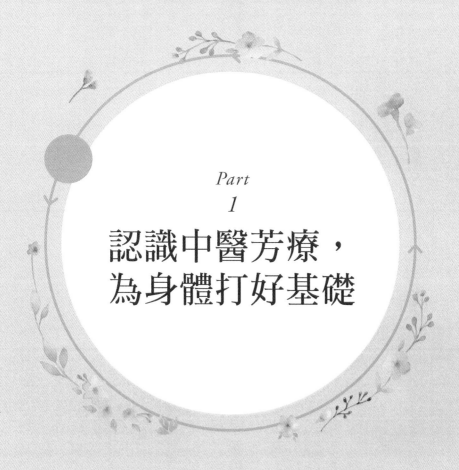

Part
1

認識中醫芳療，
為身體打好基礎

Aromatherapy

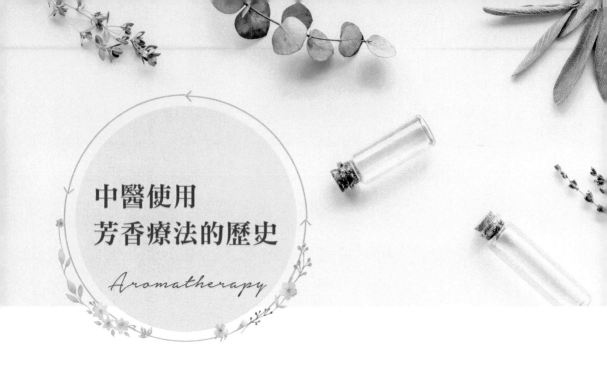

中醫使用芳香療法的歷史

Aromatherapy

　　直至西元 1928 年才誕生現代芳香療法，由法國化學家雷內・摩利斯・蓋特佛賽（René-Maurice Gattefossé）在論文中首次提出「芳香療法（Aromatherapie）」這個全新的名詞。

　　傳統中醫並無「芳香療法」這用詞，但是歷代中醫文獻中有關「芳香療法」的零散記載，並在民間廣泛流傳。中醫使用芳香療法是指**「將氣味芳香的藥物，如丁香、藿香、木香、白芷、薄荷、冰片、麝香等，製成各種不同的劑型，用於局部或全身，以彌補內服湯藥的不足。」**中醫芳香療法肇始於先秦，形成於晉漢，隋唐以來中外的交流進一步擴展芳香療法，明代總結具體治法，至清代吳師機「理瀹駢文」一書問世，芳香療法有了完整的理論體系。

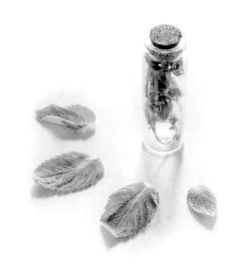

中國歷代芳香療法的各個層面

	朝代	文獻或證據	芳香療法紀錄
用芳香藥物防治疾病、辟穢消毒、清潔環境的風俗習慣	殷商	甲骨文	燎薰、艾蒸和釀製香酒。
	周代	禮記	佩戴香囊、沐浴蘭湯。
	先秦	山海經	記載薰草「佩之可以已癘」。
	西漢	馬王堆漢墓	出土一批香囊、薰爐，內有辛夷、佩蘭、茅香、花椒、桂皮等芳香類藥物。
	唐代	孫思邈《備急千金要方》	在「辟溫」以芳香藥為主體，如：用太乙流金散薰燒，用赤散搐鼻，用辟溫殺鬼丸香佩消毒，用粉身散作粉劑撲身，用桃枝洗方外浴等。

	朝代	文獻或證據	芳香療法紀錄
芳香藥物的外治方法	西漢	《靈樞•壽夭剛柔第六》	「用淳酒二十升、蜀椒一升、乾薑一斤、桂心一斤，凡四種，皆㕮咀，漬酒中。用綿絮一斤，細白布四丈，並內酒中……以熨寒痺。」
	明代	《本草綱目》	記載香木類35種，芳草類56種，除此之外，還介紹了「塗法、擦法、敷法、撲法、吹法、含漱法、浴法」等芳香療法的給藥方式。
按四氣五味闡述芳香藥物的功能	秦漢	《神農本草經》	全書記載藥物365種，其中有不少芳香藥物。

朝代	文獻或證據	芳香療法紀錄

芳香藥物的中外交流

朝代	文獻或證據	芳香療法紀錄
魏晉南北朝	《世說新語》	宮廷重視香料,發展出芳香複方。魏晉名士喜用濃香薰衣、香味成為身分地位的象徵。
唐代	國家藥典《新修本草》	補充許多新發現藥物和外來藥物,如:蘇合香、阿魏、安息香、龍腦等外來香藥。
五代	李珣《海藥本草》	論述外來藥物的專書,收集 50 餘種芳香藥物,如:青木香、蓽茇、紅豆蔻、丁香、零陵香、降真香、沒藥、甘松香等。
宋代	海上絲綢之路	出現專事海外進口芳香藥的「香舫」,香料貿易興盛。
宋代	《太平聖惠方》	收錄許多著名的方劑,如:蘇合香丸、安息香丸、木香散、沉香散等。
明代	《普濟方》	專列諸湯香煎門,並詳細記載方藥組成、製作、用法等。

朝代	文獻或證據	芳香療法紀錄

芳香療法有了完整的理論體系

朝代	文獻或證據	芳香療法紀錄
清代	清宮醫案、醫籍、小說《紅樓夢》	芳香療法得到進一步的推廣和普及,如香囊、香串、香瓶、香珠、熏爐等。
清代	吳師機《理瀹駢文》	對芳香療法的作用機理、辨證論治、藥物選擇、用法用量、注意事項等系統的闡述。

★吳師機《理瀹駢文》

《理瀹駢文》記載：「**凡病多從外入，故醫有外治法，經文內取外取並列，未嘗教人專用內治也**」。此外，「**外治之理，即內治之理；外治之藥，亦即內治之藥，所異者，法耳**」。

外治，即外用藥；內治，即內服藥或侵入性治療。吳師機認為，外治與內治，**在病因、病機、辨證等中醫理論是相同的，選擇的用藥相同，但不同的是給藥方法、吸收途徑（不同吸收途徑其劑量也不同）**，《理瀹駢文》一書的理論，為後世研究芳香療法建立了理論基礎。

吳師機指出：「膏中用藥味，必得通經走絡、開竅透骨、拔病外出之品為引。」外治法的制方遣藥，常用生藥、猛藥、香藥，如麝香、木香、冰片、樟腦、蘇合香、安息香、乳香、沒藥、肉桂、花椒等，這些芳香藥物的作用在於率領其他藥物開結行滯，直達病所，一旦氣血流通，疾病就容易自己痊癒。

吳師機治療疾病，雖然以「膏藥」（中藥外用的一種，用植物油或動物油加藥熬成膠狀物質，塗在布、紙或皮的一面，可以貼在患處）為主，然而也有使用其他外治法，如敷、熨、塗、熏、浸、擦、搐、嚏、吹、吸、坐等，更加擴充了芳香療法的給藥途徑，而這些外治法也常見於現代的芳香療法。

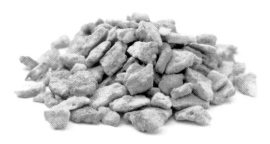

▲安息香 Benzoin

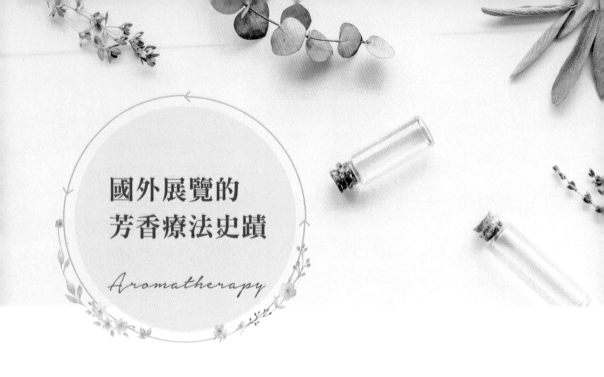

國外展覽的
芳香療法史蹟

Aromatherapy

2018 年暑假，我隨同「中華民國國際民俗舞蹈協會」到匈牙利和斯洛伐克旅行，雖然我只去旅途的前半段，但在後半段的旅程中，有舞友意外發現了這個東斯洛伐克博物館，其中一區的傳統醫學展覽中，保留著一些存在著芳香療法辨證論治的史蹟，真的讓人非常振奮！

東斯洛伐克博物館（Východoslovenské múzeum）是位於斯洛伐克城市科希策的一座博物館。東斯洛伐克博物館是斯洛伐克歷史最久的博物館之一，成立於 1872 年。博物館[1]的建築是一座新文藝復興風格建築，修建於 20 世紀初期。

以下為傳統醫學展覽的精彩史蹟：

◆ **秤藥天秤**

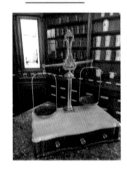

◆ **煎藥機**

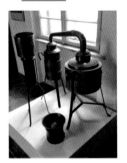

◆ 藥局、藥櫃及調劑檯

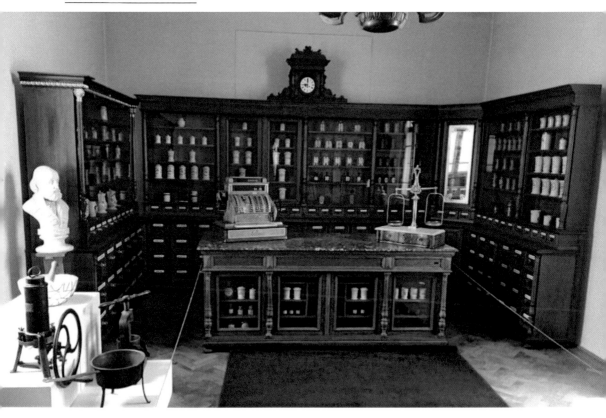

◆ 藥局標示牌

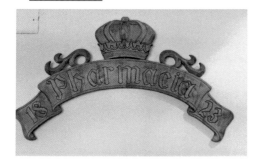

◆ 收銀機

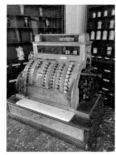

◆ 處方箋

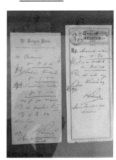

---

¹東斯洛伐克博物館（Východoslovenské múzeum）的官網網址：http://www.vsmuzeum.sk/

◆ **醫師診察**

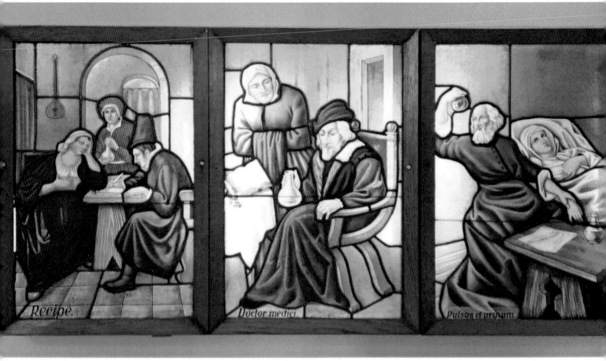

Recipe.

Doctor medici.

Pulsus et urinam.

▲ 左圖：醫師記錄病歷（四診：望聞問切）。
　 中圖：醫師思考病因病機（辨證論治）。
　 右圖：西方傳統醫學也有把脈。

注意看以上三張圖片中的最右邊那張，他們也有把脈的方式。我問了外國當地友人，不知道是真的把出「位數形勢」，還是只是確認「脈搏」？他說他們國家的確有把脈這件事，但現在都是西醫為主了。西方傳統醫學已然消失，卻也留下精彩的足跡。

◆ **磨藥器具**

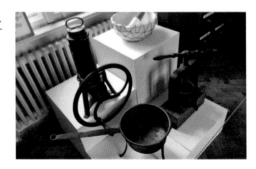

◆ 藥材抽屜櫃

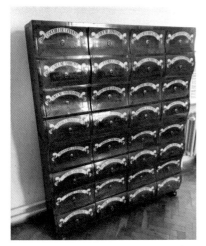

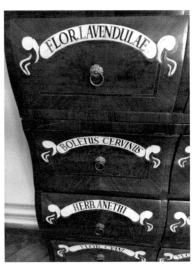

▲ 藥櫃上主要是西方常見的草藥，也是芳香療法精油常用的植物來源，如 Baccae juniperi 杜松、Flor borraginis 琉璃苣、Cort citri 柑橘果皮、Baccae myrttlorum 香桃木、Flor lavendulae 薰衣草、Herb anethi 蒔蘿、Flor hyperici 聖約翰草、Amygdala amara 杏仁等。

▲ 由上而下依序是薰衣草、牛肝菌、草藥、矢車菊。

◆ 藥櫃與藥罐

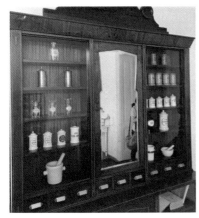

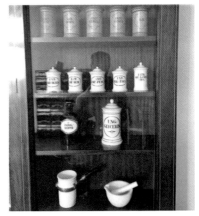

▲ 已經理過的藥材放置在藥罐中儲存，50 年代台灣的藥櫃藥罐也差不多是這種形式，只不過上面貼的是方形標籤紙寫中文藥名。

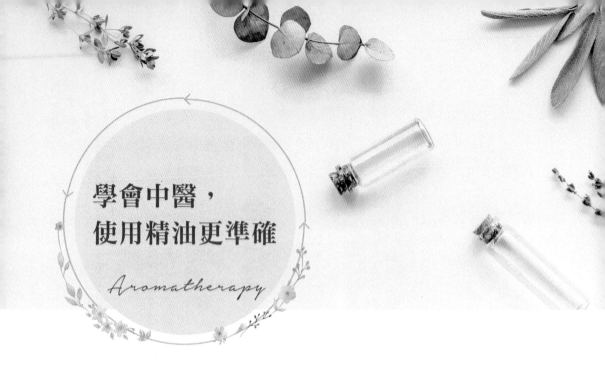

學會中醫，
使用精油更準確
Aromatherapy

中醫芳療與養生之道

《黃帝內經・上古天真論》提到養生之道：「上古之人，其知道者，法於陰陽，和於術數，食飲有節，起居有常，不妄作勞，故能形與神俱，而盡終其天年，度百歲乃去」。以及提到不良習慣導致疾病：「今時之人不然也，以酒為漿，以妄為常，醉以入房，以欲竭其精，以耗散其真，不知持滿，不時御神，務快其心，逆於生樂，起居無節，故半百而衰也」。

養生，是一種態度，如同黃帝內經記載，不是給予治療就必然獲得痊癒，還必須有改正不良習慣的覺知。中醫芳療除了辨證給予精油處方外，還必須適度加入按摩，其機理類似針灸，可以改善筋膜的柔軟度並促進全身的氣血循環。近年來逐漸風行的芳療瑜伽、經絡芳療與節氣芳療，就是精油結合按摩及伸展，藉此更能舒緩與療癒身心。

人體的健康狀態

中醫養生的觀念主要有幾個面向：治未病、陰陽調和、配合環境變化的養生、適當的情緒調養、正確的飲食觀念、運動。

人體的健康狀態是一連續的變化，從健康狀態、亞健康狀態、疾病狀態。中醫在這期間都會有助益，健康狀態時給予養生建議，亞健康狀態時給予體質矯正，疾病狀態給予深入治療。

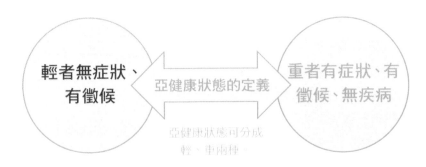

輕者無症狀、有徵候

亞健康狀態的定義

重者有症狀、有徵候、無疾病

亞健康狀態可分成
輕、重兩種。

你沒有自覺不舒服（有時候可能是沒有病識感），但中醫診察已有體質偏差。

你可能感覺身體不舒服，中醫診察也有體質偏差，但現代醫學檢查卻沒有明確疾病。

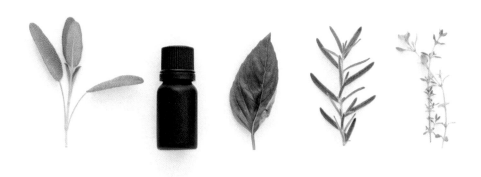

芳療不應該用症狀來對號入座

有些人常會問，為什麼按照芳療書上寫的調油了，症狀沒有改善，甚至還會有副作用？這幾年，我在臨床上真的遇到太多產生副作用的案例，是因為沒有注意使用精油的安全守則，以及辨證錯誤導致（應該說多數都沒有辨證）。

有些芳療相關產業的廠商甚至會發給消費者教戰手冊，出現一個症狀就用一個複方處理，產生副作用後，廠商收到衛生福利部的信函糾正或檢舉，導致台灣後續的「芳香療法」只能偏限於「芳香」，而不能宣稱療效，這是非常可惜的事情。

有人會問：「是精油有問題嗎？」有些真的是精油的問題，例如含有塑化劑的精油，其揮發性低、穩定性高且無色，而且具有芳香氣味，價格也相對便宜。

真正的天然精油是來自各種植物的精華，取之不易，所以價格通常不會太便宜，尤其是珍貴的花朵類。

然而有些含有塑化劑的精油仍是以高價販售、難以辨別，這時候如果你發現精油的氣味在空氣中久久不散，那就代表買到人工合成的香精了，此外，有 SGS 檢驗合格標章更是重要的辨認方式。

塑化劑（plasticizers）的種類繁多，其中以「鄰苯二甲酸酯類（DEHP）」最為普遍。鄰苯二甲酸酯類會影響生殖系統，還可能傷害心、肝、腎，並引發氣喘、過敏。

除了精油來源的問題以外，多數是因為人們不懂得芳香療法。我在門診曾經遇過一個案例，他之前是一位芳療師，因為本身有蠶豆症（G6PD），但是其服務單位的教育系統並沒有教導關於蠶豆症的禁忌精油。由於他本身也有地中海型貧血，後來產生體重下降、嚴重貧血等溶血現象，才知道是平日接觸的精油導致身體出了狀況。

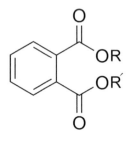

▲鄰苯二甲酸酯類 Phthalates

芳療應著重辨證論治

中醫證型，常因為民間說法而有許多誤區。例如：一般民眾常認為口瘡、口乾、口苦、便秘、痔瘡，一定是火氣大嗎？答案是不一定。或是手腳冰冷一定是冷底（陽虛）？答案也是不一定。中醫也不會因為一個西醫診斷的疾病就給予固定處方，也有可能不同疾病給予相同處方，**重點在辨證論治**。

像是痠痛，如果只是用暫時止痛的精油如冬青精油，療效有限，久了效果會降低。若沒有處理痠痛的病根，不會真正改善痠痛。

像是水腫，如果只使用利水的精油，如杜松（或杜松漿果）、絲柏，雖然減輕了水腫的程度，卻容易口乾。我們必須好好弄清楚水的代謝與哪些臟腑有關，也必須考慮個案的體質、證型是什麼？才不會只依症狀使用芳療處方，這是非常危險的！而且與水液代謝有關的臟腑功能沒有恢復，水腫也容易復發；簡單來說，只有短暫改善水腫現象，卻沒有改善體質。

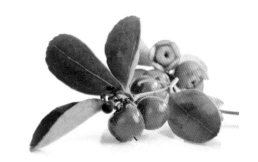

▲痠痛：只用暫時止痛的精油如冬青精油，療效有限，久了效果會降低。還是必須找出病根！

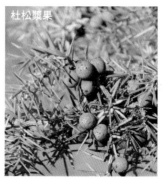
杜松漿果
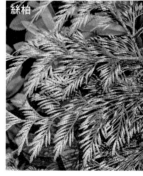
絲柏

▲水腫：只使用利水的精油，如杜松（或杜松漿果）、絲柏，雖然減輕了水腫的程度，卻容易口乾。

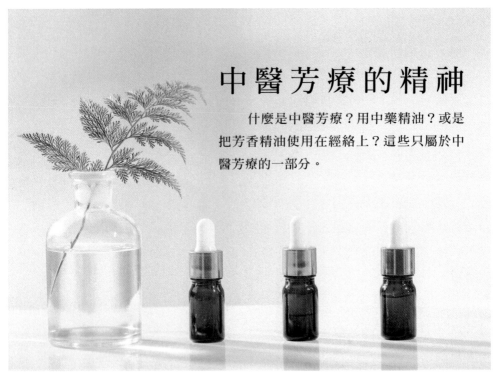

中醫芳療的精神

什麼是中醫芳療？用中藥精油？或是把芳香精油使用在經絡上？這些只屬於中醫芳療的一部分。

精油和中藥類似，補瀉、寒熱、升降出入、歸經不同的特性，重點是要辨別體質及證型，才能應用得當。芳療和中醫類似，不是給予精油或藥物就能一勞永逸，而是一步步地調整人體的微環境（體質），進而達到療效。

中醫芳療的精神，在於進一步辨別精油的性味、歸經、安全性，融合中醫辨證論治，依照體質給予最適當的芳香療法。

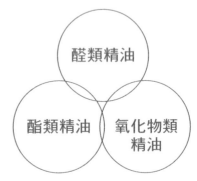

例如以中醫芳療的精神使用精油：

醛類精油　發生在膽經的皮膚病灶，可以使用醛類精油去疏肝利膽。

酯類精油　肝腎陰虛的失眠，可以使用酯類精油去滋補安神。

氧化物類精油　風寒感冒可以用有祛風效果的氧化物類。

然而，精油的歸經不應該是根據書上紀錄其治療某一器官的疾病，就說這個精油的歸經就是這個器官！以治療症狀區分歸經是非常不專業的歸類方式。

例如：治療水腫，多數書上都提到葡萄柚、絲柏、杜松等精油可以利水，就說他們歸腎經，那麼許多氧化物具有乾化、祛風勝濕的作用，是否這些氧化物也是歸腎經呢？

再以中藥「熟地」舉例，運用得宜可以化肺部的痰，但是熟地「歸肝腎經」，不歸肺經，為什麼會有效化肺部的痰？因為辨別了個案屬於腎陰虛，其肺部的痰是因為腎陰虛，無法代謝水液而成停聚肺部的痰，此時個案服用熟地就會有效。

全球化時代的來臨，芳香療法結合中醫是必然的趨勢，國外已有大量關於芳香療法的科學研究及舉辦眾多大型研討會，中醫結合芳療的概念目前正方興未艾。

中醫四診

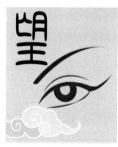 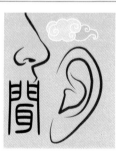 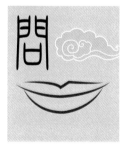 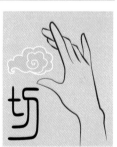

中醫四診，包括望診、聞診、問診、切診。中醫的辨證方式有許多種類，如八綱辨證、五臟辨證、六經辨證、氣血津液辨證。中醫芳療，應該結合生活習慣、望氣色、望身形、舌診、腹診、問診來教導民眾，期盼能從中醫辨證的角度學會對證的芳療處方。

中醫四診的意義，在於知道什麼才是有用的資料，以及如何獲得正確的資料。所以**需要對中醫醫理和診斷鑑別要點更熟悉**，也要加強望診、聞診、舌診、脈診、腹診等的**解讀功力**。

在問診過程中，須注意你的問診方式是否會誤導病患回答，還需考慮個案的理解和實際的狀況。例如個案以為乾咳無痰，只是沒有咳出痰來，但實際上你請他咳一下卻是很多痰的聲音。

許多會影響診察的因素，需要經過學習並累積經驗才會知道。例如脈診發現脈數（心跳快），可能是因為個案運動後尚未緩和下來，你就必須請他等待一段時間再作診察。注意蒐集中醫四診的環境，例如光線可能會影響望診的準確度，所以必須在自然光底下診察減少失誤。也要考慮是否因為食物、抽菸、嚼檳榔而造成染苔。

望診

(1) **整體**：意識，精神，形體與姿態，面色，皮膚。

(2) **局部情況**：局部病變無論在何部位，均應仔細察看。

(3) **望形、色**：排泄物或分泌物。

(4) **舌診**：包括舌質（舌色、舌形、舌態等）、舌苔（苔色、苔質等）、舌下絡脈、舌下肉阜等。望診中最重要的重點就在舌診，其中除了舌質、舌苔、舌下絡脈外，還

要看有無津液。

聞診

(1) **聽聲音**：包括語音、呼吸、咳嗽、肺音、心音、腸音等，聽其聲音是否嘶啞或有力無力、呼吸氣粗或氣微、咳聲重濁或清高，腹部叩診探查是否有振水聲或是脹氣。

(2) **聞味道**：包括口氣、排泄物氣味等，是否有口臭、咳痰是否腥臭、大便穢臭或酸臭、肝腎病特殊氣味等。

問診

(1) **記錄症狀**：是要記錄症狀之時序與動態變化以利病機之推演，也就是要問清楚症狀發生的時間。

(2) **問診**：是中醫四診中最重要的重點，中醫初學者可用**十問**來問。

(3) **依系統性、從頭到足的順序進行問診**：全身、情志、睡眠、頭項、五官、胸部、腹部、二便、腰背、四肢、生殖，依次序加以記錄。

(4) **有機的問診：**

• **以主訴為導向的問診**是中醫進階需學習的問診。

• **以中醫思想為中心，獲得必要的**

資訊。

- **以主要病症為中心**，由教科書「辨證要點」內容加以發揮。
- **問診先以主要病症為主，再拓及其他內容。**
- **沒有的症狀**可作為鑑別診斷用，可用來排除一些不適當的診斷。

切診

- 包括脈診及按診。
- 若按不出個所以然來，仍然要試著去描述紀錄，看是否可作為理法方藥分析的依據。

十問

- 張景岳於《景岳全書‧十問篇》中將中醫問診歸納為十個重點：「一問寒熱二問汗，三問頭身四問便，五問飲食六問胸，七聾八渴俱當辨，九因脈色察陰陽，十從氣味章神見。」
- 後人將末二句刪去，而改編為：「九問舊病十問因，再兼服藥參機變，婦人尤必問經期，遲速閉崩皆可見，再添片語告兒科，天花麻疹全占驗。」
- 中醫問診傳統的「十問」可改良為：先問整體狀況、神智狀態，再由頭面、五官、肩項、胸、腹、腰背、二陰、四肢、皮膚等「由上至下」之次序問診。

---

(1) **脈診：**

- 位、數、形、勢、率、律
- 左：寸，關，尺。右：寸，關，尺。
- 按脈位深淺，常見有浮脈、沉脈
- 按脈率快慢，常見有遲脈（一息不足四至）、緩脈（一息四至）、數脈（一息五至以上）。
- 按脈的強弱及大小分，常見有洪脈、大脈、微脈、細脈。
- 按脈的形象分，常見有滑脈、澀脈、弦脈、緊脈。
- 按脈的節律分，常見有結脈（緩而時止）、促脈（數而時止）、代脈（止有定數）。異常脈象常相兼出現。

(2) **按診：**

- 按壓腹部是否會痛或異常搏動？
- 腹痛喜按或拒按？按之軟或硬？
- 下肢浮腫按之凹陷與否？
- 患處觸診有無異常？
- 皮膚溼度與溫度如何？

不要忘記按壓病患有症狀的部位。

腹部有異常搏動或有腫塊時，注意不可以大力按壓。

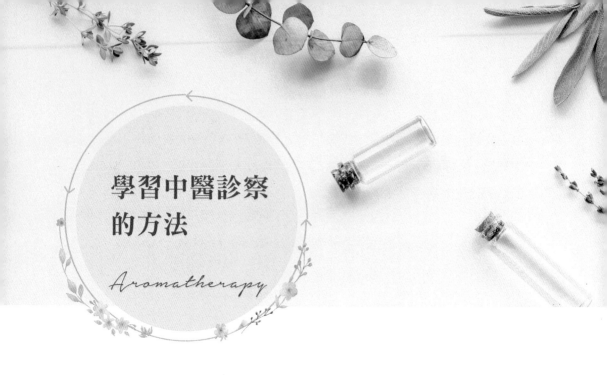

學習中醫診察
的方法

Aromatherapy

辨別症狀與徵候

中醫診察人體分成兩個面向，一個是**患者自己主觀的「症狀」**（symptom），另一個是**醫者客觀的「徵候」**（sign）。然而不論是症狀或徵候，都有其**絕對證據（可信賴的）**及**相對證據（可以參考、不一定可以信賴的）**。

患者自己主觀的症狀還需要延伸問診來釐清一些因素，而不是見一個症狀就對號入座，這是問診的技巧，我之前在中國醫藥大學附設醫院學習到中國醫藥大學內科教授洪瑞松教授

的問診口訣（LQQOPERA）非常實用。

醫者客觀的徵候需要學習與練習，才能更精準診斷證型及用藥，例如：望診、聞診、切診等，西醫的診斷儀器隨著科技進步不斷精準化，這也是客觀的徵候。

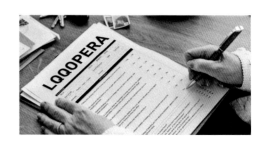

中醫問診的層次

中醫在進行問診時，會有三個層次：**開放式、焦點式、封閉式**。

開放式的問題	用在晤談剛開始時，問某一個範圍，但是問題沒有限定回答的內容。
焦點式的問題	要求被限定的回答的問題。病人描述症狀、徵候或其它事情的特徵時很管用。
封閉式的問題	進一步詢問特定的資料。通常針對某個症狀問「是」或「不是」。

以 LQQOPERA 問診找到絕對證據

我常舉「眼睛乾澀」的問題來說明，是否因為肝開竅於目，就只能治療「肝」（中醫的肝與西醫的肝概念不同）呢？通常一種症狀可能來自不同的病因。

《靈樞‧大惑論》中說：「五臟六腑之精氣皆上注於目而為之精。」除了肝以外，五臟六腑都會影響眼睛看東西的能力。中醫有一個「清陽」的概念，是經由吃進去的食物，讓「脾」運化成為「精微物質」上注於頭目，你少吃飯、脾虛、營養

不足也會眼睛乾澀，甚至有一些人都不知道是因為自己本身節食、營養不足造成整天頭痛。

例如「腰痠」，雖然腰為腎之府，但是腰痠不一定是腎虛，一般而言，懷孕腰痠、年紀大腰痠、行房後腰痠是「腎虛」（休息會稍微緩解）。活動後腰痠改善就是「滯」的狀態，有可能是氣滯血瘀、痰濕阻滯。寒邪凝滯也會造成腰痠，遇寒加重、遇熱緩解可以幫助診斷為「寒凝」。

同樣道理，「疲倦」一定要滋補

嗎？如果活動後加重疲倦，休息後改善疲倦，當然是虛證，就可以滋補；如果活動後改善疲倦，也是「滯」的狀態，有可能是氣滯血瘀、痰濕阻滯的狀況，此時滋補可能就會造成副作用。因此，還是必須仔細診療判斷病因，才能給予正確的處方。

如果個案主訴「口乾」，如果他比較喜歡喝溫水，可能身體較寒，但要進一步追問：「喝冷水又如何呢？喝冷水會不舒服嗎？或喝溫水會比較舒服？」其證據強度比起「喜歡喝溫水」還要強，因為喜歡喝溫水有時候只是一種習慣。

當然，人的體質常常沒有一分為二（非虛即實、非寒即熱）那麼簡單，虛實夾雜、寒熱夾雜的狀態也很常見。提到「燥熱」或「冷底」，事實上，很多人是真寒假熱、真熱假寒、上熱下冷、內寒外熱、外寒內熱、陽虛陰火（因為怕冷、陽虛的體質，氣血推動不了而產生火）等。

有些冷熱不合的人，可能屬於虛不受補或血管細又硬化沒有彈性（明很虛又很心急，補的劑量重一些就不舒服，只能少量緩慢進補），也有可能因為攝取的藥物、飲食其性味寒熱或歸經與體質不相容導致冷熱不合。

LQQOPERA 問診口訣

Location：位置

Quality：（質）發作型態

Quantity / time course：（量）發作歷時長短或頻率

Onset mode：起病狀態或發作模式（何時？如何開始？突發或漸發？）

Precipitating factors：誘發因素

Exaggerating / exacerbating factors：加重因素

Relieving factors：緩解因素

Accompanying / associated symptoms：伴隨症狀

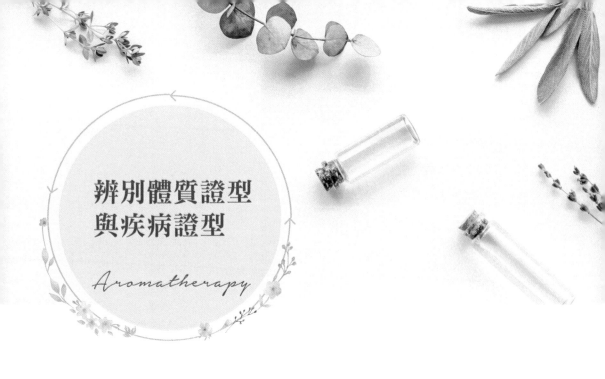

辨別體質證型
與疾病證型

Aromatherapy

症狀時序圖的重要性

　　有時候不是單一事件促發症狀，更多時候是多種因素逐漸累積導致的結果，所以問診一定要問「症狀產生的先後順序」。

　　舉一個比較鮮明的案例，一位胃食道逆流的患者，因為肥胖去做胃切除手術，成功減重下來後，本也相安無事，但是由於減少胃的容量，理當不應該吃太多，卻因工作關係常需要應酬，就發生胃食道逆流了。

　　當疾病發生時，你需要知道，眼前的症狀（symptom）和徵候（sign）

是原本的體質證型？還是疾病產生之後的證型？

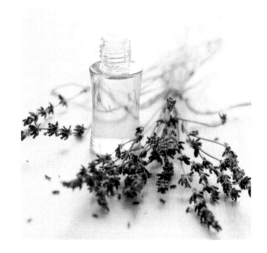

釐清你的證型

影響中醫證型形成過程的因素，**包括先天體質、後天體質、突發事件**。體質可以分為先天體質及後天體質。先天體質包括遺傳、父母親的健康狀態、母親懷孕時的身心狀態。後天體質則是受到生活環境、生活習慣、飲食因素、情緒因素、過去疾病、用藥、手術、生產、其他等因素所影響。

我的門診曾經來了一對兄弟，哥哥有皮膚和胃口不好的問題。媽媽說懷哥哥的時候怕胖，整個孕期只增加了三公斤，結果哥哥的皮膚經常出狀況，再怎麼吃還是很瘦；媽媽說懷弟弟的時候不再節食，孕期以正常速度增加體重，出生後弟弟的食慾、皮膚狀況都很好，也比較不容易感冒。雖然是個案，但是這說明了母親懷孕時的狀態會影響孩子的先天體質。

臨床上，我們會要求患者在初診時填寫過去病史，部分患者會覺得涉及個人隱私而不願意填寫，然而這可能就是改變後天體質的線索。例如：生產後，容易變成氣虛體質，造成腹

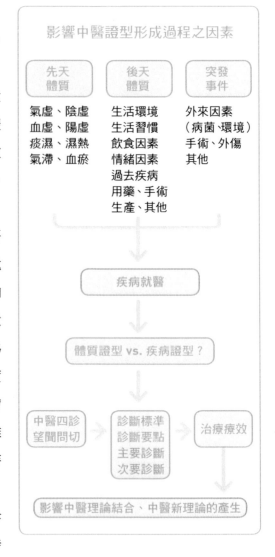

影響中醫證型形成過程之因素

先天體質	後天體質	突發事件
氣虛、陰虛 血虛、陽虛 痰濕、濕熱 氣滯、血瘀	生活環境 生活習慣 飲食因素 情緒因素 過去疾病 用藥、手術 生產、其他	外來因素 （病菌、環境） 手術、外傷 其他

疾病就醫

體質證型 vs. 疾病證型？

| 中醫四診
望聞問切 | 診斷標準
診斷要點
主要診斷
次要診斷 | 治療療效 |

影響中醫理論結合、中醫新理論的產生

部鬆弛、腹脹、便秘等困擾；腹部開過刀，容易變成血瘀體質，造成腸沾黏、便秘、腹痛等症狀。患者也要誠實告知醫生自己的飲食習慣，甚至提供工作環境、居住環境的資訊，因為這些也都會影響你的後天體質。當你覺知這些影響後天體質的因素時，避免這些負面因素，才是真正療癒的開始。

體質再加上突發事件，即形成疾病證型。例如，一個原本很健康的人，突然淋濕了，因沒有適時擦乾及保暖身體，濕氣侵入人體而造成外感的症狀。所以，治療不能只因感冒就用風藥，要用哪一種風藥必須取決於病因。針對淋雨導致的感冒，必須祛除了淋雨的濕氣，才能藥到病除。

慢性咳嗽可能出現陽虛（體質）風熱（疾病）的證型，而導致久咳不癒，如果只使用溫陽的處方，可能會加重病情；如果只使用疏散風熱的處方，可能因為陽虛體質造成抵抗力差而加重病情；必須同時使用溫陽（體質證型）及疏散風熱（疾病證型）的處方才能改善病情。當病情緩解後，立即停止使用這個處方，才不會讓已經平衡的體質失調。

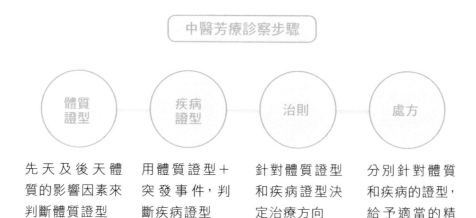

中醫芳療診察步驟

體質證型　　　疾病證型　　　治則　　　處方

先天及後天體質的影響因素來判斷體質證型

用體質證型＋突發事件，判斷疾病證型

針對體質證型和疾病證型決定治療方向

分別針對體質和疾病的證型，給予適當的精油處方

體質證型與疾病證型不同

本書在 Part2〈你屬於哪一種中醫體質？〉會介紹中醫十大體質，用體質學說做基礎分類，讓芳療愛好者可以先從初步認識體質，後續衍生為中醫證型的概念。

中醫辨證並不完全只是區分體質，一個人身上可能出現不只一種體質，體質狀態也並非一直維持而沒有變動。一個人原本的體質可能跟疾病的證型是不同，甚至是背道而馳的。

為什麼不能每個疾病針對每種體質用一個配方就好？因為光是一個感冒的證型，就可能從風寒證型，化熱後轉換成風熱證型，或是寒熱夾雜。感冒的證型與個案原本的體質不同更是常見。

中醫治療從來不是一個體質使用一個處方就能解決，更多時候是需要微調劑量或是加減藥物。人體的運作不如想像那麼簡單——非寒即熱，也不是一個疾病只會出現一個體質、一個證型，這就是中醫奧妙的地方。

人體本身的體質和發生的疾病可能是兩種截然不同的證型，所以不是用體質分類調油就好，學會體質之後，要更會辨別疾病證型，如果體質會影響疾病的進展及預後，勢必需要兩者同時調油，可能全身塗抹，或是個別運用在不同的經絡。

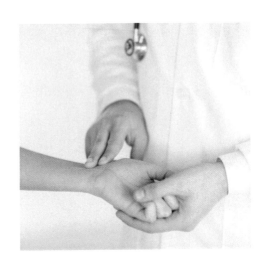

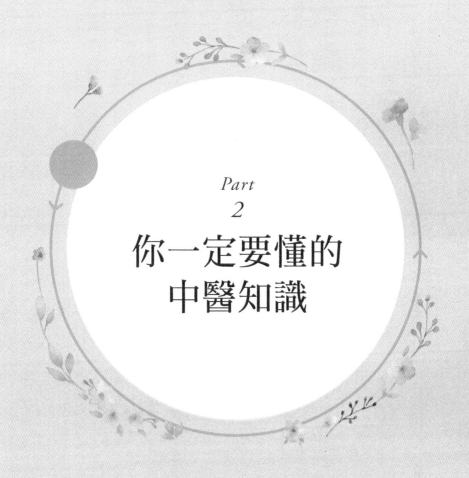

Part
2

你一定要懂的
中醫知識

Aromatherapy

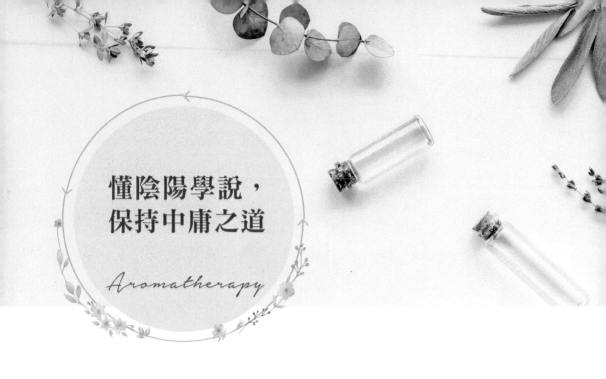

懂陰陽學說，
保持中庸之道

Aromatherapy

　　陰是什麼？陽是什麼？最早的陰陽概念源自於對自然環境的觀察。「陰」指山坡背著日光的陰影部分，而「陽」則指山坡向著日光的明亮部分。後來，這概念進一步用於描述其他對立統一的自然現象。陰、陽是一體兩面，其互相對立又互相統一，是一切事物和現象正反雙方的概括。

　　中醫學運用這種正反兩面的觀點來說明人體和疾病的屬性。然而，事物的陰陽屬性並非絕對不變，而是具有相對變化的。例如胸與腹相對而言，胸在上屬陽，但與背相對而言，胸又屬於陰。又例如男人與女人，女人屬陰，但其功能組織還有陰陽之分。

陰與陽的舉例

陰	陽
寒	熱
濕	燥
靜	動
虛弱	強壯
重	輕
陰暗	明亮
在下	在上
在內	在外
體內	體表
腹側	背側
五臟	六腑
結構	機能
低下	亢進

中醫理論的陰陽

陰	陽
降	升
入（積聚）	出（擴散）
制約	促進
滋潤、濡養	溫煦、推動
陰成形：由無形轉換成有形的成形過程	陽化氣：由有形轉換成無形的氣化過程
肝陰：肝陰、肝血、肝臟實質	肝陽：調節血量和精神情志
心陰：心陰、心血、心臟實質	心陽：推動血液循環，主掌精神意識活動
脾陰：脾陰、脾血、脾之津液、脾臟實質（散布於各個與消化有關的器官及組織中，與現代醫學的脾臟不同）	脾陽：運化水穀，輸布精微物質，統攝血液
肺陰：肺陰、肺血、肺之津液、肺臟器質	肺陽：主氣，司呼吸，協助心臟推動血行
腎陰：腎精、腎陰、腎臟實質（指泌尿生殖系統，並非單純指現代醫學的腎臟）	腎陽：主管骨髓、生殖發育、水液代謝

中藥藥性的陰陽

中藥藥性	陰	陽
四氣	寒、涼：清熱、解毒、瀉火、涼血。	熱、溫：溫中、助陽、散寒、補火。
五味	酸：收斂、固澀。 苦：瀉火、燥濕、通降。 鹹：軟堅、散結、瀉下	辛：發散、行氣、活血。 甘：滋補和中、調和藥性、緩急止痛。
趨向	沉、降：藥材作用趨向下行、向內，質地多重濁堅實。	升、浮：藥材作用趨向上行、向外，質地多輕清空虛。

陰陽變化規律

陰陽作用	含義
陰陽互根	人體各種生理機能活動（陽）都必須有食物營養物質（陰）來做為生命基礎，沒有營養物質（陰）就無從產生機能活動（陽）；而機能活動又是化生營養物質的動力，如果沒有五臟六腑的活動，飲食就不可能變成體內的營養物質。
陰陽消長	人體在進行機能活動時（陽長），必然要消耗一定數量的營養物質（陰消）；在化生各種營養物質時（陰長），又必須消耗一定的能量（陽消）。
陰陽轉化	機能亢盛的陽證可以變化為機能衰竭的陰證，這就是「物極必反」的現象。 例如感染發燒患者，會出現高熱、面紅、煩燥、脈數而有力等機能旺盛的表現，此時在中醫為「實熱證」，應用寒涼藥物治療。 但是當發展到後期而出現毒性休克時，反而有四肢冰冷、面色蒼白、脈細弱、血壓下降等機能衰竭的表現，此時由中醫的「實熱證」轉化為「虛寒證」，需用溫熱藥物以回陽救逆。

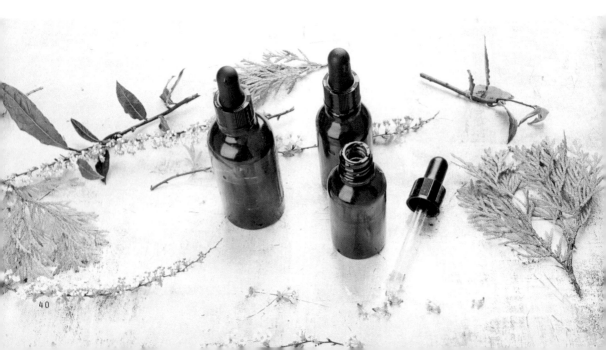

陰陽學說在中醫的應用

正邪情況	陰陽運動	病理變化	治則
陰邪（寒、濕）過盛	陰邪盛而制約陽氣，甚至損傷陽氣。	「陰盛則寒」：導致寒冷或各種虛弱、衰竭的病變。	驅寒回陽
陰精（營養物質）不足	陰不足以制約陽氣，導致相對的陽亢。	「陰虛則熱」：因體內營養物質不足，導致濡養、滋潤、清涼、寧靜、內守等功能減退而產生的病變，如潮熱、盜汗、五心煩熱，此時的熱為虛熱。	滋陰清虛熱
陽氣（熱能）不足	陽不足以制約陰（寒、濕），導致陰（寒、濕）相對旺盛。	「陽虛則寒」：因體內生理功能虛損，導致溫煦、推動、興奮、衛外等功能減退而產生的病變，如蒼白、畏寒、肢冷、疲倦、嗜睡等。	溫陽散寒
陽邪（風、暑、熱）過盛	陽邪太強大而制約陰（營養物質）太過，甚至損傷陰（陰液）。	「陽盛則熱」：病因導致發熱或其他緊張亢奮的病變，如高熱、出汗、口渴、面紅、脈數等。	清熱復陰液
陰精及陽氣不足	陰陽互根互用，當陰陽任何一方虛損到一定程度，必然導致另一方的不足，即所謂的「陽損及陰」和「陰損及陽」。	慢性病常見病理發展過程，如氣血雙虧，陰陽俱虛。	益氣養血，滋陰溫陽

芳香療法與陰陽學說

芳香療法的應用也可以衍生為陰陽的概念。德國的生物化學家 Ruth Von Braunschweig 提出的精油化學模型「茹絲的蛋」就可以運用陰陽的概念。這個模型有不同的顏色，例如暖色調的芳香醛就是偏陽（溫熱性），冷色調的香豆素就是偏陰（寒涼性）。當然冷暖色調與陰陽的關係並非絕對，例如藍色的酯類雖然也是冷色調，但是酯類通過滋陰以清虛熱；暗紅色的單萜醇雖然也是暖色調，但單萜醇通過補氣以溫陽。

由法國潘維爾醫師（Dr. Daniel Penoel）和化學家法蘭貢（Pierre Francomme）所創的化學結構十字座標圖，橫軸（親水性、親油性）與陰陽沒有太大相關，然而縱軸（正電、負電）則與陰陽較有關連。

中醫治療疾病最終的概念就是平衡人體，也就是陰陽調和。甚麼是陰陽調和呢？就是調整陰陽，補其不足，損其有餘，使陰平陽秘，不要太過或不及，盡量保持中庸之道。一種植物或是精油不會只有一種化學成分，依照其單一精油其化學成分的比例，或是融入不同種類的精油，就能創造出不同的陰陽，藉此可以調和陰陽。

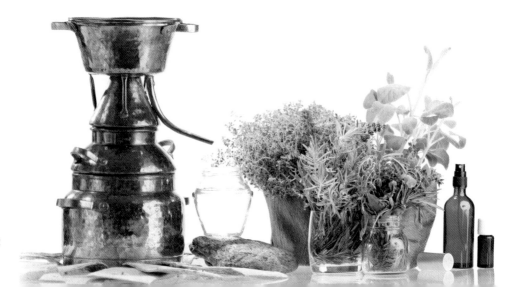

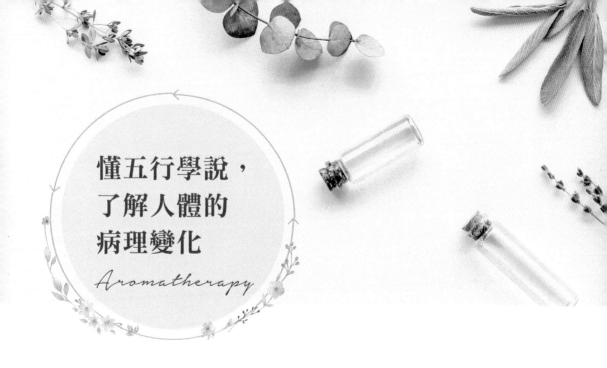

懂五行學說，了解人體的病理變化

Aromatherapy

「五行學說」，是認為事物可分為五個類別的理論，說明人體內部以及人體與外界環境之間的相互關係，用以補充陰陽學說。

「五行」，是構成宇宙的基本物質元素，分別為「木、火、土、金、水」。宇宙中的物質都可以按照這五種基本物質的屬性來歸類，五行之間並存在著一定的聯繫。

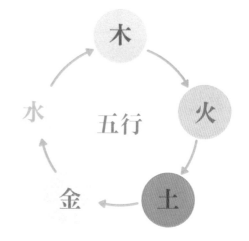

五行學說與自然界的對應

五行	木	火	土	金	水
方位	東	南	中	西	北
季節	春	夏	長夏	秋	冬
氣候	風	暑	濕	燥	寒
生長發育	生	長	化	收	藏
臟	肝	心	脾	肺	腎
腑	膽	小腸	胃	大腸	膀胱
五官	目	舌	口	鼻	耳
五體	筋	脈	肉	皮毛	骨
情志	怒	喜	思	憂、悲	恐、驚
五色	青	赤	黃	白	黑
五味	酸	苦	甘	辛	鹹
五聲	呼	笑	歌	哭	呻

五行之間的相互關係

相生

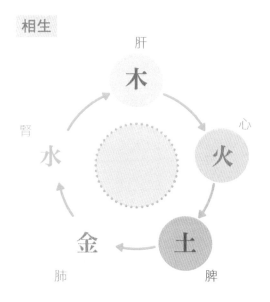

「生」，包含了滋生、助長、養育、支援及促進等意思。

相生，即相互化生。這個自然現象，應用到人體中，就如同母親產下嬰兒一般的母子關係。在五行的相生關係中，任何「一行」都具有「生我（母）」和「我生（子）」兩方面的關係。

這個關係的影響是「雙向」的，例如母親懷孕時營養不良，孩子體質也會受到影響，稱為「母病及子」；孩子生出來後，如果沒辦法讓母親獲得良好的休息，母親也會跟著虛弱，稱為「子盜母氣」。

有時候相生關係可能因為彼此之間力量對比懸殊，導致相反的結果而相克，例如，正常的情況下，水可以生木，當水過多則木頭會漂移，花草淋水過多容易死亡。推衍到人的身上，例如 2004 年 Susan Forward 曾提到的**「情緒勒索」（Emotional blackmail）**一詞，我們可能為了維繫與重要的人的關係，會重複被迫去做一些自己不想做的事情，或反覆聽聞無法接受的思想。親子關係也是如此，如果父母給予過多讓孩子無法喘息的愛，就會從相生變成相克的關係。

五行相生	含義	五臟相生
木生火	鑽木取火：木容易燃燒化生為火	肝木為母，心火為子：肝火發展至一定程度，上炎導致心火亢盛而致病。「虛者補其母，實者瀉其子」，肝火過旺，可以通過清心瀉火治之。
火生土	燃盡為土：火燒盡化為灰燼塵土	心火為母，脾土為子：心主血脈，若心的功能不足，無法運送足夠的血液到脾，脾的消化因此受到影響。
土生金	點石成金：土含礦物被開採提煉為金屬	脾土為母，肺金為子：脾的消化功能不良，無法運送足夠的營養到肺，進而影響肺的呼吸功能。
金生水	金生麗水：水蒸氣遇到低溫的金屬凝結為水	肺金為母，腎水為子：肺的陰液不足，久而損及腎陰，常見於長期抽菸的人。
水生木	木本水源：水滋養樹木助其生長茁壯	腎水為母，肝木為子：肝腎同源，熬夜損傷肝陰，可暫時由腎陰填補，但是日久腎的填補功能也會因為消耗過多而漸趨緩慢。

相克

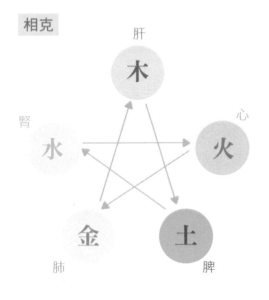

「克」，有制約、抑制、克服的意思。相克，即相互克制。在五行的相克關係中，任何一「行」，又都具有「我克（所勝）」和「克我（所不勝）」兩方面的關係。例如木克土、土克水，對土來說，木是「克我（所不勝）」，水是「我克（所勝）」。

明朝中醫張景岳提到：「造化之機，不可無生，亦不可無制。無生則發育無由，無制則亢而為害。」必須生中有制，制中有生，方能運行不息，相反相成。

「生中有克」，五行之間相生與制約並存，生與克如環無端，但需有一定的限度，不能太過或不及。五行相克循環，可以提供相反的力量，用來平衡相生之力，此為生理的相克。也可以因為一方的病理產物過盛而克制另一方，例如木克土，肝氣、肝氣鬱滯化火、肝火等皆可以克制脾土，影響脾的消化功能。

張景岳亦提到：「如火之炎熾，得水克而成既濟之功；金之頑鈍，得火克而成煅煉之器；……此其所以相克者，實又所以相成也。」

「克中有用」，水克火，但是水與火同時存在及合作，才能幫助煮熟食物。火克金，但是金屬經過火的鍛鍊能成為利器。

五行相克	含義	五臟相克
木克土	木的生長會消耗土壤中的營養	肝木克脾土：中醫的肝有一部分相當於西醫的自律神經，例如在開會的時候吃飯，因為精神緊繃影響自律神經，也會導致消化不良。
火克金	鑠石流金：火能將金鎔化	心火克肺金：因情志問題導致心火，心與肺同在上焦，容易互相影響，心火犯肺，易咳嗽或呼吸喘促。（其實不一定要心火才能犯肺，只要是任何臟腑的火，火性炎上就容易犯肺）
土克水	水來土淹：足夠的土能防止水的溢流	脾土克腎水：脾運化水穀失常，陰血生化之源不足，則腎水失潤；水濕氾濫，則腎水壅塞而不流動。
金克木	金能製成釜頭，砍伐木頭	肺金克肝木：肺主一身之氣，如果肺氣虛弱，會影響肝的氣血運行。
水克火	水能將火撲滅	腎水克心火：腎陰能滋養心陰，進而壓制心火。

相乘

「乘」，乘虛而入之意，趁力量虛弱時侵入。

「土虛木乘」，木的狀況可以是功能正常、大於土的功能、或累積的病理產物，趁著土虛的時候侵入。

　　例如：有些學生平時腸胃就不是很好，容易腹瀉、腹脹或腹痛，只要在大考期間，就會加重腹瀉、腹脹或腹痛等腸胃的症狀。

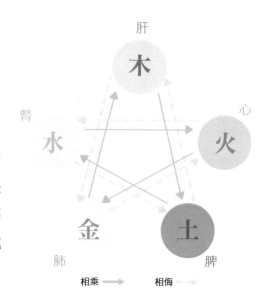

肝

木

腎

水 火 心

金 土

肺 脾

相乘 ⟶　　相侮 ⟶

相侮（反克）

「侮」，欺侮、欺凌之意。

如果原先被克制的一方太強，克制的一方反而被控制（克制不足），這種情況又稱為「反克」。通常不是因為被克制的一方功能太強，而是因為被克制的一方所累積的病理產物反過來控制克制的一方。

　　例如：「脾土侮肝木」（本來應該是木克土），但是土的病理產物如食積、痰濕水飲累積過多（土壅），反過來欺侮木，也稱為「土壅侮木」。當這情況發生時，肝受到影響，可能導致自律神經失調；膽不能正常調節分泌膽汁，對於痰濕的消化更差。「土壅侮木」不同於「土壅木鬱」，「土壅木鬱」是木的氣機受阻，還未發展到木被欺侮的階段。正常的情況下水會克火，但是也可能發生火侮水的情形，例如「杯水車薪」，用一杯水，是無法救一車著了火的柴草。正常的情況下土克水，水來土淹，但是水侮土的情形也可能發生，例如「土石流」，就是因為水過多而造成土石的鬆動。

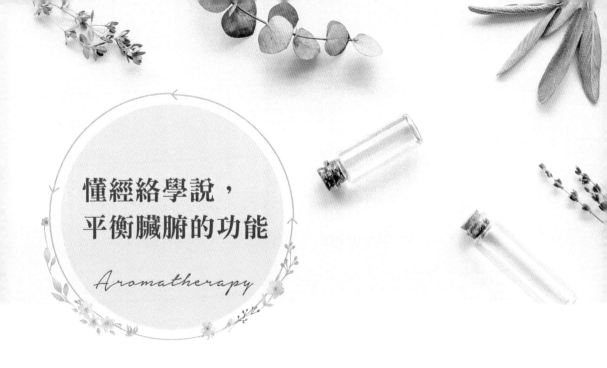

懂經絡學說，平衡臟腑的功能

Aromatherapy

何謂經絡學說？

　　經絡學說是一門研究人體經絡系統的生理功能、病理變化以及臟腑的相互關係的學說，經絡內屬於臟腑、外絡於肢節，臟腑的功能活動則是建立在經絡學說的基礎上。

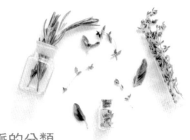

經絡的生理功能

　　經絡的生理功能稱為「經氣」，其生理功能為：

溝通表裡上下，聯繫臟腑。	通行氣血，濡養臟腑組織。
感應刺激，傳導訊息。	調節臟腑組織的功能活動。

經脈的分類

經脈，可分為正經和奇經兩類：

正經	有十二條，即手足三陰經和手足三陽經，合稱「十二經脈」，是氣血運行的主要通道。
奇經	有八條，即任、督、沖、帶、陰蹺、陽蹺、陰維、陽維，合稱「奇經八脈」，有統率、聯絡和調節十二經脈的作用。

奇經八脈與奇恒之腑（膽、脈、骨、髓、腦、胞宮）相聯繫，與六臟六腑也有關聯，此外，「八脈隸乎肝腎」，奇經八脈的生理、病理與肝腎的功能作用最為密切。

舉例說明：

膽是六腑之一，與肝互為表裡，脈歸心所主。

腎主骨，生髓，通腦。

督脈貫脊屬腎，並與心相連。

帶脈通過足少陰經別與腎相連。

任脈、督脈、衝脈均起於胞宮，胞宮繫於腎。

衝脈為「血海」，與「心主血」、「肝藏血」、「脾統血」的功能相關。

十二經脈循行的時間與路線

十二經脈是經絡系統的主體，每一條經脈均分屬一個臟或腑，在循行中與相應的臟腑發生屬絡關係，例如陰經經脈屬臟絡腑，陽經經脈屬腑絡臟。

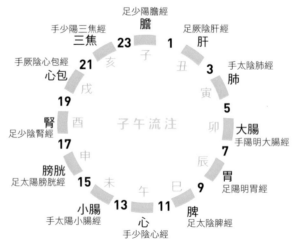

經絡與五官的聯繫

中醫有「五臟開竅五官」的理論，但其關聯並非絕對，因為每一條經脈在循行中都可能交會不只一個五官，所以每一個五官的生理、病理也可能與多個臟腑或經脈相關。

肝開竅於目	與肝經、心經直接相連。 六臟六腑之精氣皆通過各自的經絡上注於目。 黑睛屬肝、瞳孔屬腎、白睛屬肺、眼瞼屬脾、眼絡屬心。
心開竅於舌	心經之別絡系於舌本。 脾經、肝經、腎經、手少陽三焦經筋、足太陽膀胱經筋及督脈也均與舌體相通。 舌診也能反映相應臟腑的病變。
脾開竅於口	大腸經、胃經、肝經、任脈、督脈，皆繞口唇。 唇的色澤變化，口味正常與否，與脾有密切關係。
肺開竅於鼻	手陽明大腸經的終點，足陽明胃經的起點。 嗅覺，呼吸，鼻道通暢與肺有密切關係。
腎開竅於耳	手足六陽經的經脈都與耳聯繫。 手足六陰經的經脈通過經別也與耳竅相關。 聽覺與腎精盈虧有密切相關。

芳香療法在
經絡的應用

Application of Aromatherapy
in Meridian

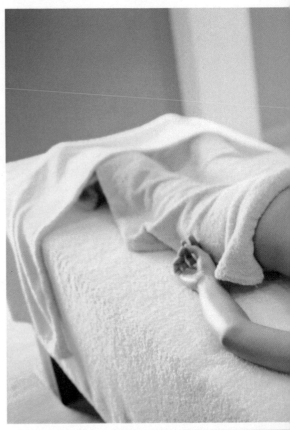

 ① 經絡聯繫臟腑

　　許多經絡在循行過程中，還與其他有關臟腑發生聯繫。如果想要緩解某個臟腑的症狀，不是處理那一個臟腑的經絡就會好，通過臟腑相關的經絡也要檢視是否有影響。

　　與「**肺**」相關的循行中有關的臟腑包括「**脾胃、大腸、心、腎、肝**」：肺經起於中焦（脾胃），向下絡於大腸；心經上行至肺；腎經通過肝、橫膈，進入肺中，從肺出來，絡於心；肝經通過橫膈，向上流注於肺，接肺經。以**呼吸系統疾患**為例，有些人的呼吸道症狀反覆或容易復發，如果只使用肺部的用油沒有太大改善（當然原本年輕健壯的人感冒很容易復原），是因為免疫力相關的臟腑功能也出了問題卻沒有處理。**診察臟腑的虛實寒熱，藉由精油經絡平衡臟腑的功能，才能真正**

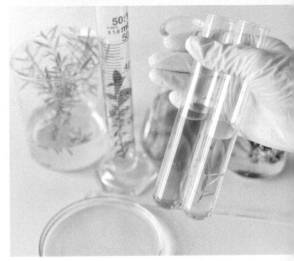

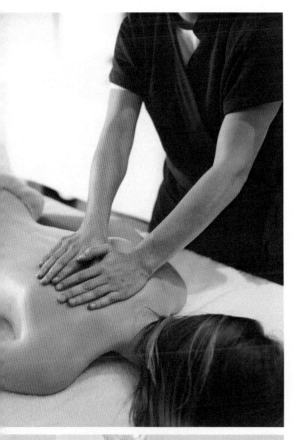

調節免疫力。

　　與「心」相關的循行中有關的臟腑包括「肺、脾、腎、小腸、心包」：心經會通過肺，絡小腸；脾經支脈從胃分出，往上經過橫膈，流注心中，接手少陰心經；腎經支脈從肺出來，絡於心，流注於胸中，接手厥陰心包經。**以心血管（心主血脈）及腦神經系統（心主神明）**為例，有時候不是滋補強心就能解決，而是通過心或前端的臟腑已經出了問題，這時候反而要把那些臟腑調整好，心的功能才能獲得改善。常見思慮過多或為了瘦身而節食的人造成脾虛，脾不生血進而導致心脾血虛，當然心的功能就受到影響。

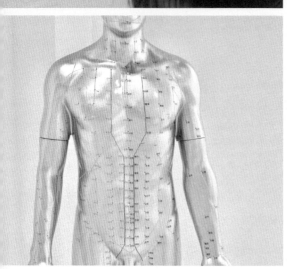

應用 ② 經絡反應臟腑

　　根據內臟器官或經絡的起止，臟腑疾患有時可以直接反應軀體的投影部位或反應於經絡、俞穴。局部的病灶治標效果有限時，就需要加入經絡這個因素，其實更好的方法是在一開始就能辨別經絡的問題而導入治療。

　　例如：發生在膽經的濕疹，治標

的清熱祛濕效果有限，需要加上疏肝利膽的精油才能改善濕疹。

例如：發生在手肘內側的異位性皮膚炎，治標的清熱祛濕效果有限，需要加上花類的精油疏通心包經才能改善皮膚炎。

③ 選擇根本解決的調油

診斷為陰血虧虛的患者，經檢查後發現是吸收不良導致（也可能是飲食種類的選擇出了問題），使用滋補陰血的精油雖然可以緩解陰血虧虛的症狀，若要根本解決，則需加上溫暖補養脾胃的精油以及脾胃經的按摩（要注意溫熱性的精油也容易耗傷陰血，陰血虛患者不可單獨使用溫熱性的精油，否則容易化熱造成陰血更加虧虛），因為脾胃是後天之本，要攝取足夠的營養，加上良好的消化功能，才能吸收轉化為陰、血、津液。

④ 找出問題經絡，選擇到達路徑

有時候我們明明知道患者的症狀是什麼，卻不得其門而入，精油配方調對了，該塗抹在哪裡又是一門學問。

例如骨盆腔的**泌尿生殖系統問題**，直接塗抹下腹部（肚臍以下的腹部）比較沒有效果，因為沒辦法直接從腹部的皮膚、脂肪、筋膜、肌肉等組織立即穿透，若從**腎經的湧泉穴、脾肝腎經交會的三陰交穴**塗抹，更能讓精油走到骨盆腔。

⑤ 治標和治本的精油使用在不同經絡

濕疹或是帶下多的患者，如果是因為飲食失常，影響脾運化水穀，只是局部清熱、解毒、祛濕，治標效果不顯著亦不持久。要根本解決，需使用溫暖補養脾胃、祛濕的調油，搭配脾胃經的按摩，才會獲得改善，當然也必須保持少寒涼之品的飲食習慣。

⑥ 離穴不離經

如果經絡上的皮膚有破損甚至嚴重變成蜂窩性組織炎，或是手術後傷口尚未癒合，不適合在病灶塗抹精油時，可以考慮「離穴不離經」的方式治療，意即未完全抓準穴位，卻又不偏離經絡路線，雖然沒有直達病所

的速效，但是通過調油按摩遠方的經絡，也能慢慢滲透，促進循環，幫助組織修復。

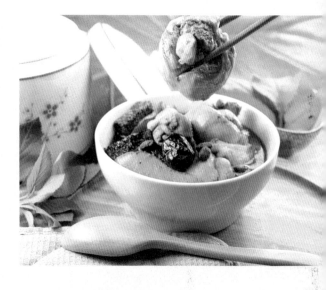

應用 ⑦ 按摩是經絡芳療的基本功

　　有時候辨證對了，選擇的調油和經絡應該也沒問題，卻還是療效不夠好，可能是因為經絡阻塞比較嚴重，此時就需要檢視特別淤塞的部位，調整按摩的手法及力道，或是使用輔助器具加強。常見的輔助器具，例如刮痧板、按摩板、滾輪按摩器、瑜伽滾筒、深度按摩滾輪棒、手套體刷、撥筋棒、臉刮等。

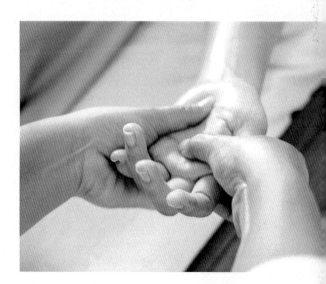

總結芳香療法在經絡的應用

- 辨別體質及證型
- 選擇適當的用油
- 選擇正確的經絡
- 訓練按摩的手法

經絡按摩原則
Meridian Massage Principle

《黃帝內經》云：「盛則瀉之，虛則補之，熱則疾之，寒則留之，陌下則灸之，不盛不虛以經取之。」即通過按摩補虛瀉實，疏通人體的氣血，達到調整陰陽、平衡氣血、疏通經脈、祛邪強身的目的。

什麼是補瀉呢？具有興奮、營養、激發、扶正、升溫作用的手法，均屬補法；具有抑制、疏散、通暢、祛邪、降溫作用的手法均屬瀉法。

經絡穴位按摩常用的補瀉方法

1 輕重補瀉法

- 補法是較輕刺激的按摩手法，手法柔和。
- 瀉法是較重刺激的按摩手法，手法強勁。

2 快慢補瀉法

- 按摩手法緩慢為補法，按摩手法快速為瀉法。

3 長短補瀉法

- 按摩時間長為補法，按摩時間短為瀉法。

4 旋轉補瀉法

- 按摩時，依部位範圍大小選擇以拇指、一到三指的指節、大魚際、掌根、手肘等按摩穴位，順時針方向旋轉（向右旋轉）為補法，逆時針方向旋轉（向左旋轉）為瀉法。

5 迎隨補瀉法

- 《黃帝內經》云：「往者為逆，來者為順，明知逆順，正行無間。迎而奪之，惡得無虛，追而濟之，惡得無實，迎而奪之者，瀉也，追而濟之者，補也。」
經絡以起點為依據，可分為手之經和足之經。手之經和足之經又都分為陽經和陰經。手之三陰，從臟走手（胸內手）；手之三陽，從手走頭（手外頭）；足之三陽（頭外足），從頭走足；足之三陰，從足走腹（足內腹）。以「逆瀉順補」為原則，**逆著經絡按摩為瀉法，順著經絡按摩為補法。**

其他部位或例外的補瀉方法

1. 腹部按摩時,順時針為瀉法,逆時針為補法。

2. 肌肉發達或穴位較深層,補法也得用力,反之則手法略輕。

3. 按揉頭部太陽穴時,向眼方向揉為補法,向耳方向揉為瀉法。

4. 腎經通常只能補不能瀉,應該由下往上按摩。

5. 背部揉捏脊柱時,自下而上為補法,自上而下為瀉法。

6. 膀胱經的俞穴(俞為通道),需要一定的力道按揉,才能打通,因為人的後背最易受寒而堵塞。

7. 手三陰經有熱證時可以運用透熱的精油,如白玉蘭葉、紅玉蘭、粉紅蓮花等精油,逆著經絡按摩,雖然瀉了上焦火,反而達到護陰液的效果,是另外一種補法的思考。

8. 靈活運用中醫的五行理論,正確判斷經絡的表裡關係和生克乘侮關係,確定補瀉手法、按摩方向和力道。如調理腎經,腎虛時要補腎經,金生水,補肺能間接補腎,土克水,瀉脾以補腎。但是維持五行平衡更為重要,而不是單看一個事件去做補瀉。

特殊族群按摩禁忌

1. 個案有心血管疾病史,不可過度敲打揉按血管處,尤其是頸部前方兩側的頸動脈。

2. 個案有皮膚潰瘍,可採取遠端按摩的方式促進血液循環,勿直接按摩傷口處。

3. 個案有凝血功能異常(血友病、血小板過低、凝血因子不足)按摩力道需特別輕柔,也要慎選精油配方。

4. 為孕婦進行按摩時,按摩手法應溫柔平和,力量要輕重適宜,以孕婦感覺舒服最重要。

5. 為孕婦進行按摩時,不可以大力敲打或揉捏三個穴位,否則容易引起子宮收縮。

   • 肩井穴:乳頭直上,肩膀正中處。

   • 三陰交:小腿內踝尖上三寸,脛骨內側緣後方凹陷處。

   • 合谷穴:五指併攏時,虎口部位肌肉隆起最高的地方。

施行按摩者按摩時的注意事項

1. 為人進行按摩時的意念很重要,如果施行按摩者心術不正,反而會將濁氣帶到個案身上。

2. 施行按摩者在按摩時須配合個案的呼吸,呼氣時按,吸氣時鬆,調整按摩節奏,才不會讓個案處於緊張狀態,沒有獲得休息及適當放鬆。

3. 建議全身按摩疏通經絡的順序:膀胱→膽、胃→肝、脾、腎→肺、心包、心→大腸、三焦、小腸→阿是穴(壓痛點)。

疏通十四經絡
改善不適症狀

肺經　大腸經　胃經　脾經

心經　小腸經　膀胱經　腎經

心包經　三焦經　膽經　肝經

任脈　督脈

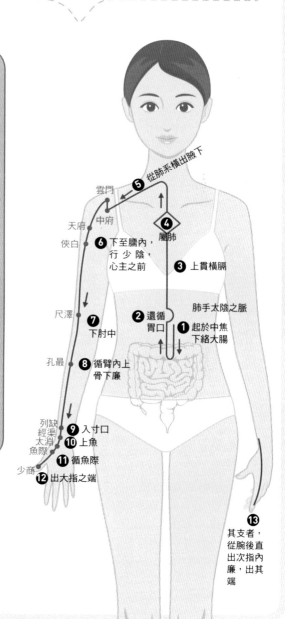

01 手太陰肺經

Symptom

咳嗽、氣短、呼吸急促、
胸悶、氣喘、感冒

循行

- **主脈**：起於中焦（脾胃），向下
  絡於大腸，轉回來沿著胃的賁門
  處往上，穿過橫膈，屬於肺臟。

- 從氣管、喉嚨橫出腋下，循著上
  臂內側、前臂內側橈骨邊緣，
  往下經過手肘、寸口橈動脈搏動
  處、大魚際，沿著邊際出大指的
  末端。

- **支脈一**：從手腕後走向食指內
  （橈）側末端，接手陽明大腸經。

疏通肺經可以改善的症狀

- **肺的功能異常**：咳嗽、氣短、呼
  吸急促、胸悶、氣喘，容易感冒。
  小便頻數、小便的顏色異常。

- **肺經的循行問題**：視覺模糊，手
  臂陰面橈側或肩膀麻木、疼痛。

雲門
中府
天府
俠白
尺澤
孔最
列缺
經渠
太淵
魚際
少商

⑤ 從肺系橫出腋下
④ 屬肺
⑥ 下至臑內，行少陰，心主之前
③ 上貫橫膈
肺手太陰之脈
② 還循胃口
① 起於中焦下絡大腸
⑦ 下肘中
⑧ 循臂內上骨下廉
⑨ 入寸口
⑩ 上魚
⑪ 循魚際
⑫ 出大指之端
⑬ 其支者，從腕後直出次指內廉，出其端

手陽明大腸經

Symptom
便秘、腹瀉、腹脹、消化不良

循行

- **主脈：** 從食指末端商陽穴起始，沿食指橈側邊緣，走到第一、二掌骨間，進入手腕陽面橈側兩筋（拇長伸肌腱和拇短伸肌腱）之間，沿著前臂橈側，進入手肘橫紋外側端，經過上臂前外側，往上至肩峰部前面（肩髃、巨骨，會秉風），向後上方交會頸部（與大椎穴交會），往下入缺盆（鎖骨上凹窩），絡於肺，通過橫膈，屬於大腸。

- **支脈一：** 從鎖骨上凹窩，上行頸旁，通過臉頰，進入下齒槽，出來環繞嘴唇，交會人中穴，左邊的向右走，右邊的向左走，上夾鼻孔旁。

疏通大腸經可以改善的症狀

- **大腸的功能異常：** 便秘或腹瀉，腹脹，消化不良。

- **大腸經的循行問題：** 鼻塞，嗅覺異常，流鼻涕、流鼻血，喉嚨痛，口乾，牙痛。頸部腫脹，肩前、上臂部痠痛，手臂橈側（外側）及食指疼痛或活動不靈敏。

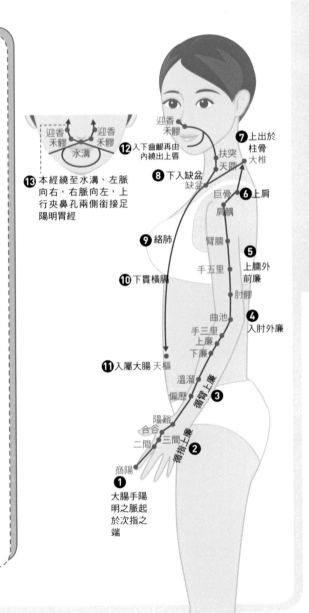

迎香
禾膠　迎香
禾膠
水溝

⑫入下齒齦再由內繞出上唇

⑬本經繞至水溝、左脈向右，右脈向左，上行夾鼻孔兩側銜接足陽明胃經

迎香
禾膠

⑦上出於柱骨　大椎

扶突
天鼎

⑧下入缺盆　缺盆

巨骨
肩髃

⑥上肩

臂臑

⑨絡肺

手五里

⑤上臑外前廉

肘髎

⑩下貫橫膈

曲池
手三里
上廉
下廉

④入肘外廉

⑪入屬大腸　天樞

溫溜
偏歷　循臂上廉 ③

陽谿
合谷
二間　三間上廉

循指上廉 ②

商陽

① 大腸手陽明之脈起於次指之端

腹脹、腸鳴、容易飢餓

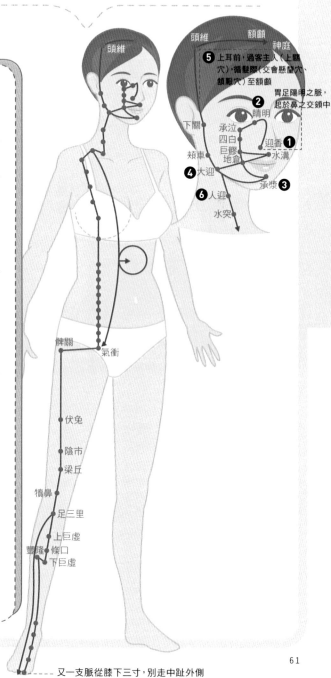

⑤ 上耳前，過客主人（上關穴），循髮際（交會懸釐穴、頷厭穴）至額顱

胃足陽明之脈，起於鼻之交頞中

頭維　額顱

頭維

神庭

② 睛明

下關

承泣

四白
巨髎
地倉

頰車

① 迎香

水溝

④ 大迎

③ 承漿

⑥ 人迎

水突

循行

頭部

- **主脈：**從鼻旁迎香穴開始，通過鼻根，往上交會足太陽膀胱經的睛明穴，沿著鼻子外側眼睛中線往下，進入上齒槽中。

  出來經過口角旁，環繞嘴唇，向上交會鼻唇間的人中穴，向下交會於下巴的承漿穴。

  退回來沿著下頜出面動脈部，再沿著下頜角往上至耳前，經顴弓往上，沿髮際至額顱中部。

- **支脈一：**從面部下頜角前方面動脈搏動處往下，經頸動脈處，沿著喉嚨，進入鎖骨上凹窩部，通過膈肌，屬於胃，絡於脾。

- **外行的主幹：**從鎖骨上凹窩向下，經過乳中、乳根，向下夾著肚臍兩旁，進入腹股溝動脈部氣衝穴。

軀幹（也可看 P62）

- **支脈二：**從胃幽門部向下，沿著腹部至腹股溝動脈部與前者會合。由此下行經髖關節前，到股四頭肌隆起處，下向膝髕中（外側犢鼻穴），沿脛骨外緣，下行足背，進入中趾內側趾縫，出次趾末端。

髀關

氣衝

伏兔

陰市

梁丘

犢鼻

足三里

上巨虛

豐隆　條口

下巨虛

又一支脈從膝下三寸，別走中趾外側

足肢

- **支脈三：**從膝下三寸處（足三里穴）往外側分支出去（豐隆穴），向下進入中趾外側趾縫，出中趾末端。

- **支脈四：**從足背動脈搏動（趺陽脈）處分出，進大趾趾縫，出大趾末端，接足太陰脾經。

疏通胃經可以改善的症狀

- **胃的功能異常：**

（1）虛證、寒證：疲倦、臉色黯沉無光澤、怕冷，厭惡吵鬧和光亮，心悸，易受驚嚇。身體前面發冷、寒戰，胃部感覺寒冷，腹脹，腸鳴。

（2）實證、熱證：精神亢奮，鼻塞流涕或出血，嘴唇長出瘡疹，頸部腫脹，喉嚨痛。身體前面發熱，消化強而容易飢餓，小便顏色黃。

- **胃經的循行問題：**沿著胸前、乳房、腹股溝部、大腿前、小腿前外側、足背上有麻木、痠痛的感覺，足部第二趾活動不靈敏。

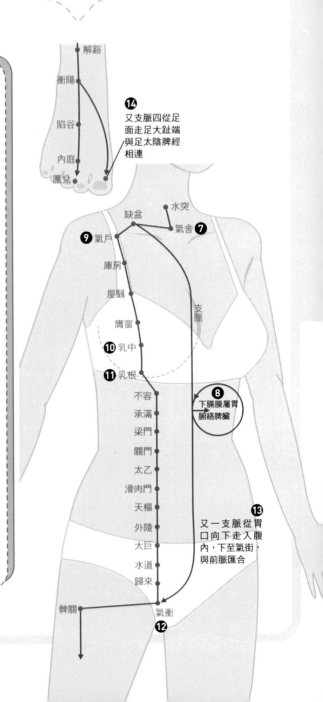

解谿

衝陽

陷谷

內庭

厲兌

⑭
又支脈四從足面走足大趾端與足太陰脾經相連

缺盆　　水突
　　　　氣舍 **⑦**
⑨ 氣戶

庫房

屋翳

膺窗

支脈

⑩ 乳中

⑪ 乳根

不容
承滿
梁門
關門
太乙
滑肉門
天樞
外陵
大巨
水道
歸來

⑧
下膈膜屬胃腑絡脾臟

⑬
又一支脈從胃口向下走入腹內，下至氣街，與前脈匯合

髀關

氣衝

⑫

足太陰脾經

食慾不振、胃痛、腹脹、噯氣、便秘、腹瀉、失眠

循行

- **主脈：**從大趾末端隱白穴開始，沿著大趾內側赤白肉際，經過第一骨小頭往後走，往上走向內踝前邊，上小腿內側，沿著脛骨後緣，走到足厥陰肝經前面，往上至膝蓋及大腿前內側，進入腹部，屬於脾，絡於胃，通過橫膈，沿著食道旁繼續往上（絡大包，與中府交會），連舌根，散佈舌下。

- **支脈一：**從胃分出，往上經過橫膈，流注心中（脾之大絡，稱為大包穴，位於淵腋下三寸，分布胸脅處），接手少陰心經。

疏通脾經可以改善的症狀

- **脾的功能異常：**心胸煩悶、失眠、吃不下，全身感到沉重無力。胃痛、腹脹、噯氣、便秘或腹瀉，解便或放屁後就感到輕鬆，小便不通。

- **脾經的循行問題：**舌根疼痛或僵硬。大腿和小腿內側腫脹、溫度感覺異常，足大趾疼痛或活動不靈敏。

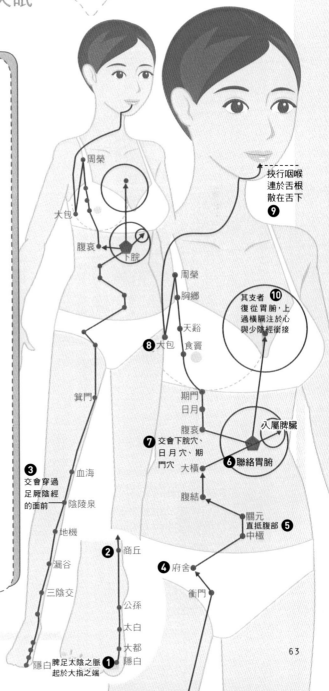

挾行咽喉連於舌根散在舌下 ⑨

其支者 ⑩ 復從胃腑，上過橫膈注於心與少陰經銜接

周榮

大包

腹哀

下脘

周榮
胸鄉
天谿
大包 ⑧
食竇

期門
日月

腹哀

入屬脾臟

交會下脘穴、日月穴、期門穴 ⑦

聯絡胃腑 ⑥

大橫

腹結

關元直抵腹部 ⑤
中極

府舍 ④

衝門

箕門

血海

交會穿過足厥陰經的面前 ③
陰陵泉

地機

商丘 ②

漏谷

三陰交

公孫

太白

大都

隱白 脾足太陰之脈起於大指之端 ①
隱白

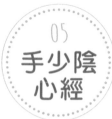

05
手少陰
心經

心悸、胸痛、失眠、呼吸短促

循行

- **主脈**：從心開始，屬於心系（包括心臟以及與心臟連接的組織、大血管及其相關功能），往下通過橫膈，絡小腸。

- **支脈一**：從心系，向上挾咽喉，聯繫眼後與腦相連的組織。

- **支脈二**：從心系，上行至肺，出於腋下，沿著手臂陰面內側往下，經過手肘內側、手腕內側，沿著小指的橈側（外側）出於末端，接手太陽小腸經。

疏通心經可以改善的症狀

- **心的功能異常**：心悸，胸痛，失眠，呼吸短促。

- **心經的循行問題**：眼睛發黃、咽喉乾燥，口乾欲喝水。上臂、前臂陰面尺側（內側）疼痛、麻木或活動不靈敏。

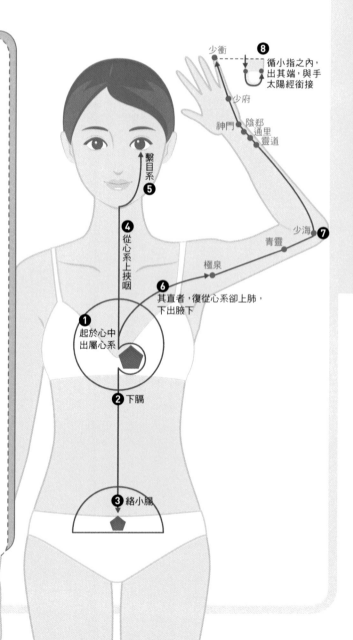

少衝
❽ 循小指之內，出其端，與手太陽經銜接
少府
神門　陰郤
　　　通里
　　　靈道
繫目系
❺
❹ 從心系上挾咽
少海 ❼
青靈
極泉
❻ 其直者，復從心系卻上肺，下出腋下
❶ 起於心中出屬心系
❷ 下膈
❸ 絡小腸

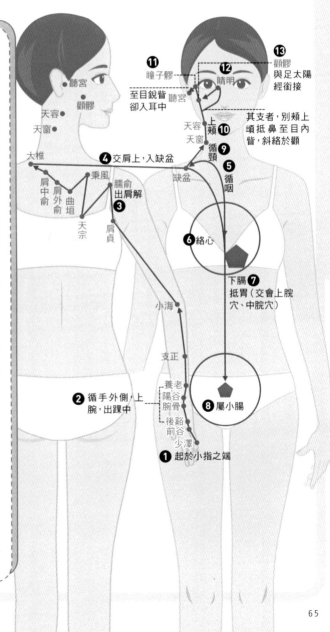

手太陽小腸經

耳聾、視物不清、眼睛發黃、臉頰腫脹、咽喉痛,頷下腫脹無法轉頭、口瘡、小便問題

循行

- **主脈:**從小指外側末端少澤穴開始,經過手掌尺側,往上沿著前臂陽面尺側,出於手肘內側當肱骨內上髁和尺骨鷹嘴之間,向上沿著上臂外後側,出肩關節部(肩後紋),繞肩胛,交會肩上(交會大椎穴附近),進入鎖骨上凹窩,絡於心,沿著食道,往下通過橫膈,到達胃(交會上脘、中脘),屬於小腸。

- **支脈一:**從鎖骨上凹窩,沿頸旁往至臉頰,到外眼角,彎向後進入耳中。

- **支脈二:**從臉頰分出,往上至顴骨,靠鼻旁到內眼角,接足太陽膀胱經。

疏通小腸經可以改善的症狀

- **小腸的功能異常:**耳聾、視物不清、眼睛發黃、臉頰腫脹、咽喉痛,頷下腫脹無法轉頭、口瘡、小便問題。

- **小腸經的循行問題:**頸部、頷下、肩胛痠痛,上臂、前臂陽面尺側疼痛、麻木或活動不靈敏。

聽宮
顴髎
天容
天窗
大椎
肩中俞
肩外俞
曲垣
天宗
秉風
臑俞 出肩解
肩貞
❹ 交肩上,入缺盆
❸

❶ 瞳子髎
❷ 睛明
至目銳眥卻入耳中
聽宮
上頰
天容
天窗
缺盆
循頸
❾
❺ 循咽
顴髎 與足太陽經銜接
其支者,別頰上頡抵鼻至目內眥,斜絡於顴
❿
⓫
⓬
⓭
❻ 絡心
下膈 ❼
抵胃(交會上脘穴、中脘穴)

小海

支正
養老
陽谷
腕骨
後谿
前谷
少澤
❷ 循手外側,上腕,出踝中
❽ 屬小腸
❶ 起於小指之端

65

Symptom

眼睛昏黃、流淚、鼻塞、鼻涕或鼻出血、躁狂、癲癇、痔瘡、小便異常、水腫

循行

- **主脈**：從內眼角開始（睛明穴），上行額部，交會於頭頂正中高點（當百會穴處）。

- **支脈一**：從頭頂側分出，到耳上角。

- **其直行主幹**：從頭頂入內絡於腦，出來往下至後頸部，沿肩胛內側，夾脊椎兩旁，到達腰中，進入脊椎兩旁的肌肉，絡於腎，屬於膀胱。

- **支脈二**：從腰中分出，夾脊椎兩旁，往下通過臀部，進入膝膕窩中。

- **背部支脈三**：從肩胛內側分別下行，通過肩胛，經過髖關節（交會環跳穴），沿大腿外後側下行，會合於膝膕窩中。

  由膝膕窩向下，通過腓腸肌、外踝後方，沿著足外側第五蹠骨粗隆到小趾的外側，下接足少陰腎經。

疏通膀胱經可以改善的症狀

- **膀胱的功能異常**：眼睛昏黃、流淚、鼻塞、鼻涕或鼻出血、躁狂、癲癇、痔瘡、小便異常、水腫。

- **膀胱經的循行問題**：眼睛、額頭、頭頂、頭部後側、頸部後側、背部、腰部、尾骶部、膝後側、腓腸肌、外踝後側、小趾的病痛或活動不靈敏。

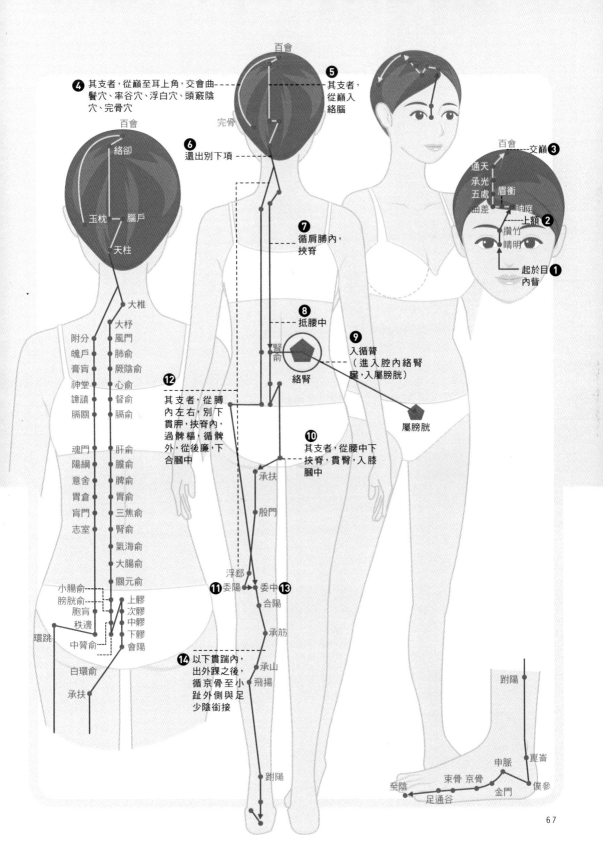

④ 其支者，從巔至耳上角，交會曲鬢穴、率谷穴、浮白穴、頭竅陰穴、完骨穴

百會

絡卻

玉枕 — 腦戶

天柱

⑤ 其支者，從巔入絡腦

百會

完骨

⑥ 還出別下項

百會 — 交巔 ③

通天
承光
五處
曲差
眉衝
神庭
上額 ②
攢竹
睛明

起於目內眥 ①

大椎

大杼
附分　風門
魄戶　肺俞
膏肓　厥陰俞
神堂　心俞
譩譆　督俞
膈關　膈俞

⑦ 循肩膊內，挾脊

⑧ 抵腰中

腎俞
絡腎

⑨ 入循膂（進入腔內絡腎臟，入屬膀胱）

屬膀胱

魂門　肝俞
陽綱　膽俞
意舍　脾俞
胃倉　胃俞
肓門　三焦俞
志室　腎俞
　　　氣海俞
　　　大腸俞
　　　關元俞

⑫ 其支者，從髆內左右，別下貫胛，挾脊內，過髀樞，循髀外，從後廉，下合膕中

⑩ 其支者，從腰中下挾脊，貫臀，入膝膕中

承扶

殷門

小腸俞
膀胱俞
胞肓
秩邊
中膂俞

環跳

白環俞

承扶

上髎
次髎
中髎
下髎
會陽

浮郄

⑪ 委陽　委中 ⑬

合陽

承筋

承山

飛揚

⑭ 以下貫踹內，出外踝之後，循京骨至小趾外側與足少陰銜接

跗陽

跗陽

崑崙

申脈

束骨 京骨

至陰

金門

僕參

足通谷

67

足少陰腎經

黃疸、腹瀉、小便異常、水腫、
動則易喘、易受驚嚇、腰膝無力

循行

- **主脈：**從小趾下開始，斜向足底足心處（湧泉穴），出於內踝前大骨下，沿內踝後方，分支進入腳跟中，往上沿著小腿內側（途中交會三陰交穴），經過膝膕窩內側，往上沿著大腿內後側，通過脊椎，屬於腎，絡於膀胱。

- **其直行主幹：**從腎向上，通過肝、橫膈，進入肺中，沿著喉嚨，夾舌根旁。

- **支脈一：**從肺出來，絡於心，流注於胸中，接手厥陰心包經。

疏通腎經可以改善的症狀

- **腎的功能異常：**臉色黯黑有如木炭。視物模糊。咳嗽有痰，甚至帶血。心懸空不安，好像很飢餓的感覺。飢餓卻不想吃東西。輕微活動就很容易喘。喜歡躺著。易受驚嚇、恐慌、心中怦怦跳動，好像有人要追捕一樣。黃疸。腹瀉。小便異常。水腫。

- **腎經的循行問題：**口熱、舌乾燥，咽部腫脹、咽部乾痛。胸痛。脊椎痠痛，大腿內後側疼痛、麻木，腳心發熱疼痛。

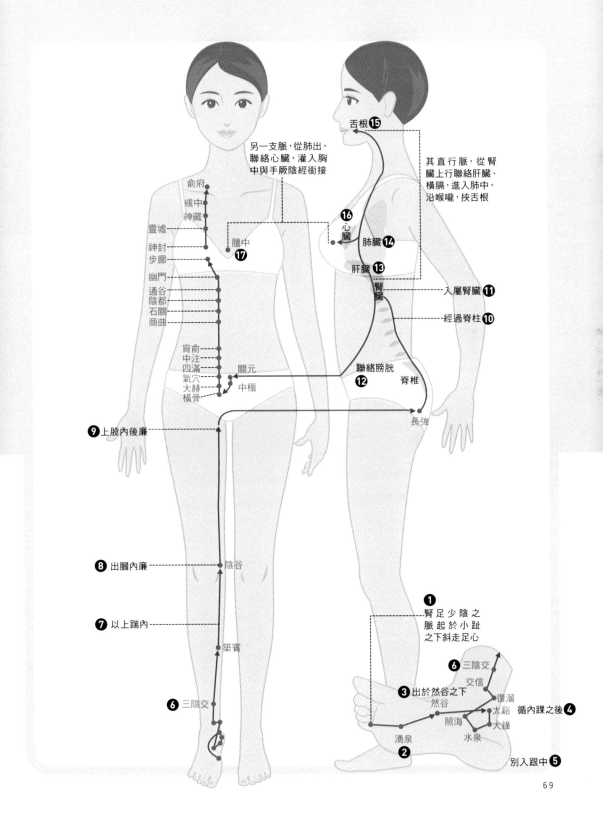

另一支脈，從肺出，
聯絡心臟，灌入胸
中與手厥陰經銜接

其直行脈，從腎
臟上行聯絡肝臟、
橫膈，進入肺中，
沿喉嚨，挾舌根

舌根 ⑮

俞府
彧中
神藏
靈墟
神封
步廊
幽門
通谷
陰都
石關
商曲
膻中 ⑰

⑯ 心臟
肺臟 ⑭
肝臟 ⑬
腎臟
入屬腎臟 ⑪
經過脊柱 ⑩

肓俞
中注
四滿
氣穴
大赫
橫骨
關元
中極

聯絡膀胱 ⑫
脊椎
長強

⑨ 上股內後廉

⑧ 出膕內廉 ‧‧‧ 陰谷

⑦ 以上端內 ‧‧‧

築賓

⑥ 三陰交

① 腎足少陰之
脈起於小趾
之下斜走足心

⑥ 三陰交
交信
③ 出於然谷之下
然谷
復溜
太谿
大鐘
循內踝之後 ④

湧泉
照海
水泉
別入跟中 ⑤

②

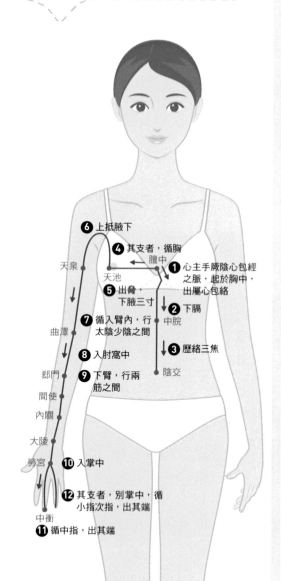

09 手厥陰心包經

心煩、心痛、心悸、胸悶、胸痛、呼吸短促、失眠

循行

- **主脈**：從胸中開始，淺出屬於心包，通過橫膈，經過胸腹部，聯絡上、中、下三焦。

- **支脈一**：沿胸內出兩側脅肋，正當腋下三寸處，往上走到腋下，沿著上臂陰面中間，進入手肘，沿著前臂往下，走兩筋（橈側腕屈肌腱與掌長肌腱）之間，進入手掌中（勞宮穴），沿著中指橈側出於末端。

- **支脈二**：從掌中分出，沿著無名指尺側出於末端，接手少陽三焦經。

疏通心包經可以改善的症狀

- **心包的功能異常**：心煩、心痛、心悸、胸悶、胸痛、呼吸短促、失眠、面紅、眼睛昏黃、喜笑不停。

- **心包經的循行問題**：心中熱、胸中滿悶、腋窩部腫脹、前臂和手肘僵硬拘急、掌心發熱。

天泉
天池
曲澤
郄門
間使
內關
大陵
勞宮
中衝

6 上抵腋下
4 其支者，循胸
膻中
1 心主手厥陰心包經之脈，起於胸中，出屬心包絡
5 出脅，下腋三寸
2 下膈
7 循入臂內，行太陰少陰之間
中脘
8 入肘窩中
3 歷絡三焦
9 下臂，行兩筋之間
陰交
10 入掌中
12 其支者，別掌中，循小指次指，出其端
11 循中指，出其端

手少陽三焦經

自汗、臉頰腫脹、咽喉腫脹、腹瀉或便秘、小便異常、水腫

循行

- **主脈**：起於無名指尺側末端，上行小指與無名指之間，沿著手背，出於前臂陽面兩骨（尺骨、橈骨）之間，往上通過上臂肘尖上方的肱骨鷹嘴窩凹陷處，沿著上臂外側，通過肩部，交出足少陽膽經的後面，進入鎖骨上凹窩，分佈於胸中，散絡於心包，往下通過橫膈，廣泛遍屬於上、中、下三焦。

- **支脈一**：從胸中上行，出鎖骨上凹窩，往上至後頸部，沿著耳朵後方往上至耳朵上方，往下走至臉頰，抵達顴髎穴（目外眥直下方的顴骨下緣凹陷處）。

- **支脈二**：從耳後進入耳中，往外走到耳朵前方，經過耳前顴弓上緣正中處，交會臉頰，走到外眼角，接足少陽膽經。

疏通三焦經可以改善的症狀

- **三焦的功能異常**：自汗、臉頰腫脹、咽喉腫脹、腹瀉或便秘、小便異常、水腫，其他水液代謝失調。

- **三焦經的循行問題**：無名指、前臂外側、肘彎、上臂、肩部、耳後的病痛或活動不靈敏。耳聾、耳鳴。眼睛外眥痛。

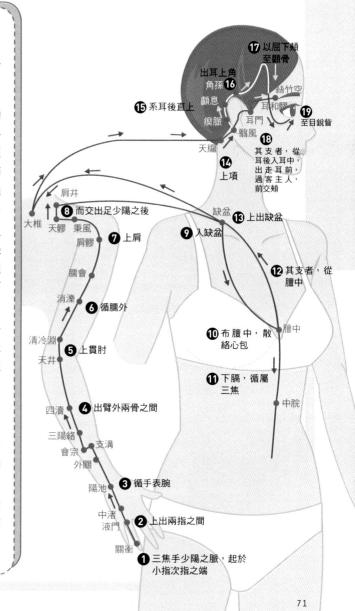

⑰ 以屈下頰至顴骨
出耳上角 角孫 ⑯
顱息
瘈脈
⑮ 系耳後直上
絲竹空
耳和髎 ⑲ 至目銳眥
耳門
翳風
⑱ 其支者，從耳後入耳中，出走耳前，過客主人，前交頰
天髎
⑭ 上項
肩井
⑧ 而交出足少陽之後
天髎 秉風
肩髎
⑦ 上肩
缺盆 ⑬ 上出缺盆
大椎
⑨ 入缺盆
臑會
⑥ 循臑外
⑫ 其支者，從膻中
消濼
膻中
清冷淵
⑤ 上貫肘
天井
⑩ 布膻中，散絡心包
四瀆
⑪ 下膈，循屬三焦
④ 出臂外兩骨之間
三陽絡
會宗 支溝
外關 中脘
陽池
③ 循手表腕
中渚 液門
② 上出兩指之間
關衝
① 三焦手少陽之脈，起於小指次指之端

Symptom

口苦、好嘆氣、忽冷忽熱、肥胖

循行

- **主脈**：從外眼角開始，上行到額頭結節部，往下走到耳後，沿著頸旁至肩上，進入鎖骨上凹窩。

- **支脈一**：從耳後進入耳中，走到耳前，至外眼角後方。

- **支脈二**：從外眼角分出，往下至臉部下頜角前方的動脈搏動處，會合手少陽三焦經，至眼下，經過下頜角，沿著頸部往下，會合於鎖骨上凹窩。由此往下經過胸中，通過橫膈，絡於肝，屬於膽；沿著脅肋，走向腹股溝動脈處，圍繞陰部毛際，橫向進入髖關節部（相當於環跳穴）。

- **支脈三**：從鎖骨上凹窩，往下至腋下，沿著胸側，通過季脇，向下會合於髖關節部（相當於環跳穴）。由此向下，沿大腿外側，出膝外側，經過腓骨頭前（陽陵泉穴），直下到腓骨下段，往下走到外踝前面，沿著足背進入第四趾外側。

- **支脈四**：從足背分出，進入大趾趾縫間，沿第一、二蹠骨間出趾端，回轉來通過趾甲，出於大趾背毫毛部，接足厥陰肝經。

疏通膽經可以改善的症狀

- **膽的功能異常**：口苦、好嘆氣，臉上好像蒙著一層薄薄的灰塵，皮膚缺乏光澤，自汗出、忽冷忽熱、肥胖。

- **膽經的循行問題**：眼睛外眥痛、顳頭痛、耳後痛、風池穴痛、鎖骨上窩中腫痛、腋下腫痛、胸脅痛不能轉側、臀部、大腿外側、膝部外側、小腿外側、外踝的前面、足部無名趾的病痛或活動不靈敏。

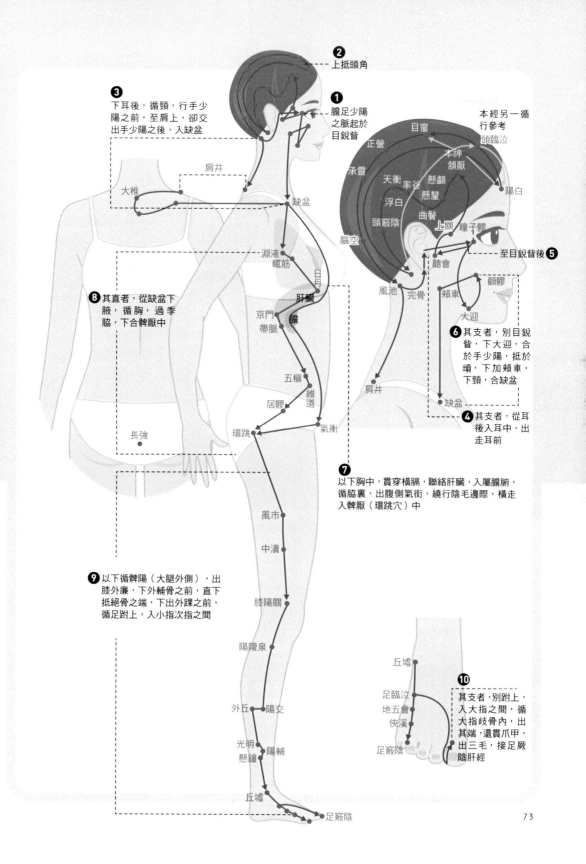

❷ 上抵頭角

❸ 下耳後，循頸，行手少陽之前，至肩上，卻交出手少陽之後，入缺盆

❶ 膽足少陽之脈起於目銳眥

本經另一循行參考

目窗　頭臨泣
正營　本神　頷厭
承靈　天衝　率谷　懸顱
懸釐　陽白
浮白　曲鬢
頭竅陰　上關　瞳子髎

肩井

大椎

腦空

缺盆

淵液
輒筋

日月
肝臟
膽

京門
帶脈

五樞

居髎
維道

環跳

氣衝

長強

風市

中瀆

膝陽關

陽陵泉

外丘　陽交

光明　陽輔
懸鐘

丘墟

丘墟
足竅陰

風池　完骨

聽會

頰車

大迎

頷髎

至目銳眥後 ❺

❻ 其支者，別目銳眥，下大迎，合於手少陽，抵於䪼，下加頰車，下頸，合缺盆

肩井

缺盆

❹ 其支者，從耳後入耳中，出走耳前

❼ 以下胸中，貫穿橫膈，聯絡肝臟，入屬膽腑，循脅裏，出腹側氣街，繞行陰毛邊際，橫走入髀厭（環跳穴）中

❽ 其直者，從缺盆下腋，循胸，過季脅，下合髀厭中

❾ 以下循髀陽（大腿外側），出膝外廉，下外輔骨之前，直下抵絕骨之端，下出外踝之前，循足跗上，入小指次指之間

足臨泣
地五會
俠溪

足竅陰

❿ 其支者，別跗上，入大指之間，循大指歧骨內，出其端，還貫爪甲，出三毛，接足厥陰肝經

足竅陰

73

12 足厥陰肝經

自律神經失調、眼睛乾澀、迎風流淚、頭昏目暗、視物模糊、頭痛

循行

- **主脈**：從大趾背毫毛部開始，沿著足背內側往上，離內踝外側一寸，上行小腿內側（交會三陰交穴），離內踝八寸處走道足太陰脾經後面，往上至膝膕窩內側，沿著大腿內側進入陰毛中，環繞陰部，至小腹，夾胃旁，屬於肝，絡於膽；往上通過橫膈肌，分布脅肋部，沿氣管之後，向上進入喉頭和鼻咽部，聯繫眼球後的脈絡，往上走出額部，與督脈交會於頭頂。

- **支脈一**：從眼球後的脈絡往下走向臉頰，環繞嘴唇。

- **支脈二**：從肝分出，通過橫膈，向上流注於肺（接手太陰肺經）。

疏通肝經可以改善的症狀

- **肝的功能異常**：自律神經失調。眼睛不適，如眼睛乾澀、迎風流淚、頭昏目暗或視物模糊等。腰痛不易俯仰。消化不良、大腸激躁症。臉上好像蒙著一層薄薄的灰塵，皮膚缺乏血色。

- **肝經的循行問題**：足部第一趾、足背內側、小腿內側、膝蓋內側、大腿內側的病痛或活動不靈敏。鼠蹊、少腹（肚臍下左右兩側的區域）、脅肋不舒。泌尿系統問題。生殖系統問題。肝膽疾病。呼吸不暢，過度換氣症候群。咽喉異物感（梅核氣）或咽喉乾燥。甲狀腺疾患。眼睛疾患。巔頭痛（頭頂痛）。

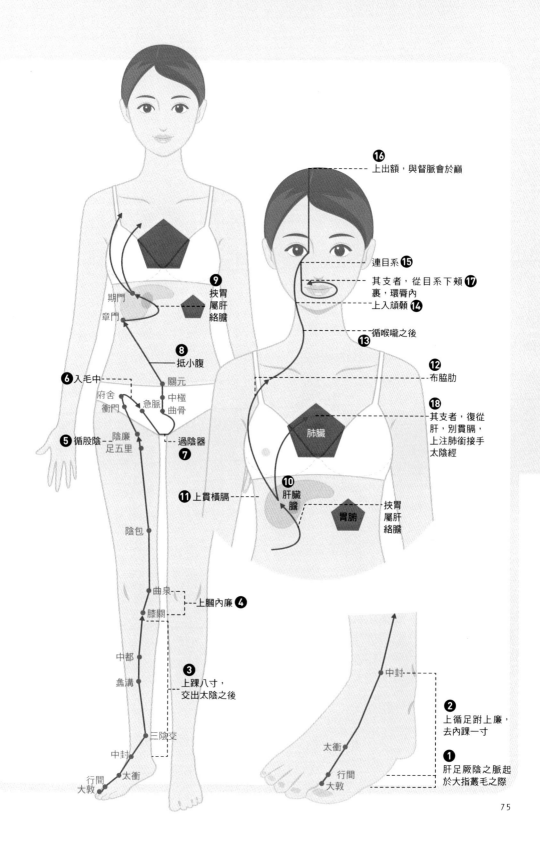

❶ 上出額，與督脈會於巔

連目系 ⓯

其支者，從目系下頰 ⓱
裏，環脣內
上入頏顙 ⓮

循喉嚨之後 ⓭

挾胃 ❾
屬肝
絡膽

抵小腹 ❽

入毛中 ❻
關元
府舍
衝門
急脈 中極
曲骨
循股陰
陰廉
足五里
過陰器 ❼

布脇肋 ⓬

其支者，復從 ⓲
肝，別貫膈，
上注肺衛接手
太陰經

上貫橫膈 ⓫

肝臟
膽

挾胃
屬肝
絡膽

期門
章門

肺臟

胃腑

陰包

曲泉
膝關
上膕內廉 ❹

中都
蠡溝
上踝八寸，❸
交出太陰之後

三陰交
中封
行間 太衝
大敦

中封

太衝
行間
大敦

上循足跗上廉，❷
去內踝一寸

肝足厥陰之脈起 ❶
於大指叢毛之際

Symptom

任脈

泌尿系統、生殖系統、小便不暢、攝護腺肥大、疝氣、不孕、帶下

循行

- **主脈:**起於會陰穴,沿腹部正中線上行,經過咽喉,至承漿穴,於面部承泣穴處進入眼睛。

疏通任脈可以改善的症狀

- **任脈的功能異常及循行問題:**任脈起於少腹,為肝、脾、腎三條經絡所交會,病症以泌尿系統、生殖系統問題為主。如男子疝氣、攝護腺肥大,女子帶下、骨盆腔腫瘤。兩性都可能咽喉乾燥、痔瘡、遺尿、小便不暢、鼠蹊疼痛、不孕。

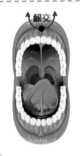

齦交

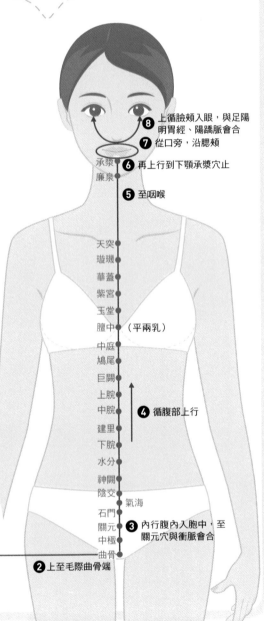

❽ 上循臉頰入眼,與足陽明胃經、陽蹻脈會合
❼ 從口旁,沿腮頰
承漿 ❻ 再上行到下顎承漿穴止
廉泉
❺ 至咽喉

天突
璇璣
華蓋
紫宮
玉堂
膻中　(平兩乳)
中庭
鳩尾
巨闕
上脘
中脘　❹ 循腹部上行
建里
下脘
水分
神闕
陰交　氣海
石門
關元 ❸ 內行腹內入胞中,至關元穴與衝脈會合
中極
曲骨
會陰

❶ 任脈起於小腹內,下出於會陰部

❷ 上至毛際曲骨端

督脈

頭暈、頭重、頭痛、目眩、背脊僵硬強直、癲癇

循行

- **主脈**：足厥陰肝經上行到鼻咽部後，有一分支上行到額頭，沿頭頂正中線，往後往下通過頸部後側、背部正中線，到達骶部，即督脈的主要循行路徑。

疏通督脈可以改善的症狀

- 督脈的功能異常及循行問題：

（1）督脈「督領經脈」，為「陽脈之海」，督脈分佈于腦、脊部位，督脈與兩旁的足太陽膀胱經聯繫最為密切，擴展到手足三陽經及陽維，又與足厥陰肝經交會於巔頂，當經氣阻滯可出現頭暈、頭重、頭痛、目眩、背脊僵硬強直、癲癇等。

（2）腦為髓海，若髓海空虛可見腦轉、耳鳴、眼睛看不清楚、小腿痠軟無力，身倦乏力、喜歡躺著。

（3）督脈與足少陰腎經相聯繫而通於腎，故也會發生腎經的病症。

（4）督脈與任脈、衝脈相聯繫而通於心，故也會發生任脈、衝脈及心經的病症。

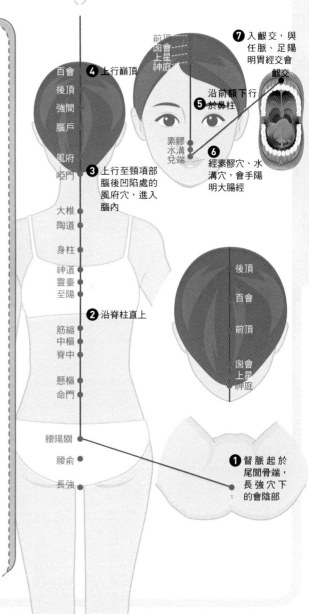

百會
後頂
強間
腦戶
風府
啞門

❹ 上行巔頂

❸ 上行至頸項部腦後凹陷處的風府穴，進入腦內

大椎
陶道
身柱
神道
靈臺
至陽

筋縮
中樞
脊中

懸樞
命門

腰陽關
腰俞
長強

❷ 沿脊柱直上

前頂
囟會
上星
神庭

❼ 入齦交，與任脈、足陽明胃經交會
齦交

❺ 沿前額下行於鼻柱

素髎
水溝
兌端

❻ 經素髎穴、水溝穴，會手陽明大腸經

後頂
百會
前頂
囟會
上星
神庭

❶ 督脈起於尾閭骨端，長強穴下的會陰部

十大
體質

你屬於哪一種中醫體質？

臟象學說

臟象學說，是研究人體臟腑的生理、病理及相互關係的學說。

臟，指位在體內的臟腑；象，指臟腑的功能和病理反映在體表的徵象。

臟象，也就是從人體診察到的一些徵象，可以反映內在臟腑機能的變化，並依此作為判斷人體健康和診察、治療疾病的依據。

臟象學說認為，人體是以肝、心、脾、肺、腎五臟為中心，以膽、小腸、胃、大腸、膀胱、三焦等六腑相配合，以氣、血、精、津液為物質基礎，通過經絡，使臟與臟、臟與腑、腑與腑密切聯繫，在外連接五官九竅、四肢百骸，形成一個有機的整體。

認識中醫十大體質

最早主要由匡調元教授及王琦教授提出中醫體質分類，匡調元教授將中醫體質分為「正常質、燥紅質、遲冷質、倦恍質、膩滯質、晦澀質」等六種類型；而王琦教授則將中醫體質分為「平和質、陽虛質、陰虛質、氣虛質、痰濕質、濕熱質、血瘀質、氣鬱質、特稟質」等九種類型。

本書的中醫體質分類以王琦教授的九種中醫體質為主軸，再加上血虛體質擴充成為中醫十大體質。痰濕質則依臨床經驗，再細分為痰、寒濕、水飲等三種體質，結合臟象學說，成為比較容易理解的各臟腑體質。依照不同體質的人所表現出來的病理特點，才能適當地將精油運用於經絡或穴位上，也是中醫芳療的精神之一。

更重要的是，除了治療以外，如果了解體質，適當的起居、飲食、情志調整，及早糾正身體偏差，使之維持在相對平衡狀態，就可更有效地增進健康，達到養生的目標。

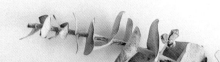

平和體質

Constitution of yin-yang harmony

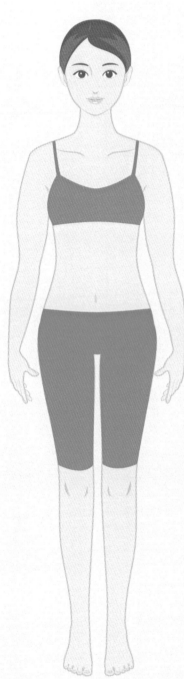

氣血陰陽平衡，血液循環好，沒有自覺不舒服。

體形勻稱健壯。

頭髮茂密有光澤。

肌膚飽滿，面色紅潤。

語音有力。

眼神銳利。

精力充沛，處事樂觀、適應力強。

嗅覺靈敏。

- **定義**：氣血陰陽平衡，血液循環好，沒有自覺不舒服的症狀，經中醫師診察也沒有體質偏差。

- <u>望診</u> 體形勻稱健壯、肌膚飽滿、面色紅潤、頭髮稠密有光澤、眼神銳利、嗅覺靈敏。

- <u>聞診</u> 語音有力。

- <u>問診</u> 精力充沛、處事樂觀、適應力強。

- <u>切診</u> 脈滑緩。

如何養成平和體質？

多吃清淡甘平易吸收食物，水果如芭樂、蘋果、葡萄、柳橙、木瓜、草莓、櫻桃、桑椹，蔬菜如空心菜、波菜、紅蘿蔔、茼蒿、花椰菜，其他如雞肉、魚肉、豬肉、排骨、豬小腸、雞蛋、牛奶、豆漿、米飯。

養成良好的生活作息，保持情緒的穩定，規律並適當的運動。

氣虛 **體質**

Constitution of qi asthenia

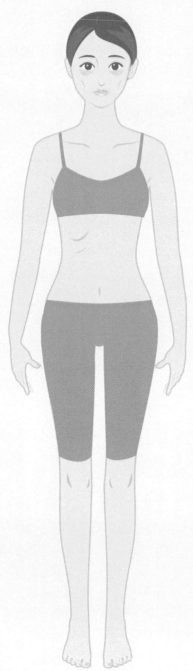

舌邊緣有齒痕。

語音低弱無力。

易感疲倦無力、喜歡安靜不愛説話。

呼吸短促、容易感冒、咳喘無力。

心悸、心臟無力、氣短、自汗、胸悶。

驚悸不寧、膽怯、頭痛、視物不明、脅肋不舒。

食慾不振、食少則脹、食後腹脹、食不知味、大便溏薄、肌肉無力。

腰膝痠軟無力,夜間多尿、小便頻數清長。男子遺精早泄,女子帶下清稀量多。胎動不安,滑胎。動則喘甚。

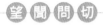

- **定義**：元氣不足、機能減退所表現的症狀及徵候。

- **不良生活飲食習慣**：除了先天稟賦不足是先天因素，後天因素有三餐不定時、節食、説話過多、思慮過度、悲傷過度、流汗過度、勞累過度、久臥傷氣、大病或久病後元氣大傷。

- 望診　舌邊緣有齒痕（齒痕愈明顯，表示氣虛程度愈嚴重；沒有齒痕也不一定沒有氣虛）。

- 聞診　語音低弱無力。

- 問診　易感疲倦無力、容易呼吸短促、容易心慌、容易感冒、喜歡安靜不愛説話、稍微活動就流汗、無緣無故流汗。

- 切診　脈虛無力（弱、軟、濡等）。肌肉鬆軟無力。

氣虛對應臟腑的表現

對應臟腑	表現
肝氣虛	驚悸不寧、膽怯、口苦，或是疲倦的時候容易表現肝經的症狀，如頭痛、視物不明、脅肋不舒、性慾缺乏、陽痿、鼠蹊部或少腹疼痛等。
心氣虛	心悸、心臟無力、氣短、自汗、胸悶等。
脾氣虛	食慾不振、甚者全不思食，食少則脹、食後腹脹，食不知味，大便溏薄，肌肉無力，四肢不收，倦怠嗜臥等。
肺氣虛	咳喘無力。
腎氣虛	聽力減退，腰膝痿軟無力，夜間多尿、小便頻數清長、餘尿、遺尿。男子遺精早泄，女子帶下清稀量多。月經淋漓不盡或胎動不安，滑胎。久病咳喘，氣短，呼多吸少，動則喘甚。

如何改善氣虛體質？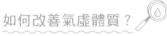

　　宜多吃益氣健脾作用的食物，如米飯、豆類、黃豆、白扁豆、大棗、蜂蜜、菱角、葡萄、山藥等。

　　少吃具有耗氣作用的食物，如檳榔、空心菜、生蘿蔔等。

　　運動以柔緩運動為主，如散步、太極拳、氣功等，不宜做負荷過大、出汗過多的運動，忌用猛力和長久憋氣。

血虛體質

Constitution of blood stasis

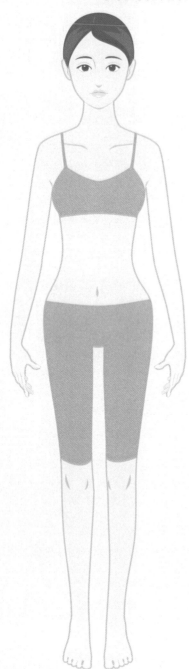

 膚色白無光澤、膚色萎黃、皮膚乾燥。

 爪甲白。

 下眼瞼白。

 舌色淡。

 頭暈，頭痛，眼睛乾澀，筋脈拘急，性慾缺乏，月經失調。

 心悸、心臟無力，記憶力減退、健忘，睡眠障礙。

 食少倦怠，食後腹脹。

 咳嗽、呼吸喘促。

- **定義**：血液不足以濡養肢體臟腑百脈而出現的虛弱症狀及徵候。中醫血虛的定義與西醫的貧血定義不同，西醫的貧血是指血色素低於正常數值。但是有時候就算血色素正常，血量也可能不夠，因為血色素的單位是濃度（質量÷容積），質量、容積同時變少也可能數值正常，但是整體血量卻不夠，血量不夠無法濡養臟腑，此時也符合中醫的血虛。

- **不良生活飲食習慣**：熬夜、晚睡、日夜顛倒、用眼過度、用腦過度、節食、挑食、素食者不知道怎麼吃、脾胃虛弱導致新血不生，其他原因還有寄生蟲、慢性消耗性疾病、異常出血等。

- 望診　四白（色淡，無血色），即膚色白（無光澤）、爪甲白、下眼瞼白、舌色淡；一黃，即膚色萎黃，多為慢性血虛。

- 問診　頭暈，心悸、心臟無力，月經失調，睡眠障礙，筋脈拘急，眼睛乾澀等。

- 切診　脈細。皮膚乾燥。

血虛對應臟腑的表現

對應臟腑	表現
肝血虛	頭暈，頭痛，失眠，眼睛乾澀，視物模糊，手足肢體麻木，筋脈拘急，爪甲不榮，脅肋不舒、性慾缺乏、陽痿、鼠蹊部或少腹疼痛，婦女痛經，月經量少而色淡，甚則閉經。
心脾血虛	心悸，頭暈，頭痛，記憶力減退、健忘，失眠、多夢，面色萎黃，食少倦怠，食後腹脹，便溏。
肺血虛	咳嗽、呼吸喘促。

如何改善血虛體質？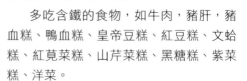

多吃含鐵的食物，如牛肉，豬肝，豬血糕、鴨血糕、皇帝豆羹、紅豆糕、文蛤糕、紅莧菜糕、山芹菜糕、黑糖糕、紫菜糕、洋菜。

多吃含葉酸的食物，如萵苣、菠菜、胡蘿蔔、龍須菜、花椰菜、油菜、小白菜、扁豆；草莓、櫻桃、石榴、葡萄；動物的肝臟、腎臟、禽肉及蛋類；豆類、堅果類、穀物。

多吃含維生素 B_{12} 的食物，主要來源是肉類，如動物肝臟、牛肉、豬肉、蛋、牛奶、乳酪；極少數的植物如螺旋藻類。

避免用眼過度，如長時間看書、看電腦螢幕、看手機螢幕、看電視。

陰虛體質

Constitution of yin asthenia

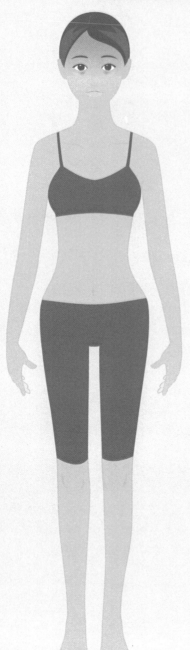

舌診可見少苔、剝苔或質裂。

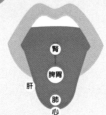

舌邊：肝陰虛
舌尖：心陰虛
舌前：肺陰虛
舌中：脾胃陰虛
舌根：腎陰虛

五心煩熱（手心、腳心、心胸）、面部烘熱、午後身熱。

皮膚乾、大便乾燥、眼睛乾澀，口乾咽燥，行房覺陰道乾澀。

乾咳少痰，音啞。

心悸、怔忡，記憶力減退、健忘，睡眠障礙。

頭暈、頭痛，脅肋不舒。

不思飲食、食後腹脹、肌肉消瘦。食少則飽、飢而不食。

腰膝痠軟，男子遺精，女子崩漏，月經失調。

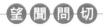

- **定義**：人體的體液虧損（類似賀爾蒙、血清等物質的缺乏），機體失去相應的濡潤滋養，表現出乾燥不潤的症狀及徵候。

- **不良生活飲食習慣**：喜食烤炸辣之品易造成胃陰虛，三餐沒有定時定量、飲食過於清淡易造成脾陰虛；熬夜、晚睡、日夜顛倒、用眼過度易造成肝陰虛；用腦過度易造成心陰虛，縱慾過度、或常處於壓力狀態易造成腎陰虛；抽菸、空氣汙染、高溫油炸食物的工作易造成肺陰虛。

- 望診　舌診可見少苔、剝苔或質裂。

  少苔可依部位分臟腑，通常有以下分類
  (1) 舌邊少苔為肝陰虛
  (2) 舌尖少苔為心陰虛
  (3) 舌前少苔為肺陰虛
  (4) 舌中少苔為脾胃陰虛
  (5) 舌根少苔為腎陰虛

- 問診　五心煩熱（手心、腳心、心胸）、皮膚乾、下午以後容易身體發熱，大便乾燥、眼睛乾澀，口乾咽燥、總想喝水，臉部兩顴潮紅盜汗，行房覺陰道乾澀。（所有的陰虛症狀都可能有例外，需小心是津液分布出了問題）。

- 切診　脈細數。皮膚乾燥。

陰虛對應臟腑的表現

對應臟腑	表現
肝陰虛	頭暈，頭痛，眼睛乾澀，視物模糊，筋惕肉瞤，爪甲不榮，脅肋不舒，婦女月經後期，量少，閉經。自覺面部烘熱，口燥咽乾，顴紅唇赤，失眠、多夢。
心陰虛	心煩，心悸、怔忡，頭暈、頭痛，記憶力減退、健忘，失眠、多夢。
脾陰虛	不思飲食、食後腹脹、肌肉消瘦。
胃陰虛	食少則飽，飢而不食，口咽乾燥。
肺陰虛	乾咳少痰，口乾咽燥，音啞。
腎陰虛	腰膝痠軟，失眠，盜汗，五心煩熱，口乾咽燥，足跟痛，男子遺精，女子崩漏，月經失調。

如何改善陰虛體質？

多吃甘涼滋潤、富含膠質的食物
- 植物性膠質：芝麻、百合、小麥、地瓜葉、皇宮菜、黑木耳、白木耳、秋葵、紫菜、海帶、紅鳳菜。
- 動物性膠質：雞爪、海參。

　　少吃性溫燥烈的食物，如韭菜、辣椒、蔥、蒜、葵花子等。避免熬夜、劇烈運動和在高溫酷暑下工作。

　　只適合做中小強度、間斷性的身體鍛煉，運動時要控制出汗量，及時補充水分。平時宜克制情緒，遇事要冷靜，正確對待順境和逆境。可以多聽一些曲調舒緩、輕柔、抒情的音樂，防止惱怒。

陽虛 體質

Constitution of yang asthenia

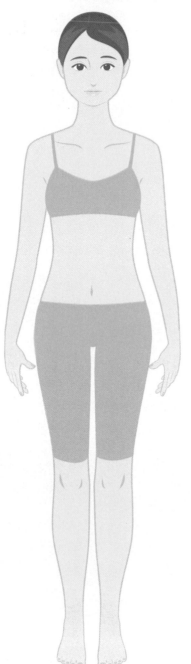

有津或多津。

面部浮腫，下肢水腫，全身浮腫。

比一般人怕冷，衣服穿得比別人多，食冷會感到不舒服，怕吃寒涼食物，受寒或食冷後易腹瀉，胃部、背部、腰部或膝部特別容易怕冷。

吸到冷空氣容易咳嗽或呼吸喘促。

心悸、怔忡、心臟無力、氣短、自汗、胸悶等。嚴重者四肢厥冷，大汗出，甚至昏迷不醒。

憂鬱善恐、視物不明、脅下冷痛、面青、筋寒攣縮，少腹寒痛。

脘腹冷痛而喜溫喜按，大便軟或水瀉、完穀不化、口淡、喜熱飲，常吐清澈的口水。

腰膝痠冷，小便清長或不利、夜尿頻多、遺尿，男子陽萎、滑精，女子白帶色清量多、宮寒不孕。

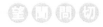

- **定義**：機體陽氣虛損，失於溫煦，臟腑功能減退表現出的症狀及徵候。

- **不良生活飲食習慣**：貪涼、飲冷、不注重保暖。

- 望診

(1) 面足虛浮。
(2) 舌診通常有津或多津（剛喝水後不準確）
  ◆ 水飲、寒濕體質也可能有此舌象，但不會特別怕冷。
  ◆ 陽虛不一定多津，例如接受放射線治療的患者唾液腺被破壞，仍可能有陽虛。

- 問診　比一般人怕冷（如冬天的寒冷、夏天的冷氣房等），衣服穿得比別人多（手腳冰冷不一定是陽虛），食冷會感到不舒服，怕吃寒涼食物，受寒或食冷後易腹瀉，胃部、背部、腰部、或膝部特別容易怕冷。

- 切診　脈沉微遲。

陽虛對應臟腑的表現

對應臟腑	表現
肝陽虛	憂鬱善恐、視物不明、形寒怕冷、脅下冷痛、下肢不溫、頭身麻木、面青、筋寒攣縮、性慾缺乏，男子陽萎，女子少腹寒痛、月事延遲或淋漓不斷、白帶色清量多、宮寒不孕。
心陽虛	心悸、怔忡、心臟無力、氣短、自汗、胸悶等。嚴重者四肢厥冷，大汗出，甚至昏迷不醒，多見於心力衰竭或休克。
脾陽虛	畏寒肢冷、食慾減退、脘腹冷痛而喜溫喜按，大便軟或水瀉、完穀不化（經常看到未完全消化的食物原形）、久瀉、倦怠神疲，口淡，喜熱飲，常吐清澈的口水，身浮腫，女子白帶量多而清稀。
肺陽虛	吸到冷空氣容易咳嗽或呼吸喘促。
腎陽虛	怕冷、腰膝痠冷、小便清長或不利、夜尿頻多、遺尿、身浮腫，男子陽萎、滑精，女子白帶色清量多、宮寒不孕。

如何改善陽虛體質？

補陽可分為溫陽與補陽，燃料足夠的時候只需要點火的動作，加入溫陽即可；燃料不夠的時候則需要同時補陽。

多吃補陽的食物，如羊肉、胡桃仁等。少喝冷飲，少吃生冷及寒涼食物，如西瓜、香瓜、哈密瓜、苦瓜、黃瓜、絲瓜、冬瓜（瓜類除了木瓜、南瓜、地瓜外，皆是寒涼食物）、水梨、葡萄柚、柚子、椰子、橘子、硬柿子、山竹、蓮藕、綠豆、白蘿蔔、大白菜、番茄（寒涼食物中，唯一煮熟後變成不寒涼的食物）。

秋冬注意保暖，尤其是足下、背部及下腹部丹田部位的防寒保暖。可做一些舒緩柔和的運動，如慢跑、散步、太極拳、體操。

痰濕體質
Constitution of phlegm-dampness

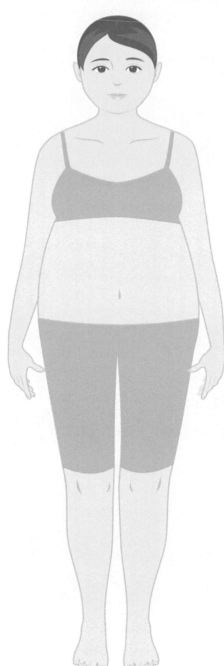

痰的體質

 舌苔厚膩。

 體型肥胖、腹部肥肉多且鬆軟。

 容易疲倦、頭暈、胸悶或腹脹，身體沉重不清爽，汗出黏膩，臉部或頭皮易出油，嘴裡經常有黏黏或甜甜的感覺，常覺咽喉有痰堵著。

水飲體質

 身體某一部位水腫，面部或眼皮浮腫，欲飲溫水、飲而不多或飲後不適，痰清稀或有泡沫，大便清稀如水。眩暈，肢體震顫。

 腹部脹滿、如囊裹水。腸子蠕動有水的聲音。腹壁硬梆梆。腹部一處或多處跳動。腹部叩診有振水聲。

 面色常青暗或黧黑。

寒濕體質

 身體某一部位水腫，下肢水腫，眼皮浮腫。

 疲倦身重、胸脘痞悶。

食後腹脹、不思飲食、噁心嘔吐、噯氣泛酸、喜飲熱湯、腸鳴腹瀉。

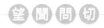

痰的體質

- **定義**：由於病理產物「痰」凝聚體內，以黏滯重濁為主，表現出的症狀及徵候。

- **不良生活飲食習慣**：過食肥膩厚味之品，如炸物、肥肉、油花多的肉品、蛋糕、麵包（非老麵發酵）、甜點、零食等。

- 望診　舌苔厚膩、體型肥胖、腹部肥肉多且鬆軟。

- 問診　容易疲倦、頭暈、胸悶或腹脹，經常感到身體沉重不清爽，易出汗且黏膩，臉部或頭皮易出油，嘴裡經常有黏黏或甜甜的感覺，常覺咽喉有痰堵著。

- 切診　脈滑澀（把脈時指下有黏滯感）。

水飲體質

- **定義**：由於「過多沒有氣化的水分」積聚體內，表現出的症狀及徵候。

- **不良生活飲食習慣**：飯前喝大量的水、一大早起床喝一大杯水、一口氣喝太多水、以為水可以排毒喝太多水、以為便秘要多喝水、以為感冒咳嗽要多喝水、以為任何種類的腹瀉要多喝水、產婦為了衝奶量喝太多的湯湯水水、沒有依體重作分級而喝入過多的水。

- 望診　身體某一部位水腫，下肢水腫，面色常青暗或黧黑、黑眼圈、面部或眼皮浮腫、面部出現青黑斑點，腹部脹滿、如囊裏水。

- 聞診　經常聽到腸鳴水聲或腸子蠕動有水的聲音。

- 問診　小便清長或不利，腹部脹滿，自覺口乾舌燥、時時欲以水潤之，欲飲溫水、飲而不多或飲後不適，嘔、吐、噯氣（中醫稱為水逆），腹壁硬梆梆，腹部一處或多處跳動、好像腹部有心悸的感覺（中醫稱為悸動），眩暈，肢體震顫，咳喘、痰清稀或有泡沫，水腫，大便清稀如水，四肢或身體疼痛，手腳發冷（中醫稱為水厥）。

- 切診　脈沉弦或脈沉緊（把脈時指下有水晃動感）。腹部叩診有振水聲。

寒濕體質

- **定義**：由於病理產物「濕」凝聚體內，以疲倦沉重為主，表現出的症狀及徵候。

- **不良生活飲食習慣**：喜歡吃溫度冰冷或性味寒涼的食物。

- 望診　身體某一部位水腫，下肢水腫，眼皮浮腫。

- 問診　疲倦身重、胸脘痞悶，食後腹脹、不思飲食、噁心嘔吐、噯氣泛酸、喜飲熱湯、腸鳴腹瀉。

- 切診　脈濡無力（把脈時指下有細絲感）。

如何改善痰濕體質？

飲食以清淡為原則，可多食海藻、海帶、金橘、白扁豆、紅薏仁、陳皮等。

痰的體質應少吃太甜及油膩食物，如蛋糕、麵包、甜點、零食、肥肉、勾芡、起司、焗烤之品。

寒濕體質應少喝冷飲，少吃生冷及寒涼食物，如西瓜、香瓜、哈密瓜、苦瓜、黃瓜、絲瓜、冬瓜（瓜類除了木瓜、南瓜、地瓜外，皆是寒涼食物）、水梨、葡萄柚、柚子、椰子、橘子、硬柿子、山竹、蓮藕、綠豆、白蘿蔔、大白菜、番茄（寒涼食物中，唯一煮熟後變成不寒涼的食物）。

水飲體質應注意正確喝水量（體重 Kg×30cc 等於每日攝水量），不可喝冷飲，少吃稀飯、湯麵。

平時多進行戶外活動。衣著應透氣散濕，經常曬太陽或進行日光浴。

寒濕體質應注意居住環境的濕度，例如陰雨天或是浴室的濕氣外流，家裡最好準備濕度計，如果濕度太高（＞75%），要記得打開除濕機。淋雨後一定要馬上換乾衣服，把身體擦乾、把頭髮吹乾，如果能夠用廣藿香精油泡澡更好。

濕熱體質

Constitution of damp-heat

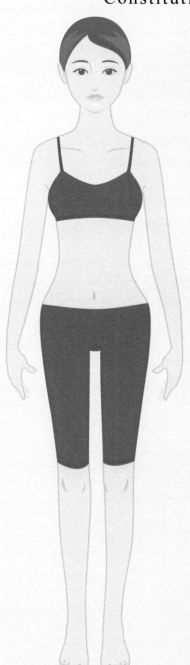

- 性格多急躁易怒。
- 臉部油膩感。
- 口中有異味。
- 眼睛紅赤。
- 體型偏胖或蒼瘦。
- 身重疲倦。
- 大便黏滯解不乾淨。
- 小便灼熱感、顏色深。
- 女子易帶下色黃。
- 男子易陰囊潮濕。

- **定義**：由於病理產物「濕熱」凝聚體內，表現出的症狀及徵候，比起較寒濕體質，濕熱體質更為黏滯重濁。

- **不良生活飲食習慣**：常吃辛辣或重口味的食物，常處在潮濕高溫的環境。

- 望診　臉部油膩感，體型偏胖或蒼瘦。

- 問診　性格多急躁易怒，易生痤瘡粉刺，眼睛紅赤，口有異味，身重疲倦，大便黏滯解不乾淨，小便灼熱感，小便顏色深，女子易帶下色黃，男子易陰囊潮濕。

- 切診　脈濡澀（把脈時指下有黏滯感），若熱大於濕則出現脈濡澀數（數指浮而頂手感）。

濕為陰邪，熱為陽邪，二者常互結而膠著難解。濕熱病往往在中焦停滯時間最長，這與濕氣困脾，脾不運化水濕有關。

濕熱病的轉歸，大致可分為從陽化熱或從陰化寒兩種情況。

從陽化熱：平素體質陽氣旺盛，或證型是熱重於濕，或過用溫燥之品治療，以致濕漸退而熱漸盛，最終化為燥熱體質。

從陰化寒：平素體質陽氣虧虛，或證型是濕重於熱，或過用苦寒之品治療，攻伐陽氣，導致濕停滯而熱漸退，最後化為寒濕體質。

在溫病的「濕溫」、「暑溫」、「伏暑」、「溫疫」等外感濕熱病中，可見濕熱病的三焦分證，是通過濕熱傷人的臟腑部位和先後次序，劃分為上、中、下三個部分，同時又是濕熱病的初、中、末三個階段。除了濕熱病的三焦分證外，也可能不是因為外感濕熱病而出現的各臟腑濕熱證，此時就不會出現先後次序的階段性進展了。

濕熱對應臟腑的表現

對應臟腑	表現
上焦濕熱	頭重如裹，肢體困重，胸悶無汗，神情呆滯，口黏或口乾不欲飲，身熱而汗出不解。
中焦濕熱	脾胃濕熱：脘腹痞悶，噁心或嘔吐，無飢餓感，厭食或不欲食。 肝膽濕熱：黃疸，脅肋脹痛，食少，口苦，厭惡聞到葷腥氣味。
下焦濕熱	膀胱濕熱：尿頻、尿急、尿少而痛、尿黃赤或尿血、小便癃閉等。 大腸濕熱：腹痛，裡急後重，大便黏滯解不乾淨，大便溏泄而惡臭，肛門灼熱，甚至便下膿血等。 婦人可表現為白帶多而黏稠，氣味腥臭，色黃或帶血等。

如何改善濕熱體質？

飲食宜清淡。

少吃油膩及重口味的食物。如：

· 辛辣物：辣椒、大蒜、芫荽、老薑、蔥、沙茶醬。

· 燥熱物：茴香、韭菜、肉桂、羊肉。

· 熱性水果：龍眼、荔枝、芒果、榴槤。

· 刺激性食物：醃漬品、咖啡、咖哩。

保持情緒穩定。適當運動。不要熬夜、不要過於勞累。

濕熱體質應注意居住環境的空氣品質，例如 PM2.5 等，居家常活動的地方使用空氣清淨機。下載 APP 隨時了解外出活動地點的空氣品質，空氣品質不良時避免出門，或是戴口罩。

氣鬱體質
Constitution of qi stagnation

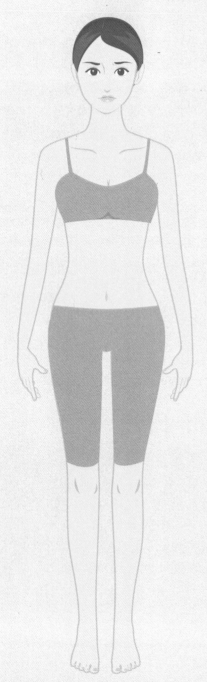

 眉頭緊縮，面容憂鬱，煩悶不樂。

 胸部脹滿。

 腹部兩側脅肋脹滿。

 乳房脹痛。

 無緣無故嘆氣，有心事說不出口。

 咽喉異物感。

 緊張，焦慮，情緒低落，易受驚嚇。

 外在壓力，追求完美。

- **定義**：由於長期情志不暢、氣機鬱滯而表現出的症狀及徵候。

- **不良生活飲食習慣**：精神刺激，暴受驚恐，工作壓力大，追求完美，有心事說不出口，有困難找不到解決之道。

- 望診　腹部兩側脅肋脹滿，眉頭緊縮，面容憂鬱，或神情煩悶不樂。

- 問診　經常悶悶不樂、情緒低落，容易精神緊張、焦慮不安，多愁善感、感情較脆弱，特別膽小，容易受到驚嚇，胸脅脹滿或走竄疼痛，乳房脹痛，時常無緣無故嘆氣，咽喉異物感。

- 切診　脈弦或緊（把脈時脈管的表面張力大）。

如何改善氣鬱體質？

宜多吃小麥、海帶、海藻、金橘、山楂、柳丁、玫瑰花茶、伯爵紅茶等具有行氣、解鬱、消食、醒神作用的食物。

睡前避免飲茶、咖啡等提神醒腦的飲料。

適時抒發壓力，凡事不盡追求完美。

適當運動，多按摩肝膽經。

氣鬱對應臟腑的表現

對應臟腑	表現
肝氣鬱結	氣鬱的基本病機是氣的運行障礙。主要由於憂思鬱怒、情志不舒導致，但亦與臟腑虛損有關。氣鬱的病位以肝、心為主，心主神明，肝主疏泄。本篇的氣鬱體質主要指的是肝氣鬱結，表現如本篇問診所述。
膽氣鬱阻	膽附於肝，肝氣疏泄條達，則膽腑通降正常。 引起肝氣不疏的各種原因，如外邪或情志失調，也能導致膽氣鬱阻，膽氣鬱久而化熱則為膽熱，可出現口苦咽乾、胸脅苦滿、耳聾、目眩等。 膽液外溢肌膚，則為黃疸。 膽熱煎液凝聚成石，膽氣瘀阻，則出現膽結石或脅下劇痛。 氣鬱生痰，痰熱內擾，則出現頭暈目眩、胸悶、常嘆氣等。 膽氣橫逆犯胃，膽胃不和，則出現噁心欲嘔、口苦。 膽熱上擾心神，則出現煩躁失眠，或驚悸不寧等。
脾氣鬱結	多因有形的邪氣（食積、痰濕水飲）、無形的氣滯或憂思傷脾，壅塞中焦，導致脾失健運、胃失和降，消化吸收功能失常，而出現脘腹脹滿悶痛、不思飲食、噁心欲吐、呃逆噯氣、便秘、或排便時腹部脹痛。

氣鬱發展	「氣鬱」經常會繼發產生其他鬱滯。 ‧「血鬱」：氣鬱影響及血，導致血液循環不暢，表現為胸脅刺痛，痛有定處，舌有瘀點或瘀斑等。 ‧「痰鬱」：氣機鬱滯，津液不能輸布而為痰，若痰氣阻於胸膈之上，則表現頭暈、梅核氣、胸悶等。 ‧「火鬱」：氣鬱化火而成，表現為性情急躁，口苦咽乾，目赤，耳鳴，舌質紅，苔黃，脈弦數等。 ‧「濕鬱」：憂思氣結傷脾或肝氣鬱滯，脾運化水穀的功能失常，導致水濕阻滯中焦，表現有食少、噯氣、脘腹脹滿、大便溏瀉等。 ‧「食鬱」：憂思氣結傷脾或肝氣鬱滯，脾運化水穀的功能失常，導致飲食停滯，表現有食少、腹脹、消化不良、噯氣吞酸等。	氣滯	肝氣鬱滯，症狀比前述的肝氣鬱結重。 脾胃氣滯，症狀比前述的脾氣鬱結重。 經絡氣滯，營衛運行受阻，則表現受阻部位的肌肉、關節脹痛感。
氣滯	屬於氣運行障礙的其中一種病機，其程度比氣鬱更嚴重。情志不舒，飲食失調，感受外邪，挫傷勞傷等多種病因都會導致氣滯。氣滯，以病變部位出現脹悶，疼痛，脹多於痛，時輕時重等為主要特徵。全身各處均有發生氣滯的可能，其中以肺、肝、脾、胃及經絡的氣滯較為常見。 肺氣壅滯，肺失宣發肅降，則表現胸脅滿悶、胸背疼痛、咳嗽、呼吸喘促、痰多等。	陽氣鬱阻	許多原因都可以導致手腳冰冷（手足厥冷）。 手腳冰冷屬於中醫「厥症」的一種，厥症可分為「氣機上逆」、「意識喪失」及「四肢冰冷」三種，在此我們只討論「四肢冰冷」的厥症。 四肢冰冷，廣義地說就是四肢的血液循環出了問題，可能是缺血或是血液溫度不夠。 在四肢的局部缺血會導致四肢冰冷，即「陽氣鬱阻」的概念。因為血液可以帶來溫度，但還須辨別是血液循環受阻或血液灌流不足。 血液循環受阻如氣滯、血瘀、痰濕水飲阻滯，甚至便秘、蟲、某些形式的熱等也可以使血液循環受阻。 血液灌流不足如氣虛、血虛、陰虛、陽虛，而這裡的「陽虛」才是真正的「冷底」。

血瘀 體質

Constitution of blood stasis

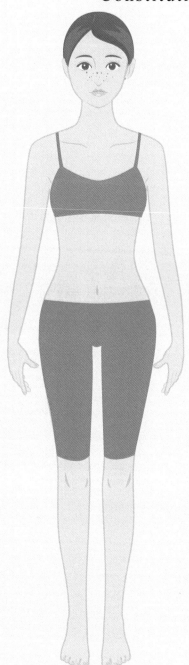

 膚色晦暗或色素沉著，肌膚甲錯，皮膚易出現青紫瘀斑。

 顴部有黑斑或褐斑。

 嘴唇顏色偏暗。

 舌色黯，瘀點、瘀斑，舌下絡脈長度＞3/5，寬度＞2.7mm，瘀血絲，分支，囊泡，舌下絡脈怒張，舌下絡脈曲張。

 身體某個部位經常疼痛。

 出血傾向。

 健忘。

 痛經、閉經、月經來有血塊。

望 聞 問 切

- **定義：** 由於體內血液循環不良而表現出的症狀及徵候。

- **不良生活飲食習慣：** 運動量不足、只是勞動而沒有運動、後天損傷、久病入絡。

- 望診　膚色晦暗或色素沉著，嘴唇顏色偏暗，肌膚甲錯，皮膚易出現青紫瘀斑，顴部有黑斑或褐斑（氣滯血瘀）。

- 舌診　舌色黯（全身性），瘀點、瘀斑（可以依照部位分臟腑），舌下絡脈長度>3/5，寬度>2.7mm，瘀血絲，分支，囊泡，舌下絡脈怒張（氣滯血瘀），舌下絡脈曲張（最易產生癌症體質）。

- 問診　皮膚不自覺出現瘀斑，身體某個部位經常疼痛，痛有定處，女子多見痛經、閉經、月經來有血塊，有出血傾向，健忘。

- 切診　脈澀（把脈時感覺血液流利度差或脈管表面硬硬的）。

血瘀對應臟腑的表現

對應臟腑	表現
肝血瘀阻	面色黧黑不華，脅下刺痛，脅下痞硬，或脅下有腫塊。腹大堅滿，腹部青筋怒起、四肢反瘦，甚則喘息不得臥。黃疸色澤黯沉。
胃脘瘀阻	胃脘疼痛且有定處，痛如針刺或刀割，或見吐血紫黑，便血如墨。
心血瘀阻	指的是心臟區域的瘀血，可出現胸悶、胸痛、心悸、怔忡等。
肺血瘀阻	肺部有器質病變，如慢性支氣管炎、肺氣腫、支氣管擴張、氣喘等，有肺部的血液循環問題，可出現慢性咳嗽、痰多不化、呼吸喘促、胸悶等症狀。
少腹瘀阻	少腹結塊，少腹疼痛，少腹脹滿，經色紫、黑或有血塊，崩漏，或月經月來數次連續不斷、斷而復來等。
肢體瘀阻	肩臂疼痛，腰腿痛，肌肉或關節疼痛，肢體感覺或運動功能失常，麻木，甚至癱瘓等。
頭面瘀阻	頭髮脫落，長時間的頭面皮膚問題，酒渣鼻，黃斑部病變，眼中風，久聾，牙齦腐爛，鼻黏膜腫脹等。
腦絡瘀阻	頭暈，頭痛，健忘，失智，癲狂，中風等。

如何改善血瘀體質？

　　血瘀除了給予活血化瘀的治療方向以外，還須祛除血瘀的根源包括外邪、外傷、氣滯、痰濕阻滯、寒凝、熱盛、氣虛、血虛、陰虛、陽虛等。宜多食黑豆、海藻、海帶、紫菜、胡蘿蔔、金橘等具有活血、散結、行氣、疏肝解鬱作用的食物。要多吃活血的食物，如黑木耳、洋蔥、藕、桃子、栗子等。保持足夠的睡眠，但不可過於安逸。可進行一些有助於促進氣血運行的運動項目，如舞蹈、快走、慢跑、登山等。保健按摩可使經絡暢通，達到緩解疼痛、穩定情緒、增強人體功能的作用。

特稟體質

Constitution of allergy

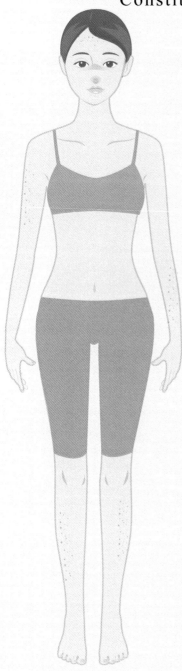

 過敏性鼻炎,不感冒也會打噴嚏、流鼻涕、鼻塞。

 蕁麻疹,皮膚過敏癢疹,皮膚易出現抓痕。

 氣喘。

 過敏性結膜炎。

 遺傳性疾病,有垂直遺傳、先天性、家族性特徵。

 胎傳性疾病,母體影響胎兒個體生長發育及相關疾病。

 環境因素,影響胎兒個體生長發育及相關疾病。

 藥物因素,影響胎兒個體生長發育及相關疾病。

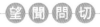

- **定義**：由於先天稟賦不足、遺傳、環境、藥物因素等造成的特殊體質，包括先天性、遺傳性的生理缺陷與疾病、過敏反應等。

- 望診　形體無特殊，或有畸形，或有先天生理缺陷。

- 問診　容易過敏，不感冒也會打噴嚏、流鼻涕、鼻塞，皮膚易出現抓痕，常見於蕁麻疹、氣喘、過敏性鼻炎、過敏性結膜炎等疾病。遺傳性疾病，有垂直遺傳、先天性、家族性特徵。胎傳性疾病，為母體影響胎兒個體生長發育及相關疾病特徵。

- 切診　可能出現各種體質的脈象。

如何改善特稟體質？

主要針對過敏體質的改善。

1. 改善居家環境，避免接觸過敏原。

2. 避免會引起過敏的食物。

3. 避免食用溫度冰冷、偏寒涼、烤炸辣、過甜、過於精緻的食物。

4. 適當的運動，運動前暖身，避免在乾冷的環境下劇烈運動。

5. 養成良好生活作息，三餐規律，儘量在晚上 11 點前就寢。

6. 養成良好的排便習慣：腸道是人體第三大的免疫系統，內有豐富的淋巴及血液循環，經排便可排除毒素及代謝產物。

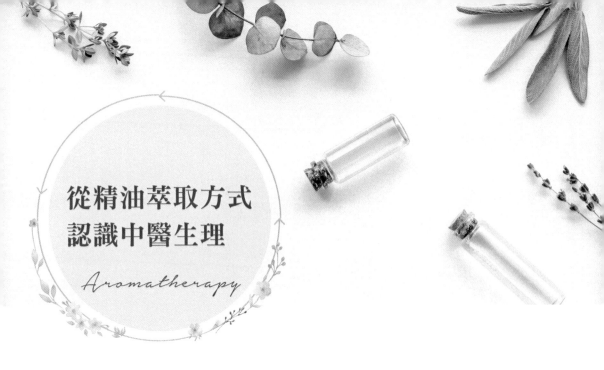

從精油萃取方式
認識中醫生理
Aromatherapy

《素問‧經脈別論篇》關於「水穀精微輸布」的內容，原文如下：

> 食氣入胃，散精於肝，淫氣於筋。
>
> 食氣入胃，濁氣歸心，淫精於脈，脈氣流經，經氣歸於肺，肺朝百脈，輸精於皮毛，毛脈合精，行氣於腑，腑精神明，留於四藏，氣歸於權衡，權衡以平，氣口成寸，以決死生。
>
> 飲入於胃，游溢精氣上輸於脾，脾氣散精，上歸於肺，通調水道，下輸膀胱，水精四布，五經並行。合於四時，五臟陰陽，揆度以為常也。

另外，《血證論‧臟腑病機論》提到肝與脾胃的關係，原文如下：

> 木之性主於疏泄，食氣入胃，全賴肝木之氣以疏泄之，而水穀乃化。

以上兩段原文，雖然只有短短幾句話，我卻花了幾年時間轉化在患者身上得到驗證，這也是看診時常說的一些**中醫術語及生理機轉**，但內容總是太過抽象而好像天方夜譚有聽沒有懂，我在學芳療的精油萃取之後發現更讓人好理解的比喻，以下逐步分享我的思考。

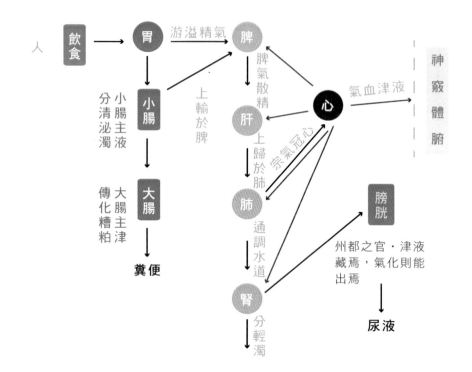

右圖是**萃取精油流程圖**，熱源就像是精油做成的蠟燭，是先天腎精燃燒的現象，也就是中醫的氣化作用；腎精就是先天之精，是父母給你的，需要靠後天之精去滋養，也就是攝取食物後，良好的消化系統運作所產生的。

蒸餾桶就像我們的脾胃，痰濕瘀血等病理產物阻滯易造成導熱不良，正常導熱接受腎（熱源）的溫煦才能產熱以腐熟水穀，導熱不良或過冷則無法腐熟水穀。

蒸餾桶中會加植物和水，這些就是我們攝取的食物和水分，蒸餾桶中的水是生水，無法被人體利用，甚至會帶來水飲疾病；植物經由加熱產生揮發性蒸氣，通過冷卻桶產生精油與純露，這個精油就是精微物質，可轉化為陰血、腎精，純露就是津液，是熟水，才可以被人體運用；蒸餾桶中的植物原料廢棄成為糞便，殘餘的水分成為尿液等；最後你再拿這些精油再製作成精油蠟燭，就是後天滋養先天的概念。

熱的管子就是三焦，可以輸布氣化的精油和純露，冷卻桶內的水為緩衝液是已經降溫的陰血津液。

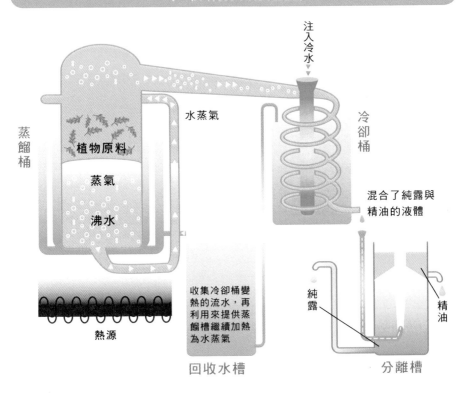

萃取精油流程圖

注入冷水

蒸餾桶

植物原料

蒸氣

沸水

水蒸氣

冷卻桶

混合了純露與精油的液體

熱源

收集冷卻桶變熱的流水，再利用來提供蒸餾槽繼續加熱為水蒸氣

回收水槽

純露

精油

分離槽

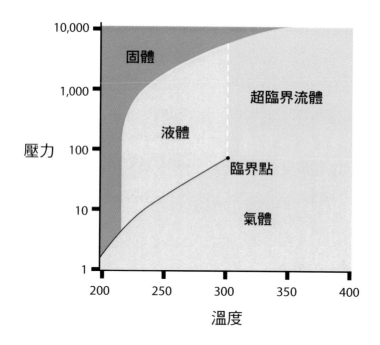

還有一種「超臨界流體」，如上圖，更近似於人體的運作系統。純物質有氣、液、固三相，當系統溫度及壓力達到某一特定點時，其氣—液兩相密度趨於相同，兩相合併為一均勻相。此一特定點即定義為該物質的臨界點，所對應的溫度、壓力和密度則分別定義為該純物質的臨界溫度、臨界壓力和臨界密度。我們稱此高於臨界溫度及臨界壓力的均勻相為「超臨界流體」。

什麼是「超臨界二氧化碳流體萃取技術」呢？二氧化碳在室溫時（常溫與常壓）是無色無味的氣體，近來由於高壓馬達與耐壓容器的發明，使物理學家及化學家能夠研究二氧化碳在高壓常溫下的性質。由於多方研究才有驚人的發現，原來二氧化碳在超過高壓（74atm）與常溫（31℃）的狀態下會呈現出超流體所具有的高溶解力與高滲透性的特質。

雖然人體不是純物質，但是中醫

治療人體，應是使人體接近或大於臨界點，處在臨界點時，臨界壓力及密度足夠，即使臨界溫度不高，也可以使氣—液兩相合併為一均勻相；若人體高於臨界溫度及臨界壓力，均勻相的「超臨界流體」就是熟水，可以被身體所利用。

《黃帝內經靈樞·本臟》：「衛氣者，所以溫分肉，充皮膚，肥腠理，司開闔者也……衛氣和則分肉解利，皮膚調柔，腠理致密矣。」所以增強衛氣功能的重點之一在於壓力及密度，當你的身體組織愈緻密（指的是毛孔、玄府等好的組織，而非病理產物的壅塞），抵禦外邪的能力就愈好。

換言之，當你的身體組織愈緻密，不須太過高溫，也可以幫助氣化，所以治療的時候，不要只是著重在使用溫藥幫助氣化，也應該要考慮讓身體組織更緻密。

什麼是二氧化碳超臨界萃取（CO₂-SFE）？

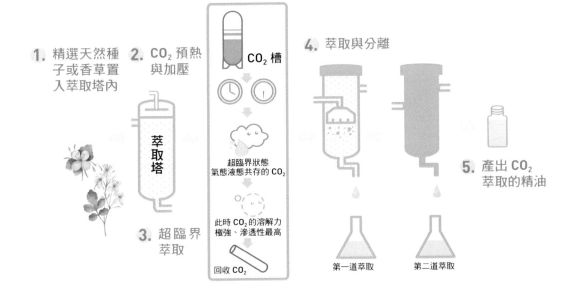

1. 精選天然種子或香草置入萃取塔內

2. CO₂ 預熱與加壓

CO₂ 槽

超臨界狀態氣態液態共存的 CO₂

此時 CO₂ 的溶解力極強、滲透性最高

回收 CO₂

3. 超臨界萃取

4. 萃取與分離

第一道萃取　　第二道萃取

5. 產出 CO₂ 萃取的精油

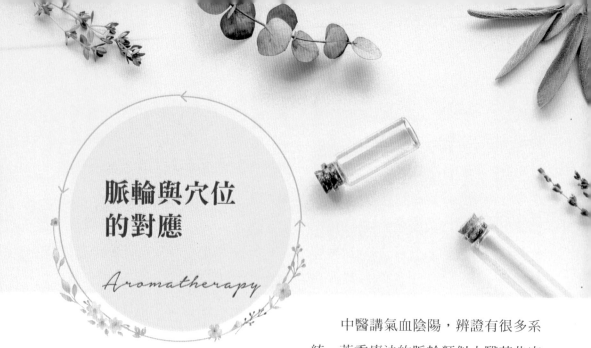

脈輪與穴位的對應

Aromatherapy

中醫講氣血陰陽，辨證有很多系統，芳香療法的脈輪類似中醫某些穴位，有其不同功效，例如性輪類似氣海、關元，屬於腎。本我輪類似中脘穴，屬於脾胃。心輪類似膻中穴，屬於心。喉輪屬於肺。

脈輪是什麼？

脈輪，古印度梵語為 Chakra，原義是「輪子」，翻譯成「脈輪」或「氣卦」，脈輪的概念源自於古印度醫學阿育吠陀（Ayurveda）。

人體有七個能量中心，也就是七個脈輪，連接身、心、靈各個層面。七個脈輪位於人體的中央支柱，也就是相當於中醫經絡的任脈，由下往上分別為基底輪、性輪、本我輪、心輪、喉輪、眉心輪、頂輪。

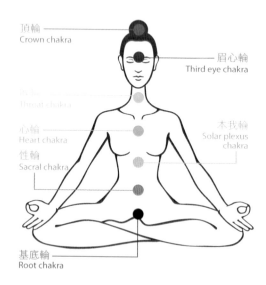

頂輪
Crown chakra

眉心輪
Third eye chakra

喉輪
Throat chakra

心輪
Heart chakra

本我輪
Solar plexus chakra

性輪
Sacral chakra

基底輪
Root chakra

▲脈輪 chakra

脈輪與對應

氣卦	脈輪	色光	元素	對應穴位	對應器官	對應感官	對應能力	對應問題
第七氣卦	頂輪	紫	思	百會	松果體、大小腦、右眼、中樞神經系統	靈感、智慧、思考、理解、判斷力	心靈	睡眠品質不佳、長期疲勞、憂鬱、注意力不集中、記憶力差
第六氣卦	眉心輪	靛	光	印堂	腦下腺、鼻、耳、左眼、內分泌系統	直覺、領悟力、通靈能力、預知力	思想	耳鼻問題、提神醒腦、EQ 低
第五氣卦	喉輪	藍	音	廉泉	甲狀腺、喉、口腔、嘴巴、呼吸系統、淋巴系統	口才、溝通能力、表達力、誠信	意志	喉嚨、支氣管不適、表達溝通能力不佳、優柔寡斷
第四氣卦	心輪	綠	風	膻中	心、肺、胸腺、手、臂、血液循環、呼吸系統	感情、愛的能力、同理心、接受度、友善程度	情感	血液循環不佳、上背部疼痛、缺乏愛、寂寞
第三氣卦	本我輪	黃	火	中脘	胃、肝、胰腺、脾、消化器官、自律神經	感受力、個人力量、信任力	自我	消化不良、脹氣、厭食、關節疼痛、沒自信、缺乏勇氣、疲勞
第二氣卦	性輪	橙	水	關元	性腺、卵巢、睪丸、腎、生殖系統、泌尿系統	性能力、創造力	關係	經前症候群、情緒不穩、創造力低落、缺乏熱情
第一氣卦	基底輪	紅	土	會陰	腎上腺、大小腸、泌尿系統、骨骼系統、血液循環、免疫系統、自律神經	生存、生命力	族群	下半身循環不良、靜脈曲張、沒安全感

脈輪與對應臟腑的案例

肺癌的標靶治療中，容易有皮膚的副作用，這些皮膚副作用其實是經由皮膚排出「痰瘀互結」形成的癌，排出的過程會加重肺陰的損傷，因而主要有四種皮膚作用的表現：紅疹、乾、癢、甲溝炎。現代的肺癌患者，多數並沒有抽菸、沒有接觸二手菸或三手菸，尤其是肺腺癌，於是後來有學者把部分原因歸咎到空氣汙染，但是其實還有一些患者是因為自律神經引起的肺氣宣發肅降失常（也可能與前面的原因重疊），我在門診就曾經遇過一些因為工作壓力大或是之前有受過家暴等問題的肺癌患者，芳療中的**喉輪屬肺**，標靶治療幫肺找了出路，這個出路就是皮膚。

一位退休女老師談起兩次造成蕁麻疹的經歷，出於學生的家庭問題，但是因為問題太過複雜，有口難言**（喉輪）**，所以肺生病了，只好從皮膚去排毒。

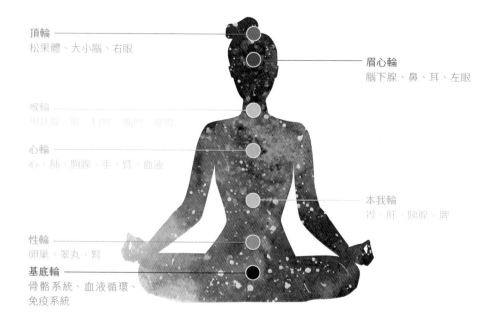

頂輪 ——
松果體、大小腦、右眼

眉心輪
腦下腺、鼻、耳、左眼

喉輪 ——
甲狀腺、喉、口咽、鰓甲、呼吸

心輪 ——
心、肺、胸腺、手、臂、血液

本我輪
胃、肝、胰腺、脾

性輪 ——
卵巢、睪丸、腎

基底輪 ——
骨骼系統、血液循環、
免疫系統

甲狀腺腫大（甲狀腺功能不一定異常）患者，有一份是因為自律神經失調，肝氣鬱滯、痰濕阻滯，或肝鬱化火、灼津成痰，所以甲狀腺就腫起來了，也是有口難言（**甲狀腺相當於喉輪的位置**）所導致。

公視戲劇「麻醉風暴」男主角，年輕時曾經發生過不愉快的經驗，因為相當自責又太難以啟齒（**喉輪對應著表達能力**），每當回想或夢到這一段過往，就出現臆球症（globus hystericus or pharyngeus）的症狀（指喉嚨部位有梗阻的感覺，或是異物存在的感覺），後來他找到當事人弄清楚當天發生的事情，臆球症竟不藥而癒。

有些胃食道逆流或消化功能不良的患者，到最後最嚴重的狀況除了癌症以外，就是「驚恐」，吃甚麼都會怕，風聲鶴唳，於是愈吃愈少，營養不足愈來愈嚴重，害怕出門，害怕接觸人群，都是因為肝腎已經虧虛了（肝藏魂，肝虛則魂不安而神動，神動則驚；肝虛則膽怯，膽怯則恐；腎在志為恐），肝腎是需要靠後天之精去滋養的，也就是攝取食物後，良好的消化系統運作所產生的，這就是由**消化（本我輪）影響到肝腎**的狀態。

我在門診遇到這類患者都會花時間去問癥結點，抽絲剝繭地找出疾病來源。疾病難以痊癒，常在於心有千千結，學芳療後更能體會，所謂的心靈創傷，需要一層一層剝落，再像乳香這類的樹脂自我分泌物質去修復，即使有疤痕，只要心中無礙也是可以復原。

第一氣卦：基底輪

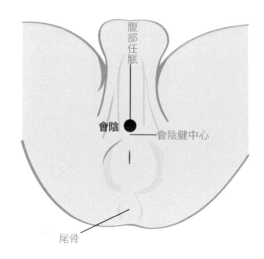

腹部任脈

會陰 ── 會陰腱中心

尾骨

對應穴位：任脈的會陰穴

類別 絡穴。
交會穴：《針灸甲乙經》任脈別絡，俠督脈、衝脈之會。

位置 會陰部正中。男子當肛門與陰囊根部之間；女子當肛門與大陰唇後聯合之間。《針灸甲乙經》：「在大便前、小便後，兩陰之間」。

功效 提肛，救逆。

 # 第二氣卦：性輪

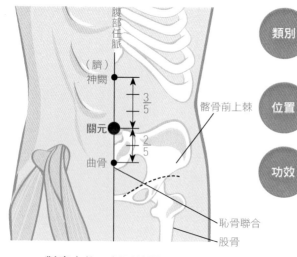

腹部任脈

（臍）神闕

$\frac{3}{5}$

髂骨前上棘

關元

$\frac{2}{5}$

曲骨

恥骨聯合

股骨

對應穴位：任脈的關元穴

類別 小腸募穴。
交會穴：《針灸甲乙經》：足三陰、任脈之會。

位置 下腹部正中線臍中下3寸處，當中極上1寸。

功效 益腎氣，利下焦，回陽救逆。

第三氣卦：本我輪

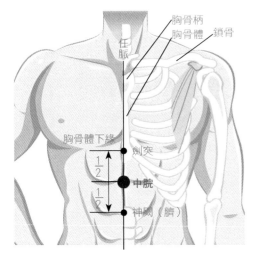

對應穴位：任脈的中脘穴

類別	胃募穴、腑會。 交會穴：手太陽、少陽、足陽明、任脈之會。
位置	上腹部正中線臍中上4寸，當歧骨（胸劍結合）與臍中連線的中點。
功效	和胃，寬中，消食。

第四氣卦：心輪

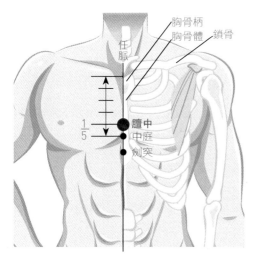

對應穴位：任脈的膻中穴

類別	心包募穴，氣會。
位置	胸部正中線平第四肋間隙處，約當兩乳頭之間。
功效	利氣，寬胸，催乳。

第五氣卦：喉輪

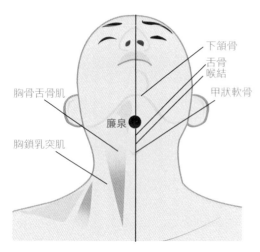

類別	交會穴：陰維、任脈之會。
位置	頸前正中線喉結正上方，舌骨上緣凹陷處。
功效	利喉舌。

下頷骨
舌骨
喉結
甲狀軟骨
胸骨舌骨肌
廉泉
胸鎖乳突肌

對應穴位：任脈的廉泉穴

 第六氣卦：第三隻眼

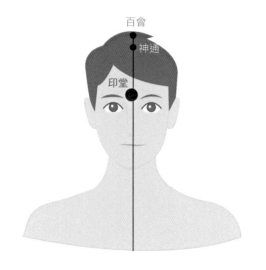

類別	奇穴。
位置	在額部，當兩眉頭之中間。
功效	前額痛，眩暈，鼻炎，鼻衄，感冒發熱，高血壓，失眠，嘔吐，產後血暈不語，子癎，小兒驚厥。

百會
神通
印堂

對應穴位：經外奇穴的印堂穴

第七氣卦：頂輪

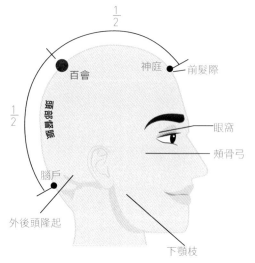

對應穴位：督脈的百會穴

類別 交會穴：《針灸甲乙經》：「督脈、足太陽之會」。《類經圖翼》補充作：督脈、手足少陽、足太陽、足厥陰之會。穴在頭頂，為一身之宗，百神所會。

位置 頭頂正中線前髮際後5寸處，約當兩耳尖直上頭頂中央。

功效 平肝熄風，安神，醒腦，開竅，明目，升提陽氣。

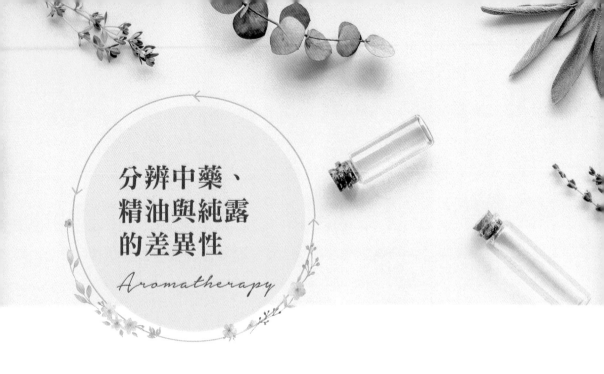

分辨中藥、精油與純露的差異性
Aromatherapy

不是所有中藥都能萃取精油

　　芳香療法的精油萃取的多是小分子、比較輕盈的，偏向於性味有辛味（意指揮發性強）的中藥。當然還要看精油是前味、中味、後味，後味的精油雖然分子比較大，但仍不及質地重的中藥，因為有些**質地重的中藥是無法產出精油的**，補腎中藥如菟絲子、巴戟天、女貞子、旱蓮草等，在科學中藥的製作過程中，一般中藥廠是沒有精油回噴的，所以也無法產出精油。

　　藉由認識「中藥的製作過程」，就可以理解中藥與精油的異質性。現代中藥的內服方式主要分為兩種──科學中藥（藥粉）和中藥湯劑（水藥）。

　　科學中藥，是屬於藥粉的劑型。在低溫、低壓的環境中，將水藥的水分蒸乾後，製成濃縮粉末（成分萃取、高壓真空低溫瞬間濃縮），再加入一定比例的生藥粉末、乳糖、結晶性纖維、纖維素、澱粉（噴霧乾燥及造粒、製成劑型）等成分。

哪些中藥可以萃取出精油？

科學中藥的製作過程中，有些科學中藥廠商甚至會強調其「精油回噴」（噴霧乾燥）的比率。然而，並不是所有科學中藥都有精油回噴，也就是說**不是所有科學中藥都能萃取到精油再回噴到澱粉以完成造粒！**

另外，有一類「中藥粉」為「生藥磨粉」，不屬於科學中藥的範疇。生藥磨粉，指的是少數將藥材直接磨成粉狀使用的中藥粉，通常這些**生藥磨粉的中藥，其精油也難以萃取**，如甘遂、川貝母、沉香、青黛、川七等。

中藥湯劑，是屬於液態的劑型，是中藥經過煎煮後所得到的液態中藥。除了常規的煎法外，還有「先煎」和「後下」的差異。

「先煎」，是指將需要久煎的中藥材先下鍋煎煮半小時或更長時間。

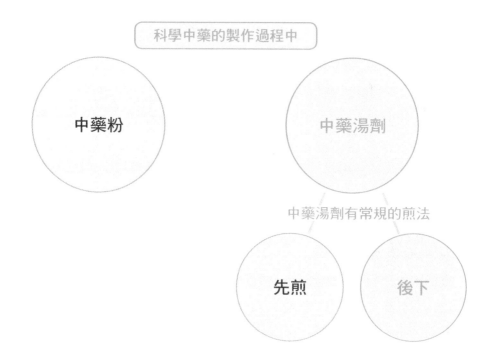

先煎的中藥主要有三類：礦石類、貝殼類、角甲類等。先煎的目的，主要是為了增加溶解度、降低毒性或充分發揮療效等，以下為藥材舉例：

- **增加溶解度**：礦石類、貝殼類、角甲類藥物，如生石膏、磁石、珍珠母、海蛤殼、瓦楞子等。
- **降低毒性**：如烏頭、附子等。
- **充分發揮療效**：如天竺黃、火麻仁等。

這一類「先煎」藥材想當然無法萃取出精油。

「後下」，是在其他藥物快要煎好時，再將需要煎煮的中藥材投入鍋內，煎 5 至 10 分鐘即可關火、取出湯液。需要後下的中藥，通常是氣味芳香、性味辛散的藥物，或是久煎後會使藥效減低的藥物。這些芳香輕散的藥物大都含有揮發油，有發汗解表、理氣止痛等作用，如荊芥、薄荷葉、紫蘇葉、廣藿香、佛手柑等，**這一類「後下」藥材也比較有機會可以萃取出中藥精油**。但是也有例外，久煎後會使藥效減低的藥物，如鉤藤，雖然也是後下，但是不太能夠萃取出精油。

中藥精油加純露等同於中藥的全成分？

精油加上純露，是否就代表中藥煎煮後的全成分呢？答案也是否定的。

中藥湯劑的製作過程中，的確有類似精油及純露的萃取過程：蒸餾桶中會加入植物和水，植物經由熱源加熱產生揮發性蒸氣，通過冷卻桶產生精油與純露，精油分布在上層，純露分布在下層，到這裡是類似中藥湯劑的一部分製作過程。

然而一般在煎煮中藥的時候，質地重的中藥溶於水中，並不會被揮發出來。也就是說，能萃取出精油或純露的中藥，只佔中藥的少數。精油或純露，絕對不可能代表中藥的全成分。

二氧化碳萃取的中藥精油等同於中藥的全成分？

二氧化碳萃取，真正的名稱是「超臨界二氧化碳流體萃取技術」，這個技術所萃取的中藥精油，包含更廣的分子分布，但也不等同於中藥全成分。

「超臨界二氧化碳流體萃取技術」是什麼？近年來由於高壓馬達與耐壓容器的發明，科學家發現二氧化碳在超過高壓（74atm）與常溫（31℃）的狀態下會呈現出超流體所具有的高溶解力與高滲透性的特質，二氧化碳在此狀態下所萃取的精油，即稱為「超臨界二氧化碳流體萃取精油」。

通過超臨界二氧化碳流體萃取中藥精油，除了能保留更完整的原料分子，也有更多的功效。以薑為例，市售的薑精油有二種萃取方式——「蒸餾萃取」及「超臨界CO_2流體萃取」。蒸餾萃取的薑精油，主要成分為薑烯；CO_2萃取的薑精油保留比較完整的成分，含有較高的薑醇（辣皮刺激效果），顏色較黃。

蒸餾萃取的薑精油比較偏向生薑；CO_2萃取的薑精油比較偏向老薑。

因此，腸胃方面的寒證可以使用蒸餾萃取的薑精油，肌肉方面的寒證則是選用 CO_2 萃取的薑精油。

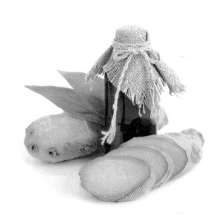

中藥、精油與純露是水溶性還是油溶性？

純露是水溶性，想必大家都認同。那麼精油是油溶性，還是水溶性呢？芳療領域中著名的化學結構十字座標圖，是由法國潘維爾醫師（Dr. Daniel Penoel）和化學家法蘭貢（Pierre Francomme）所創造的圖，他們雖然將精油分成親水性及親油性兩類，但本質上精油還是屬於油溶性。

中藥也有水溶性及油溶性的差異。水溶性中藥含有的分子主要是糖類、苷類、鞣質、黃酮苷類等；油溶性中藥含有的分子主要是醌類、游離黃酮類、萜類、揮發油、生物鹼、甾體類、三萜類等。這也是為什麼有些藥膳需要加上肉品或植物油，才能溶出有效成分。

中藥精油的功效等同於中藥口服？

以「乳香精油」及「中藥乳香」為例，乳香在中醫的功效主要是「活血行氣、止痛、消腫生肌」。中醫方劑中有一個「活絡效靈丹」，組成有當歸、丹參、乳香、沒藥，功效能活血祛瘀、通絡止痛。

中醫認為，肺主皮毛，從肺到皮膚的瘀滯非常適合乳香，乳香對於呼吸道感染的功效在於促進肺部血液循環而清除痰液，所以對於肺部的器質性病變皆有助益，例如：肺癌、肺心症、慢性阻塞性肺病（慢性支氣管炎及肺氣腫）、支氣管擴張、肺纖維化、氣喘等。皮膚的瘀滯可以呈現出肌膚脫屑、粗糙、黯沉、甲錯[1]等，其中肌膚甲錯為典型的皮膚血瘀。

雖然說乳香可應用於不同部位的瘀血，而癌症在中醫的證型也經常有血瘀，但這並不表示單純使用乳香精油就能達到抗癌的效果，更何況乳香精油並非是中藥乳香的全成分。

再者，同樣品種的精油與中藥，精油外用功效不完全等同於中藥內服，因其走的路徑不同。中藥內服會先經由腸胃吸收再走到其循行歸經，而精油外用則是看塗抹的部位是屬於哪一個臟腑或經絡，先在局部作用後，再回到其藥性的真正循行歸經。

醫學證據有幾個等級，根據「證據分級系統」，最微弱的等級是專家意見、細胞及動物實驗，接下來依次是個案報告、病例對照研究、世代研究、單一隨機控制試驗，最高等級是隨機控制試驗的系統性文獻回顧。

細胞實驗中，「可以殺死培養皿裡面的癌細胞」並不等於「抗癌」，有研究證實砒霜可以抗白血病，雙氧水可以抗胃癌，但我們並不會吃砒霜、喝雙氧水。沒有真正進入人體試驗，就要考慮隨意嘗試的風險。

目前關於乳香精油抗癌的科學研究論文，最多是取人類細胞進行體外實驗，沒有透過口服所做的研究，也還沒有進入人體試驗的數據，所以不建議喝乳香精油抗癌，將乳香精油稀釋塗抹肌膚是比較安全的化瘀方式。

---

[1] 肌膚甲錯是臨床常見證候，形容皮膚粗糙乾燥，如乾魚鱗甲交錯重疊的樣子。

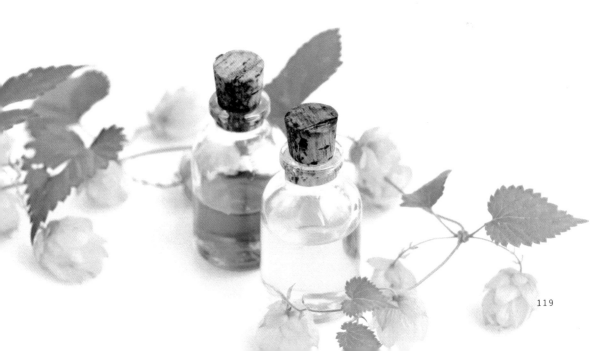

精油可不可以補腎？補養與激勵大不同！

從中藥的製作過程可以得知，並不是所有中藥都能萃取到精油，尤其是質地重的中藥（例如補腎、養血的中藥）是無法產出精油的，所以如果你只想靠精油來補腎、養血，很抱歉要讓你失望了。

或許你會說，激勵腎上腺、賀爾蒙的精油不是就可以補腎嗎？從前段我們已經知道補腎的中藥是無法萃取出精油，接下來還必須了解補養與激勵大不相同！

「補養」是因為不足而滋養，「激勵」則是把它刺激出來使用。用精油激勵腎精出來供身體使用，剛開始腎精足夠，所以使用之後效果很好，但是一旦腎精開始不夠，就必須要加重精油的劑量，以抽取更多的腎精出來使用。

腎上腺皮質素，是人體正常情況分泌的荷爾蒙，可以幫助維持血壓及心臟血管功能，減緩發炎反應，對抗胰島素代謝葡萄糖的能力，並可調節蛋白質、醣類及脂肪的代謝。

當身體遇到緊急情況，這一類的壓力性荷爾蒙會受到刺激而分泌，所以長期處在壓力大的情況下是容易損傷腎精的，例如趕報告或是學生期末考，因為腎上腺素分泌增加，讓我們可以度過危機，這是腎精還夠的時候；如果腎精不足了，很有可能會因為緊張而尿失禁，或是身體的免疫力崩盤。

這樣的說法並非就代表激勵腎上腺的精油不好，如果搭配適當經絡按摩，運用適當的手法按摩腎經，對於補腎還是會有幫助的。

精油可不可以補血？改善消化才是上策！

有人曾經問我：血虛的人可不可以用岩蘭草精油？或許是看到書上提到岩蘭草精油能夠增加紅血球，但是真的有效嗎？我對岩蘭草精油造血的功能特別存疑，**因為許多芳療書籍提到需要濃度高才有效，但是在這之前可能會因為氣機過於沉降而不舒服。或許可以少量長期使用，納氣入丹田，幫助腎主骨生髓的功能，但前提是營養要夠**，現代人多怕胖，飲食不均衡，就算是想要使用藥物或精油幫助造血，也只是癡人說夢。

除了輸血以外，真的沒有可以直接補血這件事。

2015 年著名的《新英格蘭醫學雜誌》探討了缺鐵性貧血的機轉，提到其與腸道、脾臟、肌肉、心臟、腎臟、骨髓等器官或組織相關聯，這也與中醫的生血機轉不謀而合！

中醫認為，腎精是生命的本源，來自於父母，血液最早是由腎精所化生的。當人出生以後，血液的生成及運行則與五臟密切相關，是五臟協同的結果。

「脾」主運化，為後天之本，將食物運化成「水穀精微」上奉於心化赤而為血，脾還主統血，與心脈協同幫助血液運行；「心」生血，是參與「化赤」的過程，以及協調其他臟腑的生血功能；「肝」藏血，能調節血流，也能幫助脾的運化及胃的受納；「腎」為先天之本，腎主骨生髓，腎藏精，精能化生血液；「肺」朝百脈，肺主宗氣，能布散血液循行全身。

＜血證論．臟腑病機論＞：「木之性主於疏泄，食氣入胃，全賴肝木之氣以疏泄之，而水穀乃化。」說明了肝膽與中焦化生血液也有不可分割的關係。消化不只是靠脾的運化、胃的受納，還仰賴於肝的疏泄作用（一部分類似西醫的自律神經）；此外，膽汁也透過肝氣疏泄而釋放，參與了食物的消化吸收。

黃帝內經＜靈樞．決氣＞篇:「何謂液？穀入氣滿，淖澤注于骨，骨屬屈伸，泄澤補益腦髓，皮膚潤澤，是

謂液。何謂血？中焦受氣，取汁變化而赤，是謂血。」

張志聰在《侶山堂類辨》也提到：「血乃中焦之汁，流溢於中以為精，奉心化赤而為血。」包括《名醫指掌》：「血者，水穀之精也，生化於脾。」《景岳全書》：「生血之源，源在胃也。」以上這幾段都是在說明，唯有均衡及充足的飲食營養，通過健全的消化吸收功能，才能製造出豐盈的造血原料。

所以，精油究竟能不能補血、補腎？

結論是，不管是號稱可以增加紅血球的岩蘭草精油，或是中藥材用來養血的當歸製成的精油，**想要補血、補腎，最終還是要回歸到腸胃狀態，消化吸收功能好，自然能製造營養充盈血液及腎精。**

中醫與芳療協同已是趨勢

雖然精油和中藥、芳療和中醫有部分類似，但還是不能完全劃上等號。

中醫芳療在運用的時候，可以截長補短。

例如：精油在體質運用上，主要用於氣滯（包括肝氣鬱滯、腸胃氣滯）、血瘀、痰（但化脾胃之痰的力道仍不及中藥）、寒濕、濕熱、陽虛（偏於溫陽而少補陽）、陰虛（但滋陰力仍不及中藥）。**換句話說，精油在理氣、活血、祛風、化濕、清熱、散寒方面，具有卓越的效果。**

至於滋補方面（益氣、養血、滋陰、補陽）還是交給中藥內服吧！

中醫與芳療偕同已是趨勢，未來的發展只會更加茁壯，也有愈多的研究朝結合的方向前進，期許大家都能好好理解中醫，運用芳療！

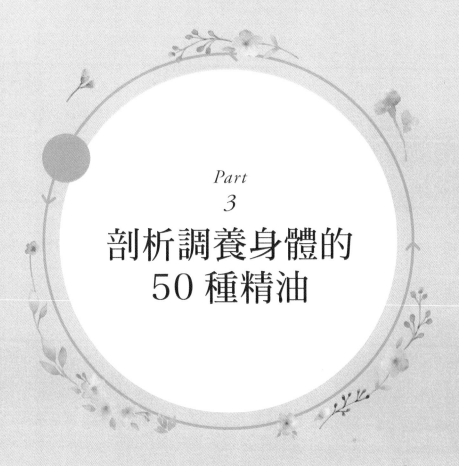

Part
3

剖析調養身體的
50 種精油

Aromatherapy

認識 12 大類精油化學分子

單萜烯 Monoterpenes

心靈屬性　提振精神，強化韌性，消彌焦慮，增進活力，堅毅不拔之力量。

生理屬性　幫助消化，調節黏液分泌，止痛抗風濕，激勵安撫受到驚嚇的心。

精油特性

　　單萜烯是精油最常見的分子，常見的分子有右旋檸檬烯 D-limonene（例如葡萄柚、萊姆、檸檬、紅桔、甜橙）、左旋檸檬烯 L-limonene（例如歐洲赤松、黑胡椒）、α、ß 蒎烯（α、ß-Piene）（例如歐洲赤松、歐洲冷杉、膠冷杉、杜松、絲柏）。單萜烯的英文字尾是 -ene。

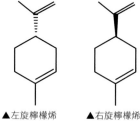
▲左旋檸檬烯　　▲右旋檸檬烯

1. 脂溶性高、揮發性高。

2. 由於分子量小，易快速進入身體產生作用，也會快速代謝排出身體。

3. 單萜烯和空氣中的氧氣接觸一段時間後，容易氧化及變質，形成過氧化氫、還氧化物以及樹脂狀聚合物等，進而刺激皮膚，引起過敏反應，更須注意平時的保存。

4. 單萜烯並不是精油香氣的主角，當它們在保養品、洗髮精、乳液、香水等與其他成分混合時，容易造成產品變質及氧化，所以業者經常將單萜烯去掉，去掉萜烯的精油氣味會比原來濃郁。

單萜烯類精油

　　葡萄柚、檸檬、萊姆、苦橙、甜橙、紅桔、歐洲赤松、歐洲冷杉、膠冷杉、黑雲杉、西伯利亞冷杉、杜松漿果、高地杜松、絲柏、格陵蘭喇叭茶、杜鵑、乳香、欖香脂、熏陸香、岩玫瑰、卡奴卡、歐白芷根、白松香、蒔蘿、黑胡椒、貞節樹。

酯 Esters

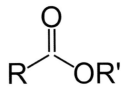

心靈屬性　鎮定，喚醒感受與直覺，明朗冷靜。

生理屬性　抗黏液過多，強力消炎，助眠，抗痙攣。

精油特性

　　酯類常見的分子有乙酸沉香酯 Linalyl Acetate（例如真正薰衣草、快樂鼠尾草、佛手柑、苦橙葉）、牻牛兒酯 Geranyl Acetate（例如真正薰衣草）、異丁酯 Isobutyl Angelate（例如羅馬洋甘菊）等。酯類的英文字尾通常是 -ate。

1. 是相當穩定的化合物，溫和且具親膚性質。

2. 能調節血清素的分泌，幫助睡眠、舒緩疼痛。

3. 可降低壓力荷爾蒙茶酚胺的分泌，改善因緊張導致的循環系統障礙。

4. 調節並協同賀爾蒙系統。

酯類精油

　　永久花（雖然被分類在倍半萜酮）、真正薰衣草、醒目薰衣草、佛手柑、快樂鼠尾草、羅馬洋甘菊、檸檬薄荷、苦橙葉。

單萜醇 Monoterpenols

心靈屬性　穩定神經，提振情緒，增進適應能力，溫暖親切，強化心靈。
生理屬性　激勵免疫功能，平衡，護膚，抗微生物，適於對抗慢性病。

精油特性

　　單萜醇常見的分子有沉香醇 Linalool（例如花梨木、沉香醇百里香、芫荽、甜羅勒、橙花、真正薰衣草、沉香木）、萜品烯四醇 Terpinen-4-ol（例如茶樹）、牻牛兒醇 Geraniol（例如玫瑰、玫瑰草、玫瑰天竺葵、芫荽）、香茅醇 Citronelol（例如檸檬香茅、玫瑰、玫瑰天竺葵）、龍腦 Borneol（例如龍腦百里香、芫荽）薄荷醇 Menthol（例如胡椒薄荷）。單萜醇的英文字尾通常是 -ol。

▲萜品烯四醇

1. 含沉香醇的精油，屬於最親膚的分子族群之一，即使劑量較高也很少引起過敏反應，但仍應與基底油稀釋使用。

2. 含牻牛兒醇、龍腦、薄荷醇的精油，容易刺激皮膚，使用時劑量不可過高。

▲牻牛兒醇

單萜醇類精油

　　花梨木、芳樟、芫荽、沉香醇百里香、側柏醇百里香、龍腦百里香、蜂香薄荷、玫瑰草、玫瑰天竺葵、大馬士革玫瑰、橙花、胡椒薄荷、茶樹、甜馬鬱蘭、甜羅勒、野洋甘菊。

芳香酯與芳香醇
Phenyl Esters and Phenyl Alcohols

心靈屬性　使人享受生活，柔情勝水，滿足感官。

生理屬性　抗沮喪，護肝膽，護膚。

精油特性

芳香酯：介於芳香醇及芳香酸之間的化合物，常見的分子有苯甲酸苯甲酯 Benzyl Benzoate（例如安息香、黃玉蘭、茉莉、依蘭）、鄰氨基苯甲酸甲酯 Methyl Anthranilate（例如桔葉）、水楊酸甲酯 Methyl Salicylate（例如白珠樹），英文字尾通常是 -ate。

▲苯甲酸苯甲酯

芳香醇：與酚類不同，屬性相當溫和，常見的分子有苯乙醇 Phenylethyl Alcohol（例如黃玉蘭、玫瑰原精），英文字尾通常是 -ol。

1. 含高比例芳香酯的精油，如茉莉及依蘭，具催情的作用，賦予人們悠然自得的態度。

2. 含芳香醇的精油，幫助啟動腦內啡及血清素，撫平心靈傷痕，舒緩慢性疼痛。

▲芳香醇

▲苯乙醇

芳香酯及芳香醇類精油

花朵精油多屬此類，包括千葉玫瑰、紅花緬梔、白蓮花、粉紅蓮花、大花茉莉、阿拉伯茉莉、黃玉蘭、白玉蘭、水仙、晚香玉；其他還有白珠樹、安息香、秘魯香脂、鷹爪豆、銀合歡、阿密茴、香草（溶劑萃取）、桔葉、大高良薑等精油。

倍半萜酮、雙酮、三酮
Sesquiterpenones、Diterpenones、Triterpenones

心靈屬性　溫和消除恐懼，對抗心靈上的缺憾與傷疤，增進感應能力以及精神的清澈度，使靈魂越來越乾淨，帶來內在的寧靜自在。

生理屬性　化解黏液，幫助傷口癒合，促進膽汁分泌。

精油特性

　　倍半萜酮常見的分子有大西洋酮 Atlantone（例如大西洋雪松）、印蒿酮 Davanone（例如印蒿）、紫羅蘭酮 Lonone（例如紫羅蘭、桂花）、大根老鸛草酮 Germazone（例如大根老鸛草），雙酮常見的分子有義大利酮 Italidione（例如永久花），三酮常見的分子有細籽酮 Leptospermone（例如松紅梅）。倍半萜酮、雙酮、三酮的英文字尾通常是 -one。

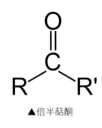
▲倍半萜酮

1. 倍半萜酮有單萜酮的優點，但沒有單萜酮的神經毒性（如側柏酮、薄荷酮、樟腦），作用較為溫和，非常安全。

2. 雙酮、三酮對於促進傷口癒合及細胞再生功效比倍半萜酮更好，是消除血腫及止痛的專家。

倍半萜酮類精油

　　大西洋雪松、喜馬拉雅雪松、永久花、松紅梅、桂花、大根老鸛草、馬纓丹、印蒿、紫羅蘭、鳶尾草。

醛 Aldehydes

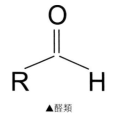
▲醛類

心靈屬性 從惶惑不安和前途茫茫的狀態中抽身，對心靈有強大的刺激作用。

生理屬性 消炎，抗微生物，幫助消化，激勵循環。

精油特性

醛常見的分子有檸檬醛 Citral（包含橙花醛 Neral 及牻牛兒醛 Geranial，例如檸檬香桃木、檸檬細籽、檸檬香茅、檸檬馬鞭草、山雞椒、香蜂草）、香茅醛 Citranellal（例如檸檬細籽、檸檬尤加利）。醛的英文字尾是 -al。

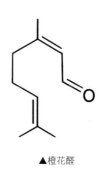
▲橙花醛

1. 醛類多數含有檸檬醛，檸檬醛是由橙花醛及牻牛兒醛兩種同質異構物（化學分子式相同但結構形式不同的化合物）組成，兩種化合物共同組成，產生典型的檸檬氣味。

2. 是較不穩定的化合物，對於酸、光線、空氣都相當敏感，容易刺激皮膚及黏膜，必須稀釋成低劑量使用。

3. 醛類擴香的協同性高，易蓋過其他氣味，應使用低劑量。

4. 若含有檸檬醛，可以使人放鬆又不會想睡覺，幫助情緒的釋放。

5. 透過前列腺素（組織荷爾蒙），可止痛及消炎。

6. 極低劑量具有鎮定的作用，使人寧靜而清醒；中劑量能活化遲鈍狀態、激勵創意、提振精神；高劑量反而容易使人焦躁不安、無所適從。

醛類精油

檸檬香桃木、檸檬細籽、檸檬香茅、檸檬尤加利、檸檬馬鞭草、山雞椒、香蜂草、小茴香（不含檸檬醛及香茅醛，而是含有對薄荷雙氫醛）。

氧化物 Oxides

心靈屬性　增進邏輯思考，為精神打氣加油，消除恐懼。

生理屬性　化痰，激勵循環，止痛，抗風濕。

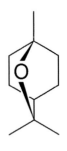

▲ 1,8- 桉油醇

精油特性

　　氧化物，指的是一群結構非常不統一的單萜烯氧化物族群。此族群包含單萜烯氧化物（例如 1,8- 桉油醇）和倍半萜烯氧化物（例如沒藥醇氧化物），其餘氧化物在少數精油中會出現但含量極微。

　　單萜烯氧化物常見的分子有 1,8- 桉油醇 1,8-Cineole（例如月桂、藍膠尤加利、澳洲尤加利、史密斯尤加利、綠花白千層、白千層、香桃木、桉油醇迷迭香、桉油樟），倍半萜烯氧化物常見的分子有沒藥醇氧化物（例如德國洋甘菊、沒藥），本章節以討論單萜烯氧化物為主。

1. 單萜烯氧化物可能處理的常見問題，如呼吸道、消化、肌肉與骨骼、神經、皮膚等方面。

2. 單萜烯氧化物容易乾化組織，使用時須注意個案體質、劑量及時間。

氧化物類精油

　　月桂、藍膠尤加利、澳洲尤加利、史密斯尤加利、綠花白千層、白千層、香桃木、桉油醇迷迭香、桉油樟（羅文莎葉）、高地牛膝草、豆蔻、穗花薰衣草。

酚 Phenols

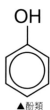

▲酚類

心靈屬性　激勵正向情緒，增加生存的樂趣，給予力量以對抗冷感。

生理屬性　強化免疫系統，抗感染，止痛，暖身，促進血液循環。

精油特性

1. 酚類包含單萜烯酚、丁香酚、肉桂醛。

2. 單萜烯酚、丁香酚、芳香醛皆會激勵抗菌，但單萜烯酚、丁香酚偏熱性，芳香醛則為大熱性。

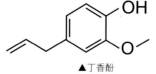

▲丁香酚

3. 皆帶有芳香環，不容易代謝，長期大量使用會傷害肝臟。

4. 皆具有強烈的皮膚及黏膜刺激性，在芳香療法前三名為：肉桂醛→丁香酚→單萜烯酚。

5. 單萜烯酚常見的分子有百里酚 Thymol（例如百里酚百里香、印度藏茴香）、香荊芥酚 Carvacrol（例如野馬鬱蘭、冬季香薄荷、野地百里香）。

6. 百里酚百里香、野馬鬱蘭（牛至）、冬季香薄荷（還有點龍腦的味道）、印度藏茴香：皆含百里酚和香荊芥酚，只是比例不同。

7. 丁香酚 Eugenol，特質與單萜烯酚近似，但作用更為強勁。多香果、丁香花苞、神聖羅勒、錫蘭肉桂皆含有丁香酚。單萜烯酚及丁香酚的英文字尾通常是 -ol。

8. 肉桂醛 Cinnamic Aldehyde，屬於芳香族中的醛類，相當活躍，穩定性低，對於空氣、光線及溫度都相當敏感，作用非常強勁。中國肉桂、錫蘭肉桂皆含有肉桂醛。

9. 百里酚百里香：對於皮膚的穿透力很強，適用於角質層厚的皮膚，有效抗菌。

10. 以極低的濃度按摩，成人 1%，重病 < 1%，可以改善慢性疲勞。

11. 丁香花苞：介於百里酚百里香及肉桂之間，可截斷疼痛，但使用上不要只專注在止痛，更應注意其熱性造成的副作用。

酚類精油

　　中國肉桂、錫蘭肉桂、多香果、丁香花苞、神聖羅勒、野馬鬱蘭（牛至）、百里酚百里香、野地百里香、冬季香薄荷、印度藏茴香。

醚 Ethers

心靈屬性 　抗沮喪，平衡神經，消除因肝膽腸胃失調引起的
　　　　　負面情緒。

生理屬性 　改善神經性失眠，舒緩胃腸痙攣，激勵膽汁分泌。

▲醚類

精油特性

　　醚類常見的分子有洋茴香腦 Anethol
（例如洋茴香、甜茴香）、甲基醚蔞葉酚
Chavical Methyl Ether（例如龍艾、熱
帶羅勒）。

▲順式洋茴香腦（甜茴香）

1. 醚類可調節「快樂荷爾蒙」血清素
   的分泌，血清素不僅存在於大腦中，
   也存在於腸內神經系統。

2. 醚類不可以高劑量使用，否則容易
   使人呆滯。

▲反式洋茴香腦（洋茴香）

醚類精油

　　熱帶羅勒、龍艾、歐芹、肉豆蔻、洋茴香、甜茴香。

倍半萜烯 Sesquiterpenes

心靈屬性　彰顯與放射自我，提高自我認同，給予內在的力量，保護神經。

生理屬性　抗組織胺，消炎，止癢，安撫皮膚。

精油特性

1. 精油成分大部分為倍半萜烯的精油，包括大西洋雪松（95%）、廣藿香（85%）、檀香（83%）、薑（77%）、沒藥（65%）。

2. 倍半萜烯，字尾通常是 -ene，比單萜烯較為溫和及親膚。

3. 倍半萜烯與單萜烯相比，雖然比較不容易氧化，但是如果長久接觸空氣也一樣會氧化。

4. 有些倍半萜烯，例如沒藥，氧化後變得非常黏稠，使用後如果沒有清潔瓶口，一段時間後變得很難打開瓶蓋。

5. 廣藿香、岩蘭草、檀香，接觸空氣後隨時間氧化，味道變得更加迷人，價格反而比剛蒸餾時的新油還要昂貴。

6. 特定的倍半萜烯通常存在於特定的品種，因此名稱也以該植物命名，例如薑烯 Zingiberene、廣藿香烯 Patchoulene、綠花白千層烯 Viridiflorene，纈草烯 Valeranone 等。

7. 倍半萜烯中比較特別的是母菊天藍烴 Chamazulene，這個成分並不存在於植物中，而是精油的倍半萜烯分子 matricin 在蒸餾過程中失去一個甲基而形成。

8. 壓力、忙碌及過多刺激會造成腦中重要神經傳導物質 GABA 的分泌下降，倍半萜烯則能激勵 GABA 生成，進而穩定神經，緩和不安的心理狀態。

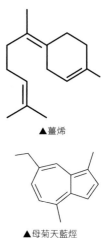

▲薑烯

▲母菊天藍烴

倍半萜烯類精油

西洋蓍草、南木蒿、德國洋甘菊、摩洛哥藍艾菊、沒藥、依蘭、薑、鬱金、纈草、穗甘松、蛇麻草、維吉尼亞雪松、古巴香脂、一枝黃花。

倍半萜醇 Sesquiterpenols

心靈屬性	提振情緒，使感受平和；平衡壓力荷爾蒙；對抗靈媒體質之困擾。

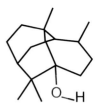

▲倍半萜醇類

生理屬性	平衡免疫功能，平衡內分泌腺體，促進皮膚再生。

精油特性

　　倍半萜醇常見的分子有胡蘿蔔醇 Carotol（例如胡蘿蔔籽）、廣藿香醇 Patchoulol（例如廣藿香）、檀香醇 Santalol（例如檀香）、沒藥醇 Bisabolol（例如德國洋甘菊）。倍半萜醇的英文字尾通常是 -ol。

1. 比單萜醇溫和，揮發性更低，刺激性更低。

2. 分子大，蒸餾萃取，所以種類不多，作用緩慢，但較持久。

3. 可加單萜烯或氧化物加快速度。

4. 經由增強免疫力來抗感染，而非直接對抗感染。

5. 對於下視丘有強力調節的作用，進而影響荷爾蒙系統。

▲廣藿香醇

倍半萜醇精油

　　胡蘿蔔籽、檀香、岩蘭草、廣藿香。

中草藥精油
Essential Oils In Chinese Medicine

1. 不是所有中藥都能萃取精油。

2. 不是所有中藥精油都要用二氧化碳萃取，要看分子量大小。

3. 中藥精油加純露不等同於中藥的全成分。

4. 二氧化碳萃取的中藥精油不等同於中藥的全成分。

5. 中藥精油的功效不完全等同於中藥口服的功效。

6. 精油可以激勵腎精，但是補腎效果沒有中藥口服好。

7. 精油直接補血效果差，即使是當歸精油補血效果也沒有中藥口服好。

8. 純露是水溶性，精油是油溶性（包含中藥精油），中藥則有水溶性及油溶性的差異。

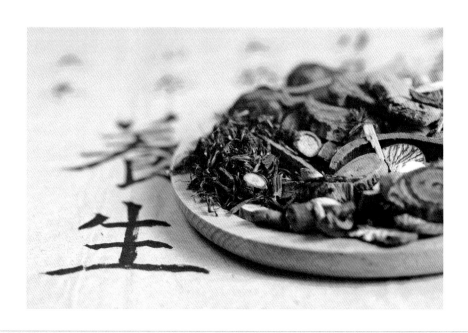

01.紅桔

Mandarin

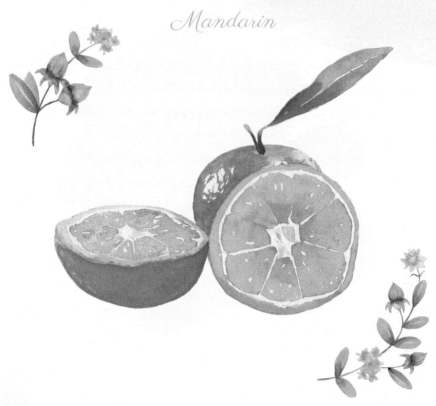

學　　名	*Citrus reticulata*	萃取方法	（果皮）壓榨
植物科屬	芸香科、柑橘屬	脈　　輪	第三氣卦、本我輪
成　　分	主要成分是檸檬烯，其他有沉香醇、香茅醇、鄰氨基苯甲酸甲酯、乙酸卞酯、檸檬醛和香茅醛、呋喃香豆素。		

中　　藥　紅桔精油等同中藥的陳皮，陳皮為芸香科常綠小喬木植物橘（Citrus reticulata Blanco）的成熟果皮。

性　　味　辛、苦，溫。

歸　　經　脾、肝、肺。

體　　質　痰濕。

主治功能　理氣健脾，燥濕化痰。

❶ 提振精神，消除情緒困擾。

❷ 排除腸胃脹氣，幫助消化。

❸ 刺激膽汁流動，以分解脂肪。

❹ 促進血液循環。

===== 精油配方 =====

配　　方　紅桔 1 滴、佛手柑 1 滴、真正薰衣草 1 滴，甜杏仁油 10㎖。

功　　效　化痰理氣，舒緩腹脹、消化不良、腸胃痙攣，尤其適合嬰幼兒使用。

使用方法　塗抹腹部順時針按摩為主，亦可加強塗抹並按摩下肢脾胃肝膽經。

　　由於紅桔是壓榨的精油，所以也有以下複合的成分：

● 橘核：橘的種子。性味苦平。歸肝經。功能理氣散結。

● 橘絡：橘的中果皮及內果皮之間的纖維束群。性味甘苦平。歸肝、肺經。功能行氣通絡、化痰止咳。

● 橘葉：另外有橘葉的精油，橘葉為橘樹的葉，性味辛苦平。歸肝經。功能疏肝行氣、散結消腫。

光敏性　紅桔與其他柑橘類同屬光敏性的精油，使用後應避免曝曬於強烈陽光下。

易氧化　紅桔與其他柑橘類一樣容易氧化，建議開封後半年內使用完畢。

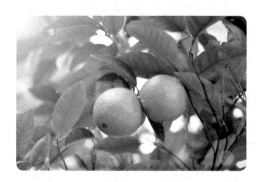

02.葡萄柚

Grapefruit

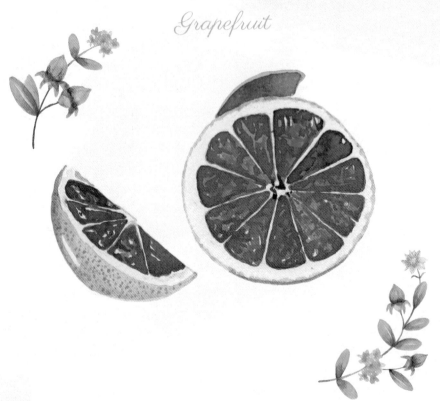

學　　名	*Citrus paradisii*	萃取方法	（果皮）壓榨
植物科屬	芸香科、柑橘屬	脈　　輪	第六氣卦、第三隻眼
成　　分	主要成分是檸檬烯，其他有牠牛兒醛、香茅醛、呋喃香豆素、七葉樹素、柑皮油素、萊姆素、香柑油酚等。		

中　　藥　無中醫記載。

性　　味　辛、甘、酸，涼。

歸　　經　脾、肺。

體　　質　痰濕。

主治功能

❶ 促進淋巴系統循環。

❷ 調理肌膚和平衡皮脂腺的分泌。

❸ 提振精神，消除情緒困擾。

══════ 精油配方 ══════

配　　方　葡萄柚 3 滴、檸檬馬鞭草 1 滴、乳香 1 滴。

功　　效　化痰理氣，舒緩痰濕型下肢腫脹。

使用方法　另外加無香精沐浴乳（乳化劑）泡腳，或是加入甜杏仁油 10㎖塗抹並按摩下肢。

══════ 注意事項 ══════

交互作用　使用柑橘類精油，若同時有服用西藥需特別注意可能的交互作用，尤其是葡萄柚，含有類黃酮與呋喃香豆素（furanocoumarin），會抑制一種肝臟及腸道中的代謝酵素（細胞色素 P450），使的某些必須依賴這種酵素進行代謝的口服藥物，在體內累積超過正常濃度，而產生副作用及毒性。

　　　　　總之，有服用西藥需先詢問醫師是否可以使用，建議在服用特定藥物期間都要儘量避免使用柑橘類精油，以避免不必要的交互作用。

光敏性　　使用後應避免曝曬於強烈陽光下。

易氧化　　建議開封後半年內使用完畢。

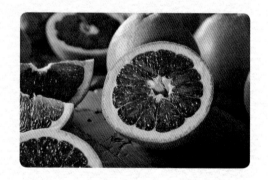

03.檸 檬
Lemon

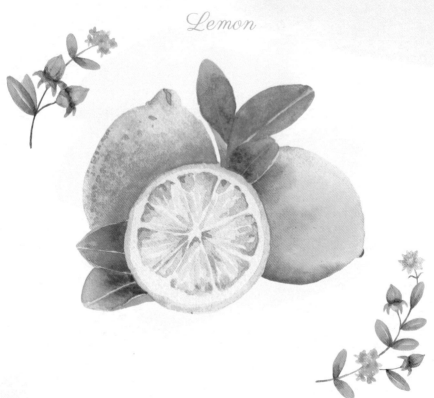

學 名	*Citrus limonum*	萃取方法	（果皮）壓榨
植物科屬	芸香科、柑橘屬	脈 輪	第三氣卦、本我輪
成 分	主要成分是檸檬烯，其他有萜品烯、牻牛兒醛、β-沒藥烯、呋喃香豆素等。		

中　　藥

❶ 無中醫記載。

❷ 檸檬精油功效類似中藥的青皮，但不同種。

❸ 青皮為橘（Citrus reticulata Blanco）的幼果或未成熟果實的果皮。青皮性味辛、苦、溫，歸肝、膽、胃經，功效可疏肝理氣、消積化滯。

性　　味　辛、甘、酸，平。

歸　　經　肝、膽、胃。

體　　質　氣鬱。

主治功能　疏肝理氣、消積化滯。

❶ 抗菌，可用於呼吸道感染。

❷ 促進血液循環。

❸ 幫助油性皮膚減少油脂分泌。

配　　方　檸檬 1 滴、檸檬馬鞭草 1 滴、真正薰衣草 1 滴，甜杏仁油 10mℓ。

功　　效　疏肝理氣，改善壓力大、情志鬱悶導致的脅肋脹痛。

使用方法　塗抹腹部脅肋區，並加強塗抹按摩肝膽經。

光敏性　使用後應避免曝曬於強烈陽光下。

易氧化　建議開封後半年內使用完畢。

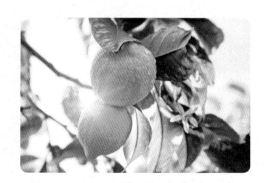

04. 黑胡椒
Black pepper

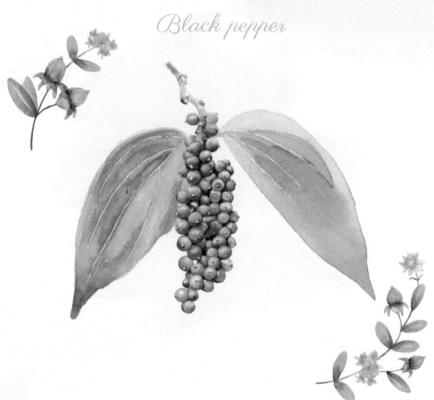

學　　名	*Piper nigrum*	萃取方法	（果實）蒸餾
植物科屬	胡椒科、胡椒屬	脈　　輪	第二氣卦、性輪
成　　分	主要成分是松油萜、水茴香萜、檸檬烯，其他有 β - 丁香油烴、醚、含氮化合物等。		

中　　藥	等同中藥的胡椒，為胡椒科常綠藤本植物胡椒的成熟果實。秋末至次春果實呈暗綠色時採收，曬乾，為黑胡椒。
性　　味	辛，熱。
歸　　經	胃、大腸。
體　　質	陽虛，痰濕。
主治功能	溫中止痛，下氣消痰。

所有的功效都是建立在溫暖的特性上：

❶ 溫暖腸胃抗痙攣。

❷ 幫助消化以造血。

❸ 激勵腎臟而利尿。

❹ 溫暖子宮以緩解寒症痛經。

❺ 溫通經絡而改善痠痛。

❻ 溫暖體表而緩解風寒感冒的發燒。

配　　方	黑胡椒 3 滴、甜馬鬱蘭 2 滴，甜杏仁油 5㎖。
功　　效	溫經散寒，改善遇冷導致的小腿肚抽筋。
使用方法	塗抹並按摩小腿肚，尤其是承山穴。

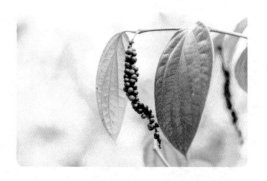

05. 杜松漿果

Juniper berry

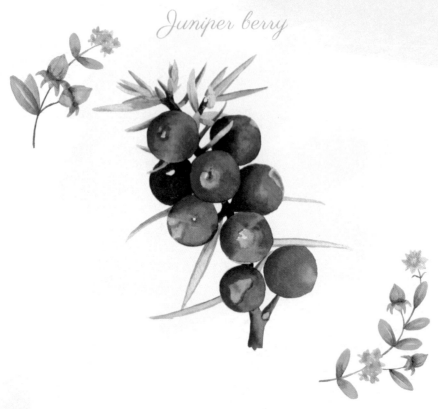

學　　名	*Juniperus communis*	萃取方法	（漿果）蒸餾
植物科屬	柏科、刺柏屬	脈　　輪	第三氣卦、本我輪
成　　分	主要成分是單萜烯，其他有單萜酮、倍半萜酮等。		

中　　藥

❶ 無中醫記載。

❷ 杜松精油功效類似中藥的懷牛膝，可通利小便。

性　　味　甘、苦，平。

歸　　經　心、肺、腎。

體　　質　痰濕。

主治功能

❶ 所有的功效都是建立在利水抗菌（利濕通小便）的特性上。例如皮膚疾患、泌尿系統發炎、呼吸道黏液過多、腹瀉、痠痛、水腫、疲倦等。

❷ 不是所有水液滯留體內用杜松漿果都會有效，重點是要恢復與水液代謝相關的臟腑功能。

配　　方　杜松 2 滴、索馬利亞乳香 1 滴、岩玫瑰 2 滴、沙棘油 1 滴，甜杏仁油 10㎖。

功　　效　利水，改善痔瘡腫脹。

使用方法　塗抹痔瘡腫脹處。

協同作用　如果不喜歡杜松的氣味，可加上葡萄柚，氣味會變得比較柔和。

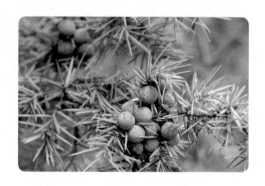

06. 絲　　柏

Cypressr

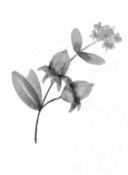
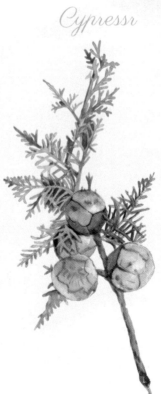
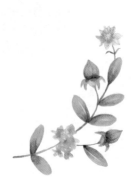

學　　名	*Cupressus sempervirens*	萃取方法	（針葉）蒸餾
植物科屬	柏科、柏屬	脈　　輪	第七氣卦、頂輪

成　　分	主要成分是單萜烯，其他有倍半萜烯、倍半萜醇（雙醇，作用似雌激素）等。

中　　藥

❶無中醫記載。

❷絲柏精油功效類似中藥的懷牛膝，可通利小便。

性　　味　甘、苦，平。

歸　　經　心、肺、腎。

體　　質　痰濕。

主治功能

❶所有的功效都是建立在利水抗菌（利濕通小便）的特性上。例如皮膚疾患、泌尿系統發炎、呼吸道黏液過多、腹瀉、痠痛、水腫、疲倦等。

❷不是所有水液滯留體內用絲柏都會有效，重點是要恢復與水液代謝相關的臟腑功能。

配　　方　絲柏 2 滴、乳香 2 滴、永久花 2 滴、薰陸香 2 滴、玫瑰天竺葵 2 滴，甜杏仁油 10㎖。

功　　效　利水，改善下肢靜脈曲張。

使用方法　塗抹下肢，並由遠端至近端加強按摩。

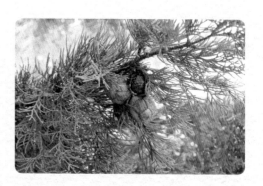

07. 歐洲赤松

Scotch pine

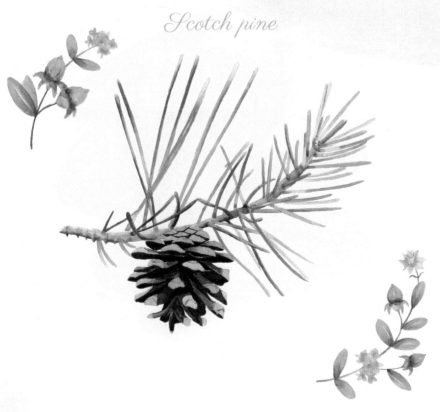

學　　名	*Pinus sylvestris*	萃取方法	（針葉）蒸餾
植物科屬	松科、松屬	脈　　輪	第三氣卦、本我輪
成　　分	主要成分是單萜烯（α- 松油萜、檸檬烯、β- 松油萜），其他有酯（乙酸龍腦酯）、倍半萜烯（長葉烯）、倍半萜醇（α- 杜松醇）、單萜醇（龍腦）等。		

中　　藥

❶ 無中醫記載，與中藥松香不同。

❷ 歐洲赤松精油功效類似中藥的菟絲子，可補腎固精。

性　　味　辛、苦，溫。

歸　　經　心、脾、腎。

體　　質　陽虛。

主治功能

❶ 歐洲赤松的特性是不屈不撓、充滿陽性能量，讓你充滿活力、振奮精神，適合缺乏自信、憂鬱及驚恐的人。

❷ 似可體松，可激勵內分泌（胰島素、腎上腺、性腺等），強化腎經，充滿活力、振奮精神。

❸ 歐洲赤松精油的功效都是建立在補腎的特性上，例如腰膝痠軟、小便無力、性功能低下、免疫功能不足、疲倦等。

由於分子量的關係

❶ 持久力：歐洲赤松〉膠冷杉〉黑雲杉〉西伯利亞冷杉。

❷ 行氣速度：歐洲赤松〈膠冷杉〈黑雲杉〈西伯利亞冷杉。

配　　方　歐洲赤松 1 滴、膠冷杉 1 滴、西伯利亞冷杉 1 滴、肉桂葉 1 滴、真正薰衣草 1 滴，甜杏仁油 10㎖。

功　　效　激勵腎經，改善腎陽虛型的頻尿、夜尿。

使用方法　塗抹下腹部尤其是氣海穴、關元穴，塗抹腎經、尤其是湧泉穴，塗抹背部腎俞穴、命門穴。

• 驚恐屬於中醫七情的範疇，其中驚恐傷腎，腎虛也容易表現驚恐的狀態，進而影響臟腑氣機，導致氣機紊亂。

• 驚則氣亂，指心氣紊亂。恐則氣下，恐是一種膽怯、懼怕的心理反應，長期的恐懼或突然的驚嚇，使腎氣受損，導致精氣不固，腎氣不固，氣陷於下，而出現二便失禁。

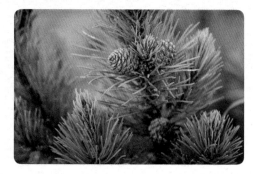

08.蒔蘿

Dill

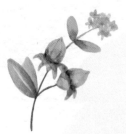

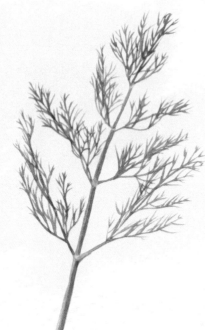

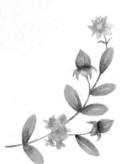

學　　名	*Anethum graveolens*	萃取方法	（整株）蒸餾
植物科屬	繖形科、蒔蘿屬	脈　　輪	第三氣卦、本我輪
成　　分	主要成分是單萜烯（水茴香萜），其他有酮（藏茴香酮）、蒔蘿醚等。		

中　　藥　　《海藥本草》：蒔蘿的果實為蒔蘿子，別名時美中、蒔蘿椒、小茴香、瘸谷茴香、土茴香等，拉丁名為 Anethum graveolens L.。

性　　味　　辛，溫。

歸　　經　　脾、腎。

體　　質　　陽虛。

主治功能　　溫補脾腎、散寒行氣。

❶ 幫助消化、改善胃腸脹氣。

❷ 刺激哺乳媽咪乳汁分泌，可作為產後的藥膳食補。

❸ 適用兒童的溫和滋補脾腎的精油。

配　　方　　蒔蘿 2 滴、玫瑰天竺葵 2 滴、大馬士革玫瑰 1 滴，甜杏仁油 10㎖。

功　　效　　溫補脾腎。促進哺乳媽咪乳汁分泌。

使用方法　　塗抹並按摩下肢脾胃肝膽經。

• 若是萃取自種子，則含高比例之單萜酮，有神經毒性，辛香燥烈，耗氣傷津，氣陰不足及有火者不宜。

• 蒔蘿子，入脾、胃、肝、腎經，與蒔蘿略有不同。

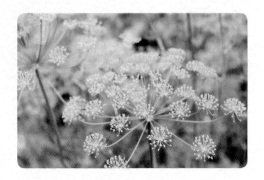

09.乳香

Frankincense

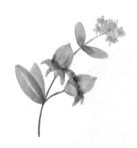
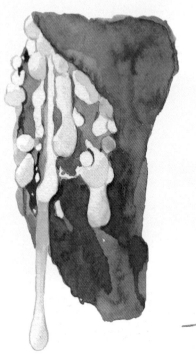
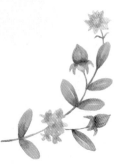

學　　名	*Boswellia carterii*	萃取方法	（樹脂）蒸餾
植物科屬	橄欖科、乳香屬	脈　　輪	第七氣卦、頂輪
成　　分	主要成分是單萜烯、酯、氧化物，其他有倍半萜烯、倍半萜醇、單萜醇、單萜酮、苯基酯等。		

中　　藥　　等同中藥的乳香，為橄欖科小喬木卡氏乳香樹（Boswellia carterii Birdw）皮部滲出的樹脂。

性　　味　　辛、苦，溫。

歸　　經　　心、肝、脾。

體　　質　　血瘀。

主治功能　　活血行氣，止痛，消腫生肌。

中醫認為肺主皮毛，從肺到皮膚的瘀滯非常適合乳香，乳香對於呼吸道感染的功效在於促進肺部血液循環而清除痰液，所以對於肺部的器質性病變皆有助益，例如肺癌、肺心症、慢性阻塞性肺病（慢性支氣管炎及肺氣腫）、支氣管擴張、肺纖維化、氣喘等。皮膚的瘀滯可以呈現出肌膚脫屑、粗糙、黯沉、甲錯等，其中肌膚甲錯為典型的皮膚血瘀。

❶ 促進血液循環。

❷ 具有收斂的特性，能平衡油性膚質。

❸ 改善皮膚瘀滯，促進傷口癒合。

❹ 幫助肌膚恢復彈性，減緩皺紋的產生。

❺ 可以調整呼吸及安撫情緒。

❻ 減輕子宮出血及經血過量（因血瘀導致的出血）。

❼ 可用於跌打損傷，瘡瘍癰腫，瘀血阻滯諸痛證。

配　　方　　當歸 2 滴、乳香 4 滴、沒藥 4 滴，伊諾飛輪油 1ml，甜杏仁油 9ml。

功　　效　　活血祛瘀，通絡止痛。改善血瘀證痠痛。

使用方法　　塗抹並按摩患處或全身軀幹。

• 中醫有一個方劑「活絡效靈丹」，組成：當歸、丹參、乳香、沒藥。功效：活血祛瘀，通絡止痛。應用於不同部位的瘀血皆有療效。

• 乳香也因品種不同而功效有其差異性，例如印度乳香精油偏於鎮靜，索馬利亞乳香精油偏於活血。

• 孕婦忌用，無血瘀者慎用。

• 乳香氣濁味苦，易致噁心嘔吐，中藥內服不宜劑量過重，胃弱者慎用。

• 不建議喝乳香精油，也不建議喝乳香精油抗癌，因為目前關於乳香精油抗癌的科學研究論文，最多是取人類的細胞做體外實驗，沒有透過口服所做的研究，也還沒有人體實驗的數據。

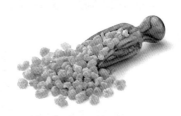

10.岩玫瑰

Cistus

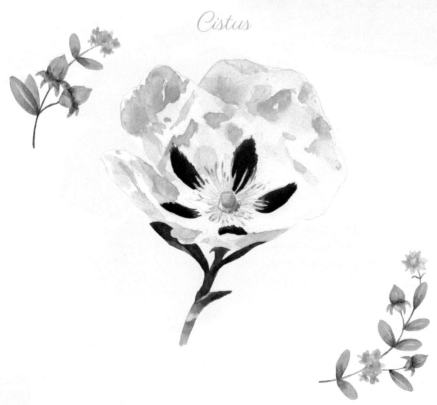

學　　名	*Cistus ladaniferus*	萃取方法	（葉片、樹脂）蒸餾
植物科屬	半日花科、岩薔薇屬	脈　　輪	第一氣卦、基底輪
成　　分	主要成分是單萜烯（α-松油萜）、單萜醇、倍半萜烯、倍半萜醇、酮，其他有酯、醛，酸、酚、苯基酯等。		

中　　藥
　❶ 無中醫記載。
　❷ 岩玫瑰精油功效類似中醫的活血止血
　　藥物。
　❸ 中醫的活血化瘀藥物有分類，其中包
　　含可以活血、亦可止血的一類。

性　　味　辛、苦，溫。

歸　　經　心、肝、脾。

體　　質　血瘀。

主治功能　活血化瘀，止血散瘀，消腫定痛。

　　所有的功效都是建立在促進血液循環的
特性上：

　❶ 收斂與緊實皮膚，用於皺紋、皮膚鬆
　　垮下垂、毛孔粗大、痤瘡。
　❷ 止血而不留瘀，化瘀而不傷正，用於
　　各種內外出血，子宮內膜異位，子宮肌
　　瘤導致的經血過量。
　❸ 強效止血，促進傷口癒合。

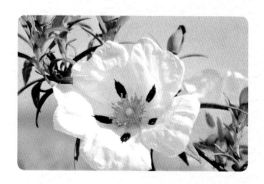

══════ 精油配方 ══════

配　　方　岩玫瑰純精油。

功　　效　強效止血，促進乾淨傷口的癒合。

使用方法　岩玫瑰純精油滴患處傷口。

══════ 注意事項 ══════

● 痔瘡（分為內痔、外痔）的血管墊
（vascular cusjions）算是一種血瘀，可
以用岩玫瑰純精油局部塗抹，怕太刺激可
以用基底油稀釋，對於生產造成的痔瘡效
果不錯，但是其他情形造成的痔瘡，還是
要矯正體質、辨別證型（如氣虛、痰濕、
血熱等）才能根治。

● 我的小孩 2 歲多時，不小心將右手小拇指
伸到隨身攜帶型的電風扇裡面，劃下很深
的割傷，當場鮮血直流，我馬上在傷口滴
了 3 滴岩玫瑰純精油，止血及止痛的效果
迅速，之後持續每天塗抹一滴在傷口處一
次，十天左右完全癒合，沒有留下疤痕，
當然，這也與小孩的復原能力快速有關。

11. 羅馬洋甘菊
Roman chamomile

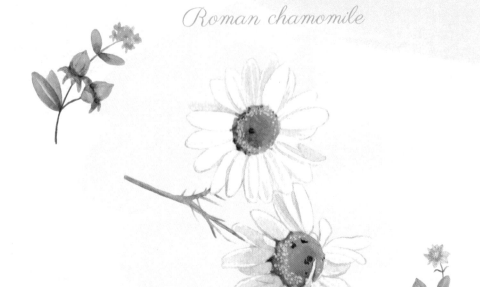

學　　名	*Chamaemelum nobile*	萃取方法	（花朵）蒸餾
植物科屬	菊科、黃春菊屬	脈　　輪	第四氣卦、心輪
成　　分	主要成分是脂肪族酯（歐白芷異丁酯、歐白芷異戊酯、歐白芷酸 ß-甲基酯），其他有單萜酮（松香芹酮）、倍半萜醇（金合歡醇）、單萜醇（順式松樟醇）、倍半萜內酯等。		

中　　藥
　❶ 無中醫記載。
　❷ 羅馬洋甘菊精油功效類似中醫的滋陰
　　清熱藥。

性　　味　甘、苦，涼。

歸　　經　肺、肝、腎。

體　　質　陰虛。

主治功能　滋陰、清虛火。

　　羅馬洋甘菊屬於菊科，功效建立在溫和
抗發炎及安撫鎮靜的特性上：

　❶ 溫和抗發炎：腸胃炎、膀胱炎、肌肉
　　發炎、皮膚發炎（治療皮膚發紅、發癢、
　　乾燥、脫皮，尤其因面臨壓力時才出現
　　的皮膚過敏反應）、痛經等。

　❷ 安撫鎮靜：抗痙攣、安撫神經、舒緩
　　焦慮（與憂鬱不同）及緊張、幫助睡眠、
　　緩解因神經緊張引起的疼痛（如肌肉痠
　　痛、緊張性頭痛等）、減輕經前症候群
　　和更年期的症狀。

配　　方　羅馬洋甘菊 1 滴、佛手柑 1 滴、
　　　　　真正薰衣草 1 滴，甜杏仁油 20㎖。

功　　效　滋陰、清虛火。改善嬰幼兒睡眠
　　　　　品質。

使用方法　塗抹嬰幼兒全身軀幹並輕柔按
　　　　　摩，可加強心包經及肝經，按摩
　　　　　時可適時和嬰幼兒說一些關愛的
　　　　　話。

• 菊科精油通常都有抗發炎的效果，例如羅
　馬洋甘菊、德國洋甘菊、摩洛哥藍艾菊、
　野洋甘菊、一枝黃花等精油，還有金盞菊
　浸泡油、山金車浸泡油等浸泡油，其中由
　於羅馬洋甘菊所含的酯類比較重，其抗發
　炎的效果也比較溫和。

• 非常適合嬰幼兒使用的精油，但需以低比
　例調油，香氣才會比較柔和，常搭配佛手
　柑或柑橘類精油。

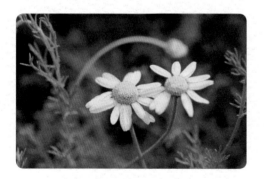

12. 快樂鼠尾草
Clary sage

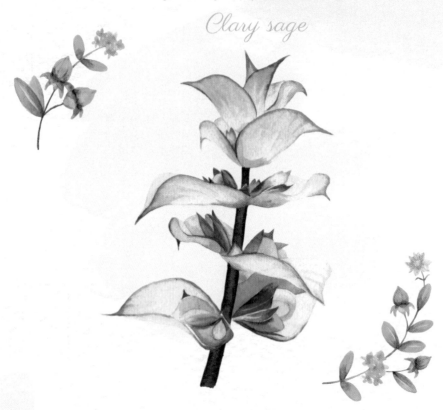

學　　名	*Salvia sclarea*	萃取方法	（整株）蒸餾
植物科屬	唇形科、鼠尾草屬	脈　　輪	第二氣卦、性輪
成　　分	主要成分是酯（乙酸沉香酯），其他有單萜醇、倍半萜烯、單萜烯、氧化物、醛、單萜酮、倍半萜酮、倍半萜醇、醚、香豆素、含硫化合物等。		

中　　藥
❶ 無中醫記載。
❷ 快樂鼠尾草精油，類似中醫的養肝腎陰藥物，加上芍藥（放鬆肌肉）。

性　　味　甘、苦，平。

歸　　經　肺、心、腎。

體　　質　陰虛。

主治功能　養陰安神。

快樂鼠尾草精油的功效建立在放鬆、鎮定、抗痙攣的特性上：

❶ 治療氣喘，使痙攣的支氣管放鬆，減輕氣喘患者的焦慮和緊張情緒。
❷ 治療因壓力而引起的頭痛、腸胃絞痛、肌肉緊繃痠痛、失眠、高血壓。
❸ 可降低皮脂分泌，特別是頭皮，適合油性髮質及有頭皮屑困擾的人。
❹ 調節月經流量過少，減輕經前緊張症候群的症狀（塗抹三陰交或八髎穴）。
❺ 不含雌激素，可激勵雌激素的再生，催情。

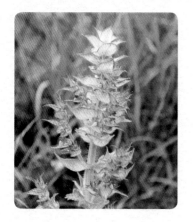

配　　方　快樂鼠尾草 2 滴、真正薰衣草 2 滴、歐洲赤松 2 滴、佛手柑 1 滴、玫瑰天竺葵 2 滴、花梨木 1 滴、甜杏仁油 10㎖。

功　　效　養陰安神。改善壓力造成的失眠多夢。

使用方法　塗抹頭肩頸（尤其是風池穴和翳風穴連線的安神穴區），並塗抹胸背（尤其是膻中穴），可加強心包經、心經、肝經、腎經。

• 中文名稱雖有「快樂」二字，但其實只是其翻譯錯誤沿用至今（Clary Sage，中譯名快樂鼠尾草，Clary 翻成快樂），容易造成使用者的誤解，並非真的會讓人快樂。

• 由於酯類含量很高，具有沉靜的效果，所以不適合單獨使用在憂鬱症患者身上，因為憂鬱症的氣機多為下降，反而應該使用或搭配柑橘類精油。

• 通經或改善痛經的中醫說法：不通則痛，可能因為代謝廢物阻塞導致，或是氣血不足導致，快樂鼠尾草類似養肝腎陰＋芍藥（放鬆肌肉），因為陰血充足加上血管平滑肌的放鬆，故疼痛獲得改善。

• 使用快樂鼠尾草精油的同時絕對不能飲酒，否則會造成嚴重的宿醉症狀。

• 會使人放鬆和昏昏欲睡，有強烈的鎮定效果，絕對不可以在開車前使用。

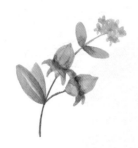

13. 真正薰衣草
Lavender

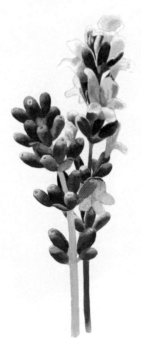

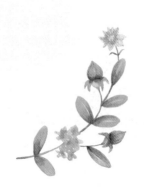

學　名	Lavandaula angustifolia、Lavandula officinalis、Lavandula vera	萃取方法	（開花整株）蒸餾
植物科屬	唇形科、薰衣草屬	脈　輪	第七氣卦、頂輪
成　分	主要成分是酯（乙酸沉香酯、萜品烯酯、牻牛兒酯）、單萜醇（沉香醇），其他有單萜烯（松油萜、檸檬烯、樟烯）、單萜酮、倍半萜烯(ß-丁香油烴、ß-金合歡烯)、氧化物、醛、倍半萜酮、香豆素、內酯等。		

中　　藥

❶ 無中醫記載。

❷ 真正薰衣草精油，類似中醫的益氣、養肝腎陰藥物，加上芍藥（放鬆肌肉），不同品種其風藥（含氧化物 1,8- 桉油醇）的特性比重也不同。

性　　味　辛、甘，平。

歸　　經　肺、肝、腎。

體　　質　陰虛。

主治功能　養陰舒肝，祛風勝濕。

❶ 鎮定、安撫、平衡身心、放鬆、止痛，治療因緊張、壓力造成的肌肉痠痛、頭痛、心悸、高血壓、失眠、痛經。

❷ 抗發炎，治療呼吸道發炎，可以擴香、蒸汽吸入法，或直接塗在鼻腔、喉嚨、胸部、肺經。

❸ 殺菌，運用於各種皮膚疾病、平衡皮脂分泌、促進傷口癒合、皮膚再生、淡化疤痕。

❹ 能殺死黴菌，可治療足癬（搭配醛類及酚類，加強穿透力及抗菌）。

❺ 避免蚊子和其他昆蟲的叮咬；如果已經被蚊蟲叮咬，儘快在患處塗抹真正薰衣草精油，可減輕癢及疼痛的程度並避免傷口感染。

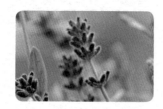

肌膚配方　真正薰衣草 4 滴、德國洋甘菊 2 滴、永久花 2 滴、岩玫瑰 2 滴，甜杏仁油 10㎖。

功　　效　養陰祛濕。此為芳療界的「肌膚急救配方」，運用於各種皮膚問題，需要隨著個人狀況調整比例、劑量及加減。

使用方法　塗抹患處肌膚。

• 真正薰衣草：所有問題都可以處理。

• 喀什米爾薰衣草：含酯類更高，乍聞沒有很好聞，有一些草味，但是調油及效果更好，生長在海拔 2000 公尺以上的印度喀什米爾山區。

• 醒目薰衣草：穗花薰衣草和真正薰衣草的雜交，脈輪為第五氣卦、喉輪。

• 氧化物比例越重（穗花薰衣草＞醒目薰衣草＞真正薰衣草），風藥的特性越明顯，對呼吸道乾化黏液有幫助；但呼吸道過乾，則應選擇氧化物比例較低的真正薰衣草。

• 真正薰衣草雖然可以改善情緒失衡或精神抑鬱，但憂鬱症患者最好再加上柑橘類精油或改用醒目薰衣草（風性輕揚、升浮上行），避免真正薰衣草的酯類效果太過沉靜而加重憂鬱。

14.佛手柑

Bergamot

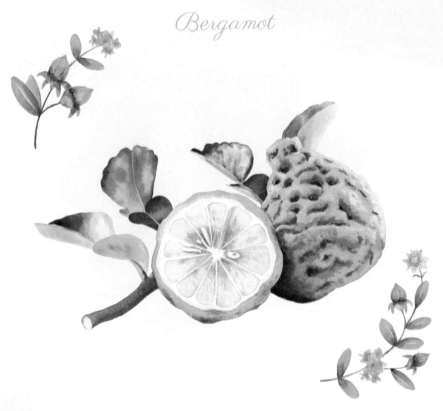

學　　名	*Citrus bergamia*	萃取方法	（果皮）壓榨
植物科屬	芸香科、柑橘屬	脈　　輪	第四氣卦、心輪
成　　分	主要成分是酯（乙酸沉香酯）、單萜烯（檸檬烯、松油萜、樟烯）、單萜醇（沉香醇、橙花醇、牻牛兒醇、萜品醇），其他有呋喃香豆素、醛等。		

中藥

❶ 類似中藥的佛手，中藥佛手為芸香科常綠小喬木或灌木植物佛手（Citrus medica L. Var. Sarcodactylis wingle）的果實。

❷ 中藥「佛手柑」，外觀像佛的手指，與精油中的佛手柑不同，長期因音譯問題而混淆。兩者雖不同，但果皮香氣及功效雷同。

❸ 精油中的「佛手柑」，英文名為 Bergamot 或 Bergamot orange，其實應該譯名為「香檸檬」，表面是凹凸不平的黃綠色果實。

❹ 香檸檬的氣味清柔香甜，帶有些微木質調香以及伴隨檸檬及葡萄柚的鮮明氣息，能夠讓人精神振奮，也能夠安撫、放鬆神經。

性　　味　辛、苦、酸，溫。

歸　　經　肝、脾、胃、肺。

體　　質　氣鬱，陰虛。

主治功能　疏肝解鬱，理氣和中，燥濕化痰。

❶ 用於肝氣鬱滯（心情鬱悶、焦慮、壓力）導致的胸脅脹痛、腸胃脹氣、腹部絞痛、食慾不振、消化不良、便秘或腹瀉等問題。

❷ 振奮精神，並幫助放鬆，雙向調節情緒失調，包括憤怒、焦慮、憂鬱、緊張等。

❸ 改善因壓力而引起的皮膚疾病，例如濕疹、乾癬、脂漏性皮膚炎等有幫助。

配　　方　佛手柑 2 滴、檸檬馬鞭草 2 滴、真正薰衣草 2 滴、羅馬洋甘菊 2 滴、廣藿香 2 滴，甜杏仁油 10㎖。

功　　效　養陰舒肝理脾。改善陰虛肝鬱型的大腸激躁症伴有腹瀉。

使用方法　塗抹腹部及下肢肝膽脾胃經。

• 佛手柑（香檸檬）是百搭的精油，有著清新的橘子氣味，可混合任一種花香調精油，也可沖淡氣味過甜的精油。

• 佛手柑（香檸檬）一開始是由哥倫布巡航時發現的果實，帶回義大利後，以當地栽種小鎮的名稱「Bergamo」來命名。

• 在希臘，佛手柑（香檸檬）未成熟的水果被用來作甜的蜜餞，搭配咖啡或甜點。

• 佛手柑（香檸檬）也被運用於伯爵茶中，但須注意請勿自行添加精油於茶飲中。

光敏性　佛手柑（香檸檬）與其他柑橘類同屬光敏性的精油，使用後應避免曝曬於強烈陽光下。若標示為 FCF（furanocoumarin-free），為去掉呋喃香豆素，則無光敏性。

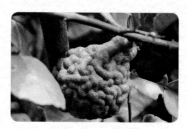

15. 大馬士革玫瑰

Damask rose

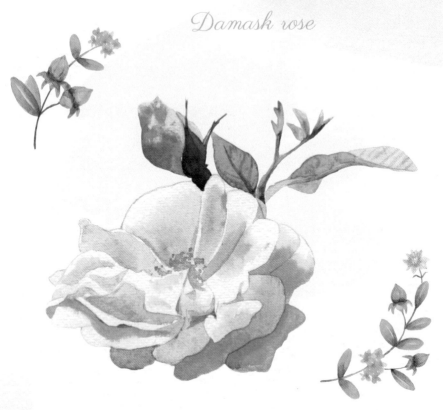

學　名	*Rosa damascena*	萃取方法	（花朵）蒸餾
植物科屬	薔薇科、薔薇屬	脈　輪	第四氣卦、心輪

成　分	主要成分為單萜醇（牻牛兒醇、橙花醇、香茅醇），其他有萜烯化合物（玫瑰蠟）、酯、苯乙醇（含氮化合物、大馬士革酮）、倍半萜醇（金合歡醇）、酚（丁香酚）、醚（甲基醚丁香酚）、苯乙醇、氧化物（玫瑰氧化物）等。

中　　藥　等同中藥的玫瑰花，為薔薇科灌
　　　　　木植物玫瑰的花蕾。

性　　味　甘、微苦，溫。

歸　　經　肝、脾。

體　　質　氣鬱，氣虛，陰虛。

主治功能　疏肝解鬱，醒脾和胃，能行氣解
　　　　　鬱以調經，活血散瘀以止痛。

　　所有的功效都是建立在調整自律神經方
面，例如：

❶ 平撫各種情緒失調，舒緩緊張和壓力。

❷ 提振精神，有益心臟，促進血液循環。

❸ 改善消化道問題、經前緊張症候群、
　產後憂鬱症。

❹ 緊實肌膚、抗皺、去除黑斑。

❺ 收斂微血管，減輕微血管擴張造成的
　臉頰發紅。

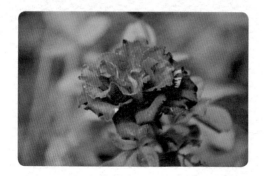

配　　方　大馬士革玫瑰 1 滴、檀香 1 滴、
　　　　　苦橙葉 2 滴、玫瑰天竺葵 2 滴、
　　　　　永久花 2 滴、真正薰衣草 1 滴、
　　　　　歐洲赤松 1 滴，甜杏仁油 20㎖。

功　　效　疏肝解鬱、散瘀止痛。改善纖維
　　　　　肌痛症。

使用方法　塗抹患處或全身，加強督脈、肝
　　　　　經，最好可以給有經驗的芳療師
　　　　　適度按摩全身。

• 懷孕期間不適合使用玫瑰精油。
　嬰兒可以使用玫瑰等所有花類精油，但是
　嬰兒使用精油越單純越好，不需要那麼複
　雜的精油。

16.花梨木
Rosewood

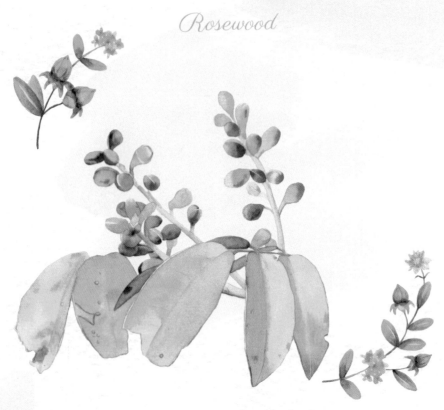

學　名	*Aniba rosaeodora*	萃取方法	（木材）蒸餾
植物科屬	樟科、阿尼巴木屬	脈　輪	第一氣卦、基底輪
成　分	主要成分為單萜醇（沉香醇 90～95%）。		

中　　藥

❶ 無中醫記載。

❷ 個人使用花梨木精油的心得是類似中藥的補氣藥物，塗抹在不同部位、經絡，有不同的效果。

❸ 塗抹在心經、膻中穴，可以強心補氣。

❹ 塗抹在脾經、胃經、中脘，可以健脾益氣、幫助消化。

❺ 塗抹在腎經、湧泉穴、氣海穴、關元穴，補氣的效果反而沒有塗抹脾胃經好，這是很有趣的地方，或許花梨木不屬於第一脈輪。

❻ 整體來說，花梨木塗抹脾胃經，補氣強心的效果最好。

性　　味　辛、甘，溫。

歸　　經　心、肺、脾。

體　　質　氣虛，陰虛。

主治功能　開胸散鬱，強心健脾。

❶ 幫助消化，激勵補身。

❷ 振奮精神，抗疲勞。

❸ 穩定神經，抗沮喪。

❹ 強化心肺功能。

❺ 改善心臟無力導致的失眠。

❻ 保濕，撫平皺紋，皮膚再生，延緩老化。

配　　方　花梨木 5 滴、羅馬洋甘菊 5 滴，甜杏仁油 20㎖。

功　　效　強心健脾。改善壓力導致的心臟無力、慢性疲倦。

使用方法　塗抹在心經、膻中穴、脾經、胃經。

• 花梨木氣味類似玫瑰，又稱為玫瑰木、黃花梨、紫檀木。

• 以前採集木頭，氣味很沉很純，抗菌力較強。近年來採集枝葉，氣味比較飄揚，抗菌力較弱。

• 氣味百搭，可提升調油香氣。

• 由於花梨木瀕臨絕種，有些芳療師會改以與花梨木氣味相近的芳樟（單萜醇類）取代，芳樟所含的沉香醇高達 80-90%，其他還有氧化物、單萜酮、倍半萜醇等，故也能用於呼吸道問題，但要注意不要與同學名的本樟混淆（含有大量酮類，有神經毒性）。

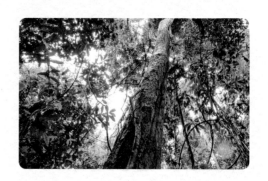

17. 橙花

Neroli

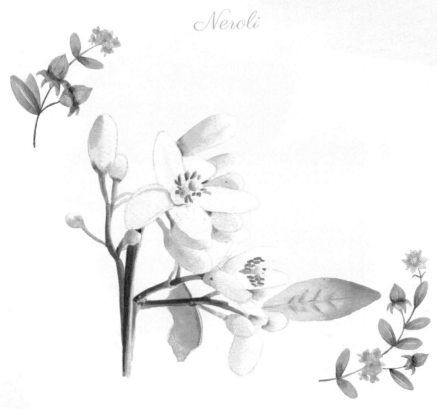

學　　名	*Citrus aurantium bigarade*	萃取方法	（花朵）蒸餾
植物科屬	芸香科、柑橘屬	脈　　輪	第四氣卦、心輪

成　　分	主要成分為單萜醇（橙花醇、牻牛兒醇、沉香醇），其他有單萜烯（松油萜、檸檬烯）、酯（乙酸沉香酯、橙花酯、牻牛兒酯）、倍半萜醇（反式橙花叔醇、金合歡醇）、苯乙醇（鄰氨基苯甲酸甲酯、吲哚）、單萜酮（素馨酮）、醛等。

中　　藥　無中醫記載。

性　　味　辛、甘、平。

歸　　經　肺、脾、肝、腎。

體　　質　陰虛，痰濕。

主治功能　養陰舒肝。

❶ 抗沮喪、抗壓力、抗焦慮，幫助睡眠。

❷ 促進肌膚再生，增加皮膚彈性，改善疤痕及妊娠紋。

❸ 緩解平滑肌痙攣，如腸胃道、子宮等。

精油配方

配　　方　橙花 1 滴、真正薰衣草 4 滴、德國洋甘菊 1 滴、永久花 2 滴、岩玫瑰 2 滴，甜杏仁油 20㎖。

功　　效　養陰潤膚。改善妊娠紋搔癢。

使用方法　塗抹妊娠紋搔癢處。

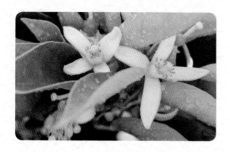

- 橙從果實、葉子、花都可做成精油，分別是甜橙、苦橙葉、橙花。

- **橙花**：氣味清新而高雅
  ❶ 橙花氣味能夠成就他人而不失本身的特色，和諧而不突兀，受約束而不失核心價值。
  ❷ 適合沒辦法看重自己的人。

- **苦橙葉**：屬於酯類
  ❶ 酯類只有佛手柑和檸檬薄荷不會搶別人的味道。
  ❷ 除了真正薰衣草以外，不建議酯類單獨使用。
  ❸ 和桔葉一樣具有含氮化合物，比例不可太多，不然味道會不好聞。但是巴拉圭產的苦橙葉融合了橙花的高雅及甜橙的愉悅，氣味非常清甜。

- **甜橙**：屬於單萜烯類
  ❶ 具有抗憂鬱、抗痙攣、促進腸胃蠕動的功效，味道溫潤帶著陽光，聞了會讓人心情愉悅。
  ❷ 就中醫觀點而言，甜橙與紅桔精油功效類似，可理氣化痰，腸胃的痰濕清除後，氣機暢通，肝氣（自律神經）亦得以通暢。

- **芸香天堂配方**：調香的好幫手
  ❶ 甜橙：苦橙葉：橙花＝ 8:1:1
  ❷ 甜橙也可以自行調整改成其他柑橘類精油，如檸檬、葡萄柚、紅桔等，加入佛手柑氣味更為協調。

18. 玫瑰天竺葵

Rose geranium

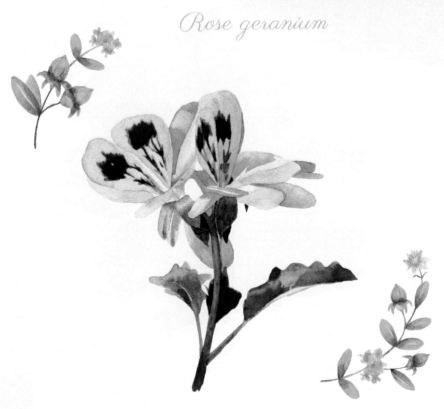

學　　名	*Pelargonium roseum*	萃取方法	（葉片）蒸餾
植物科屬	牻牛兒科、天竺葵屬	脈　　輪	第三氣卦、本我輪

成　　分	主要成分為單萜醇（香茅醇、牻牛兒醇、沉香醇），其他有酯（甲酸香茅酯、甲酸牻牛兒酯）、單萜酮（薄荷酮、異薄荷酮）、氧化物（玫瑰氧化物）、單萜烯等。

中　藥

❶ 無中醫記載。

❷ 雖無中醫記載，但個人感覺玫瑰天竺葵可以補養肝陰，我的同期 IFA 同學的研究顯示其對於肝經的能量有加強的效果。

性　味　辛、甘，平。

歸　經　脾、肝、腎。

體　質　陰虛。

主治功能　養陰舒肝，健脾。

❶ 激勵補身，收斂緊實肌膚。

❷ 舒緩筋膜、肌肉，效果勝於蜂香薄荷。

❸ 抗感染、抗菌、抗黴菌。

❹ 用於生殖泌尿道感染，抗白色念珠菌。

❺ 驅蟲、防蚊（玫瑰天竺葵又稱防蚊樹）。

精油配方❶

配　方　玫瑰天竺葵 4 滴、花梨木 2 滴、歐洲赤松 1 滴、真正薰衣草 1 滴、佛手柑 1 滴、永久花 1 滴，甜杏仁油 10㎖。

功　效　養陰舒肝，健脾。改善熬夜傷肝陰的疲倦感。

使用方法　塗抹全身，可加強下肢內側脾肝腎經。

精油配方❷

配　方　玫瑰天竺葵 5 滴、真正薰衣草 3 滴、莎草 1 滴、佛手柑 1 滴，基底油 10㎖。

功　效　這個配方適合肝陰血不足的證型，曾有朋友主訴失眠已經三年，經診察是肝陰血不足的證型，她使用後能夠很快入睡，睡得很沉。

莎草精油 Cyperus= 中藥香附 Cyperus rotundus L. 使用時可感覺氣走全身、四肢、頭面，溫和打通經脈，慢慢溫暖全身。可搭配玫瑰天竺葵、快樂鼠尾草、檸檬薄荷。

使用方法　塗抹於脾、肝、腎經。

注意事項

• 單萜醇精油以氧化方式代謝，比肝臟代謝還簡單。

• 大部分無刺激性（牻牛兒醇除外，如玫瑰天竺葵）。

• 蜂香薄荷：有最多的牻牛兒醇，比玫瑰天竺葵多，功效可抗菌補身。

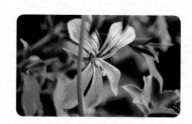

19.甜馬鬱蘭

Sweet marjoram

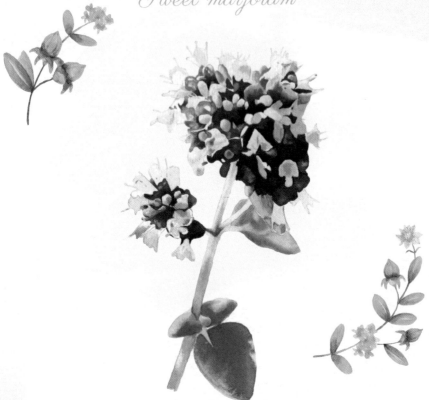

學　　名	*Origanum majorana*	萃取方法	（整株）蒸餾
植物科屬	唇形科、牛至屬	脈　　輪	第五氣卦、喉輪
成　　分	主要成分為單萜醇（萜品烯四醇、側柏醇、α-萜品醇、沉香醇），其他有單萜烯（萜品烯、檜烯、楊梅烯、對傘花烴）、酯（乙酸萜品烯酯、乙酸沉香酯）、倍半萜烯(ß-丁香油烴、α-葎草烯)、醚(洋茴香腦)等。		

中　　藥

❶ 無中醫記載。

❷ 功效類似中藥的芍藥甘草湯。

性　　味　辛、甘、平。

歸　　經　肺、脾、肝。

體　　質　氣虛，陰虛。

主治功能　舒筋緩急，鎮攣止痛。

　　緩解因痙攣引起的疼痛，如痛經，肌肉疼痛等。

❶ 擴張血管，溫暖、止痛，緩解肌肉痠痛、關節僵硬。

❷ 溫和抗菌，用於呼吸道感染（塗在鼻子、喉嚨、胸背、或肺經的皮膚）。

❸ 鎮定，調節自律神經，可幫助睡眠。

❹ 平抑甲狀腺亢進引起的問題：心悸、心律不整、腹瀉、焦慮等。

❺ 減輕腹部絞痛，加強腸胃蠕動。

❻ 熱敷腹部可改善子宮肌肉的痙攣，減輕痛經（不是所有證型的痛經皆有幫助）。

配　　方　甜馬鬱蘭 2 滴、真正薰衣草 3 滴、佛手柑 3 滴、乳香 2 滴，甜杏仁油 10㎖。基底油可搭配伊諾飛輪油使用。

功　　效　緩急止痛。改善壓力導致的肩頸僵硬痠痛。

使用方法　塗抹肩頸僵硬痠痛處，並適當按摩。

• 與野馬鬱蘭（酚類，唇形科、牛至屬，學名：Origanum vulgare，英文名：Oregano）不同。

• 須小心不要高劑量使用，如果過量使用會導致情緒低落、感覺遲緩。

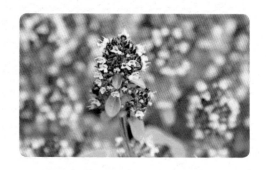

20.胡椒薄荷
Peppermint

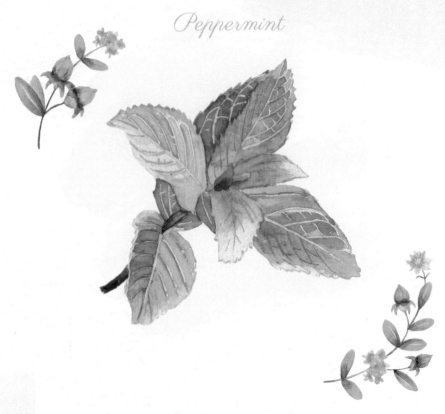

學　　名	*Mentha piperita*	萃取方法	（整株）蒸餾
植物科屬	唇形科、薄荷屬	脈　　輪	第三氣卦、本我輪

成　　分	主要成分為單萜醇（薄荷醇，又名「薄荷腦」，俗稱「薄荷油」），其他有單萜酮（薄荷酮、胡椒酮、胡薄荷酮）、單萜烯（松油萜、檸檬烯）、酯（乙酸薄荷酯）、氧化物（1,8 桉油醇、薄荷呋喃、胡椒酮氧化物）、倍半萜烯（ß-丁香油烴、大根老鸛草烯、雙環欖香脂烯）、香豆素（七葉樹素）、含硫化合物等。

中　　藥

❶ 薄荷精油（Mentha piperita）與中藥的薄荷同為薄荷屬，但不同種。

❷ 中藥薄荷為唇形科多年生草本植物薄荷（Mentha haplocaly Brio.）的莖葉。

❸ 薄荷精油雖與中藥薄荷不同種，但功效相近。

❹ 其葉長於發汗，梗偏於理氣。

性　　味　辛，涼。

歸　　經　肺、肝。

體　　質　氣鬱，痰濕。

主治功能　疏散風熱，清利頭目，利咽，透疹止癢，疏肝解鬱。

❶ 可以用來治療夏令感受暑濕穢濁之氣導致的中暑。

❷ 緩解皮膚搔癢、風熱型感冒。

❸ 雖有提振精神的功效，但是體虛者使用會更累（芳香辛散，發汗耗氣）。

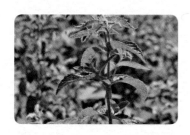

配　　方　胡椒薄荷 1 滴、摩洛哥藍艾菊 1 滴、花梨木 1 滴、醒目薰衣草 2 滴（或穗花薰衣草和真正薰衣草各 1 滴），甜杏仁油 10㎖，置於滾珠瓶。

功　　效　疏散風熱，清利頭目。緩解陽暑導致的頭痛。

使用方法　塗抹頭肩頸，加強太陽穴、風池穴、大椎穴。

• 需低劑量使用，以免過度刺激皮膚（薄荷酮決定涼度）。

• 燙傷降溫止痛：真正薰衣草加上胡椒薄荷用 1：1 的比例，比上單獨使用胡椒薄荷效果好（搭配氧化物精油，會更清涼）。

• 脹氣的證型很多，胡椒薄荷精油不是萬靈丹。薄荷油能抑制胃腸平滑肌收縮，能對抗乙酸膽鹼而呈現解痙作用。然而薄荷芳香辛散，發汗耗氣，故體虛多汗者，不宜使用。薄荷治療脹氣的時機，在於氣血充足、因外感或是肝氣不疏導致脹氣，如果體虛使用會使腸蠕動更沒力。

• 雖說薄荷有使用注意事項與禁忌，其實更應該注意的是「單萜酮」的「綠薄荷」，就是知名口香糖的成分，綠薄荷消脹氣的效果比胡椒薄荷好，但由於綠薄荷在體內代謝較慢，容易造成神經毒性，不適合長期或大量使用。

- 有的芳療書籍會建議懷孕及哺乳期間應避免使用胡椒薄荷精油，理由在於它能通經和退乳。但在中藥的逍遙散中含有極少量薄荷，可助疏肝理氣，若是孕婦和哺乳婦女有情緒的問題，還是可以極少量使用。中醫並沒有薄荷會退乳的記載，應是哺乳婦女本身已氣血不足，再使用薄荷導致體虛加重而退乳。

薄荷使用注意事項與禁忌！

　　無論中藥內服或中藥、精油外用，均不建議使用於下列情形：

❶ 未滿 2 歲之嬰幼兒。

❷ 孕婦。哺乳婦女。

❸ 有痙攣病史者。

❹ 嚴重胃食道逆流與裂孔疝氣病人。

❺ 膽囊炎、膽結石、膽道阻塞、嚴重肝功能異常病人。

　　台灣兒科醫學會對於薄荷醇與類似物質的兒童使用建議

❶ 如果使用過量，可能引起嬰幼兒癲癇、意識障礙、呼吸抑制等神經不良反應，尤其內服或塗抹於鼻孔、臉部、胸部。

❷ 嬰幼兒腹脹的原因包括腹部疾病、生病時腸胃道蠕動減少、遺傳體質等，不需要使用，其療效亦未經研究證實。

❸ 嬰兒的腹絞痛原因不明，最有效的處置方式是成人的安撫，不需要使用，療效亦未經研究證實。

❹ 不建議使用於蠶豆症的兒童。

❺ 兒童照顧者應被告知哪一些為常見含有薄荷醇與類似物質的產品，並瞭解其可能風險。

21.沉香醇百里香
Thyme.linalol

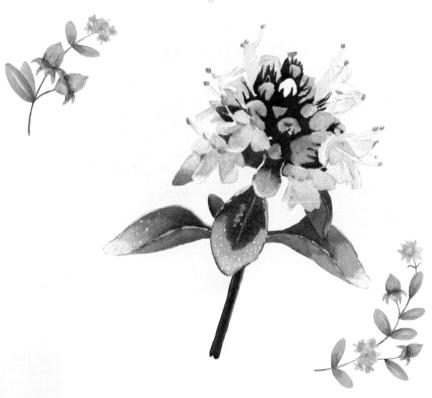

學　　名	*Thymus vulgaris (CT linalol)*	萃取方法	（整株）蒸餾
植物科屬	唇形科，百里香屬	脈　　輪	第三氣卦、本我輪
成　　分	主要成分為單萜醇（沉香醇、牻牛兒醇、側柏醇），其他有酯（乙酸沉香酯、乙酸牻牛兒酯、乙酸龍腦酯）、單萜烯（松油萜、檸檬烯、對傘花烴）、倍半萜烯（ß-丁香油烴、α-葎草烯）、氧化物（桉油醇、沉香醇氧化物）、酚（百里酚、香荊芥酚）、醛（牻牛兒醛、橙花醛）、單萜酮（樟腦）等。		

中　　藥

❶ 無中醫記載。

❷ 個人使用沉香醇百里香精油的心得是類似性味辛溫的風藥，有祛風散寒、溫化水濕的功能，須注意使用時間，若已熱化、乾化就應該調整或停止使用。

性　　味　辛，微溫。

歸　　經　心、肺、脾。

體　　質　陽虛，痰濕。

主治功能　祛風散寒、溫化水濕。

❶ 溫和抗菌，可用於黏膜及皮膚，如呼吸道感染、泌尿生殖感染。

❷ 促進循環，舒緩風濕痠痛。

❸ 刺激食慾，改善消化功能遲滯。

❹ 提振精神，適合疲倦、憂鬱的人。

═══ 精油配方 ═══

配　　方　真正薰衣草 2 滴、玫瑰天竺葵 1 滴、沉香醇百里香 2 滴、沙棘油 5 滴，甜杏仁油 10㎖。

功　　效　祛風散寒、溫化水濕。改善寒濕型的帶下過多。

使用方法　雙手洗淨，取適量調油塗抹陰道及周圍，亦可加強下肢內側脾肝腎經。

• 百里香的品種繁多，除了沉香醇百里香，還有：

❶ 側伯醇百里香（野生）：屬於單萜醇，溫和抗菌。

❷ 龍腦百里香：屬於單萜醇，化痰，類似龍角散裡的冰片，歸心脾肺經，辛、苦，微寒。

❸ 百里酚百里香：屬於酚類，可以抗黴菌，用在香港腳、灰指甲效果很好，角質層厚的皮膚疾病也可酌加使用。

• 茶樹：屬於單萜醇，和甜馬鬱蘭都含有萜品烯四醇。

❶ 同樣也可以抗病毒、抗菌、抗黴菌。

❷ 可提升免疫力，激勵免疫細胞以抗菌、修復傷口，用在非生物是沒有抗菌效果的。

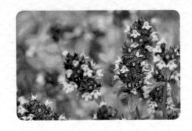

22.大花茉莉 /
阿拉伯茉莉
Jasmine / Arabian jasmine

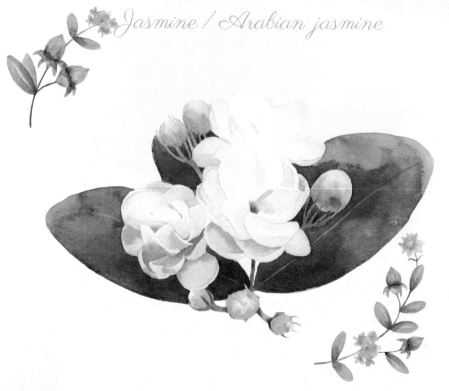

學　　名	*Jasminum officinale* *Jasminum sambac*	萃取方法	（花朵）溶劑萃取
植物科屬	木樨科、茉莉屬	脈　　輪	第七氣卦、頂輪
成　　分	主要成分為苯基酯（鄰氨基苯甲酸甲酯、苯甲醇、吲哚）、酯（乙酸卞酯、乙酸沉香酯），其他有單萜醇（沉香醇）、倍半萜酮（素馨酮）等。		

中醫芳療

中　　藥	中醫古籍記載的茉莉為阿拉伯茉莉。
性　　味	大花茉莉，辛、甘，溫。 阿拉伯茉莉，辛、甘，涼。
歸　　經	肝、脾、胃。
體　　質	陰虛。
主治功能	養陰舒肝，理氣和中，行氣止痛，解鬱散結。

　　所有的功效都是建立在調整荷爾蒙及自律神經上，例如：

❶ 放鬆，催情。提高性慾，改善陽痿。

❷ 對女性可改善經前症候群、痛經。

❸ 對男性可改善前列腺肥大。

❹ 激勵催產素，助產，幫助子宮收縮。

❺ 抗憂鬱，可用於憂鬱而引起的疲倦和缺乏自信。

❻ 改善產後憂鬱症。

❼ 舒緩乳腺炎。

❽ 潤澤修護肌膚。

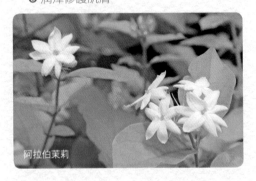

阿拉伯茉莉

精油配方

配　　方	印度茉莉 3 滴、佛手柑 2 滴，甜杏仁油 10㎖。
功　　效	養陰舒肝。改善停經後的萎縮性陰道炎。
使用方法	塗抹並按摩全身，或清潔雙手後取適量塗抹陰道黏膜。

注意事項

• 中文廣義的茉莉花一詞，常指木樨科素馨屬（Jasminum）常綠灌木或藤本植物的統稱。

• 木樨科素馨屬，常見有幾種不同品種：

❶ 雙瓣茉莉（學名：Jasminum sambac），為灌木。

❷ 素方花（學名：Jasminum officinale），又名秀英花、蔓茉莉，為藤蔓類。

❸ 素馨花（學名：Jasminum grandiflorum），又名素英、耶悉茗花、野悉蜜、玉芙蓉、素馨針，為灌木。

• 大花茉莉（jaminum officinale），又名摩洛哥茉莉，即統稱的印度茉莉，產地在印度、埃及和摩洛哥。

• 阿拉伯茉莉（jaminum sambac），又名中國茉莉、沙巴茉莉，就是我們一般所稱的茉莉花，即指雙瓣茉莉，產地在印度及中國。

- 中醫書上記載的茉莉應為阿拉伯茉莉，其性溫、味辛香甘；摩洛哥茉莉（印度茉莉），個人使用感覺其性味比阿拉伯茉莉更溫，不至於大熱。但中醫書籍有記載，茉莉花辛香偏溫，火熱內盛，燥結便秘者慎食。

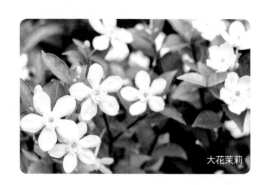
大花茉莉

- 茉莉的花、葉、根均有藥用價值，具有理氣和中、開鬱辟穢、清熱解毒、抗菌消炎的作用。花可用於治療腹脹腹瀉、結膜炎、皮膚炎等；葉可用於治療外感發熱、腹脹腹瀉；根可麻醉、止痛，用於治療失眠、頭痛、齲齒、跌打損傷等。在《四川中藥志》、《湖南藥物志》《中國有毒植物》、《新華本草綱要》、《中藥大辭典》中均有記載。

- 《食療本草》：「主溫脾胃，利胸膈。」
  《藥性切用》：「功專辟穢治痢，虛人宜之。」
  《本草再新》：「解清座火，去寒積，治瘡毒，消疽瘤。」
  《隨息居飲食譜》：「和中下氣，辟穢濁。治下痢腹痛。」
  《飲片新參》：「平肝解鬱，理氣止痛。」

- 茉莉花所含的揮發油性物質，具有行氣止痛，解鬱散結的作用，可緩解胸腹脹痛，下痢腹痛，裡急後重等症狀，為止痛之食療佳品。

- 另外有茉莉 attar 精油，為檀香或岩蘭草萃取茉莉的精油，其萃取法為蒸餾法。

- 茉莉精油的氣味厚重持久，以低劑量調油整體氣味會比較柔和。可搭配佛手柑、依蘭、檀香、岩蘭草等精油。

23. 大西洋雪松
Atlas cedar

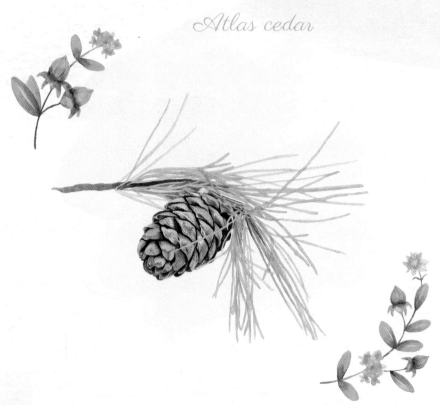

學 名	*Cedrus atlantica*	萃取方法	（針葉）蒸餾
植物科屬	松科、雪松屬	脈 輪	第四氣卦、心輪
成 分	主要成分為倍半萜烯（雪松烯），其他有倍半萜醇（大西洋醇）、倍半萜酮（α 與 ß- 大西洋酮）等。		

中　　藥　無中醫記載。

性　　味　甘、苦，平。

歸　　經　心、肺。

體　　質　血瘀。

主治功能　化瘀散結。

❶ 促進傷口癒合。

❷ 促進毛髮生長。

❸ 促進淋巴流動，改善油性膚質。

❹ 促進循環，改善動脈硬化。

❺ 消解脂肪，改善橘皮組織。

❻ 抗菌、抗痙攣。

配　　方　大西洋雪松 3 滴、苦橙葉 2 滴，
　　　　　甜杏仁油 10㎖。

功　　效　化瘀散結。改善反覆頭皮毛囊炎
　　　　　導致的角質增厚。

使用方法　取適量按摩頭皮後留置一個小
　　　　　時，再以無刺激的洗髮精清洗乾
　　　　　淨。

• 喜馬拉雅雪松與大西洋雪松精油的功效類
　似，較不同的是，喜馬拉雅雪松的脈輪為
　第三氣卦、本我輪。

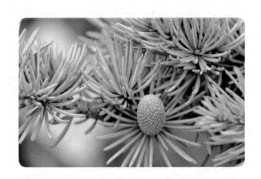

24.永久花
Immortelle

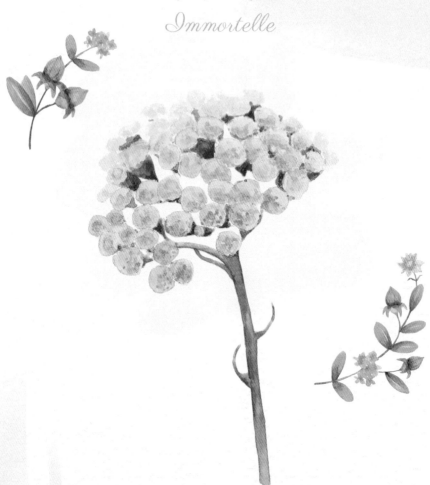

學　　名	*Helichrysum italicum*	萃取方法	（花朵）蒸餾
植物科屬	菊科、蠟菊屬	脈　　輪	第四氣卦、心輪
成　　分	主要成分為酯（乙酸橙花酯、丁酸橙花酯），其他有倍半萜酮（ß-雙酮）、倍半萜烯（ß-丁香油烴）、單萜醇（橙花醇）等。		

中　　藥
- ❶ 無中醫記載。
- ❷ 個人使用永久花精油的心得是類似活血化瘀、鎮定安神的中藥。

性　　味　辛、苦，微涼。

歸　　經　心、肝、脾。

體　　質　血瘀。

主治功能　活血化瘀，清熱安神。

　　永久花精油的功效都是建立在活血化瘀、鎮定、抗發炎的特性上，例如：

- ❶ 促進肺部器質病變（氣喘、慢性阻塞性肺病、支氣管擴張、肺纖維化等）的血液循環。
- ❷ 減輕肌肉關節痠痛。
- ❸ 促進傷口癒合及皮膚細胞再生。
- ❹ 修復內心深處的創傷。
- ❺ 緩解頭痛。
- ❻ 幫助消化功能。

配　　方　佛手柑 2 滴、永久花 2 滴、索馬利亞乳香 2 滴、真正薰衣草 2 滴、蒔蘿 2 滴，甜杏仁油 10㎖。

功　　效　活血化瘀、鎮定安撫，改善腹部術後腸沾黏。

使用方法　塗抹腹部順時針按摩。可加強脾胃經按摩。

- 永久花含有的酯類成分比倍半萜酮多，其鎮定舒緩的功效來自於酯類。

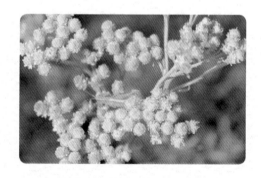

25.松紅梅

Manuka

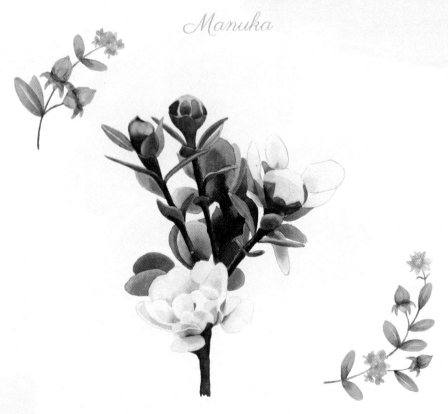

學　　名	*Leptospermum scoparium*	萃取方法	（葉片）蒸餾
植物科屬	桃金孃科、細籽屬	脈　　輪	第四氣卦、心輪
成　　分	主要成分為倍半萜烯，其他有倍半萜酮（三酮）、倍半萜醇、單萜烯等。		

中　　藥
　❶ 無中醫記載。
　❷ 個人使用松紅梅精油的心得是類似涼
　　血活血的中藥。
性　　味　辛、苦，平。
歸　　經　心、肝、脾。
體　　質　血瘀。
主治功能　活血化瘀、清熱解毒。

　　松紅梅精油的功效都是建立在活血化
瘀、抗發炎的特性上：

　❶ 含倍半萜酮，可化瘀，劑量要低。
　❷ 倍半萜烯類比例較高，可消炎、抗組織
　　胺，處理過敏現象，例如皮膚過敏、鼻
　　過敏等。
　❸ 生殖泌尿感染也可使用，緩解陰道搔
　　癢，減少白帶。
　❹ 促進皮膚與黏膜組織再生，抗皮膚黴
　　菌。

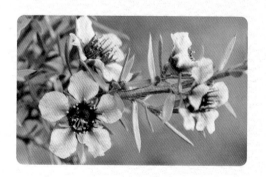

配　　方　松紅梅2滴、綠花白千層2滴、
　　　　　真正薰衣草2滴、永久花2滴、
　　　　　德國洋甘菊2滴，甜杏仁油10ml，
　　　　　可搭配金盞菊浸泡油。
功　　效　活血化瘀、清熱解毒，改善皮膚
　　　　　接觸過敏原導致的蕁麻疹。
使用方法　塗抹患處皮膚。

• 皮膚癢，可以額外加讓體表感覺清涼的精
　油，如胡椒薄荷、氧化物〔穗花薰衣草、
　澳洲尤加利、綠花白千層、桉油醇迷迭香、
　桉油樟（羅文莎葉）等〕，但是皮膚乾伴
　隨的癢則須小心氧化物的使用劑量。

• 蕁麻疹原因很多，如果非接觸過敏原導致
　的蕁麻疹則此配方只能暫時緩解，還須找
　出原因才能根治。

• 松紅梅，常被稱作「紐西蘭茶樹」，但與
　茶樹完全不同，前者是細籽屬，後者是白
　千層屬。

26. 檸檬香茅
Lemongrass

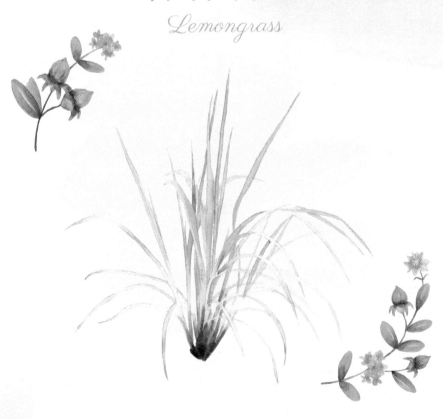

學　　名	*Cymbopogon citratus*	萃取方法	（整株）蒸餾
植物科屬	禾本科、香茅屬	脈　　輪	第三氣卦、本我輪
成　　分	主要成分為醛（檸檬醛＝橙花醛＋牻牛兒醛），其他有倍半萜醇（金合歡醇）、倍半萜醛（金合歡醛）、單萜醇（萜品烯醇、龍腦、牻牛兒醇、橙花醇）等。		

中　　藥　無中醫記載。

性　　味　辛、酸、甘，溫。

歸　　經　肺、脾、肝。

體　　質　氣虛，氣鬱，痰濕。

主治功能　健脾疏肝、祛風勝濕。

❶ 祛除濕氣，提振精神。

❷ 緊實肌肉，激勵消化系統的肌肉。

❸ 促進腺體分泌，幫助消化，改善腹瀉。

❹ 平衡油性膚質，舒緩肌肉痠痛。

❺ 抗黴菌感染，可用於香港腳。

❻ 驅蟲，例如跳蚤、蚊子、蒼蠅等。

配　　方　檸檬香茅 2 滴、玫瑰天竺葵 5 滴、花梨木 3 滴，甜杏仁油 10㎖，可搭配黑種草籽油。

功　　效　健脾疏肝、祛風勝濕，改善肌肉鬆弛。

使用方法　塗抹肌肉鬆弛處，並加強按摩及伸展運動。

• 在醛類精油中，檸檬香茅、山雞椒、檸檬香桃木、檸檬細籽、檸檬草較有抗菌效果。

• 檸檬香茅的提味效果比助消化效果好，驅蚊效果沒有玫瑰天竺葵效果好。

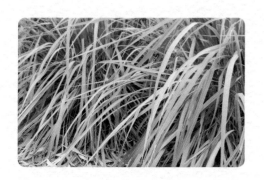

27. 檸檬尤加利
Lemon-scented eucalyptus

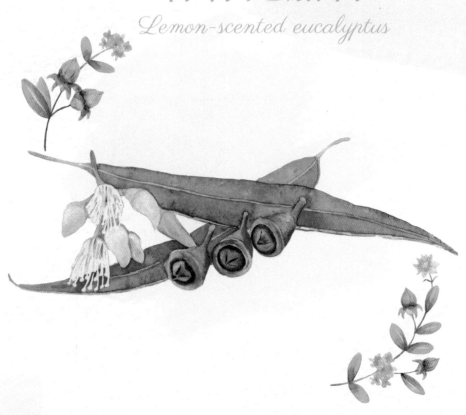

學　　名	*Eucalyptus citriodora*	萃取方法	（葉片）蒸餾
植物科屬	桃金孃科、桉屬	脈　　輪	第三氣卦、本我輪

成　　分	主要成分為醛（香茅醛），其他有單萜醇（香茅醇、牻牛兒醇、薄荷二醇、松香芹醇）、酯（乙酸香茅酯、丁酸香茅酯）等。

中　　藥　無中醫記載。

性　　味　辛、酸，涼。

歸　　經　肺、肝。

體　　質　痰濕，氣鬱。

主治功能　祛風勝濕、疏肝理氣。

❶ 祛除濕氣，緩解肌肉痠痛。

❷ 促進循環，安撫鎮靜。

❸ 驅蚊。

配　　方　檸檬尤加利 3 滴、月桂 5 滴、川芎 2 滴，甜杏仁油 10㎖，可搭配黑種草籽油。

功　　效　祛風勝濕，改善居住環境濕氣重導致的肌肉痠痛。

使用方法　精油泡澡（須加界面活性劑，如：沐浴乳或浴鹽等）或精油調和油塗抹全身。

• 醛類精油中，檸檬香茅、檸檬尤加利比較沒辦法處理情緒問題。

• 檸檬尤加利幫助肌肉骨骼的效果比較好，比較沒辦法處理腸胃問題，驅蚊、抗菌效果也沒那麼好。

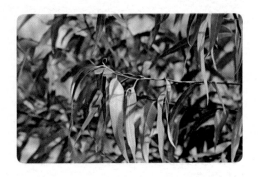

28. 檸檬馬鞭草

Lemon verbena

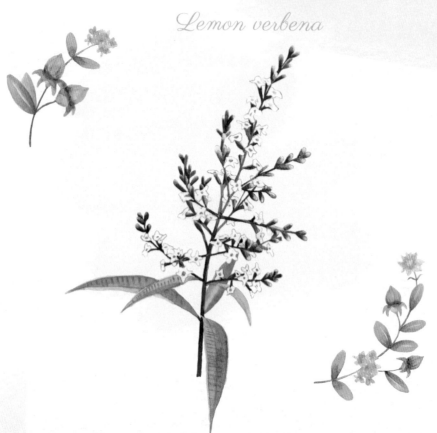

學　　名	*Lippia citriodora*	萃取方法	（葉片）蒸餾
植物科屬	馬鞭草科、過江藤屬	脈　　輪	第三氣卦、本我輪

成　　分	主要成分為醛（檸檬醛＝橙花醛、牻牛兒醛，光檸檬醛），其他有氧化物（桉油醇、丁香油烴氧化物）、單萜烯（檸檬烯）、倍半萜醇（橙花叔醇、斯巴醇、丁香油烴醇）、單萜醇（香茅醇、橙花醇、牻牛兒醇）、倍半萜烯（ß-丁香油烴、大根老鸛草烯、金合歡烯、鬱金烯）、酯（乙酸牻牛兒酯、乙酸橙花酯、乙酸香茅酯）、香豆素（七葉樹素）等。

中　　藥

❶ 檸檬馬鞭草（Lippia citriodora），具有強烈的檸檬香氣。

❷ 馬鞭草多是草本植物，檸檬馬鞭草則是多年生灌木。

❸ 檸檬馬鞭草，與中藥的馬鞭草（Verbena officinalis）不同，但有類似的功效，皆可利膽、活血、解毒。

性　　味　酸、苦、甘，涼。

歸　　經　心、肝、膽。

體　　質　氣鬱。

主治功能　疏肝利膽。

　　檸檬馬鞭草精油的功效都是用於肝氣鬱滯、膽經阻塞導致的症狀上：

❶ 口苦、消化不良、食慾不振，過度換氣症候群，創傷後壓力症候群。

❷ 促進膽汁分泌，分解脂肪，促進消化。

❸ 安定神經，溫和鎮定，幫助睡眠。

❹ 消除沮喪情緒，振奮精神，從容面對壓力。

配　　方　真正薰衣草 2 滴、永久花 2 滴、岩玫瑰 2 滴、德國洋甘菊 2 滴、檸檬馬鞭草 1 滴、苦橙葉 1 滴，甜杏仁油 10㎖，若有傷口可搭配沙棘油。

功　　效　疏肝利膽，改善膽經濕疹（嚴重可演變成蜂窩性組織炎、不容易癒合的傷口）。

使用方法　以生理食鹽水清洗後，取適量調油塗抹局部膽經濕疹處。

• 檸檬馬鞭草價格昂貴，很好生長，但出油量少。

• 檸檬馬鞭草比起香蜂草多了入心（心主神明，即精神、思維、意識）的作用。

• 香蜂草精油的成分、功效與檸檬馬鞭草精油類似，可用於憂鬱症，例如更年期、老年人，失去掌控的能力，心情鬱悶煩躁。

光敏性　檸檬馬鞭草含微量呋喃香豆素，注意光敏性。

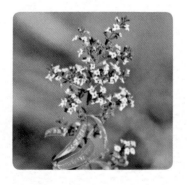

29.山雞椒

May chang

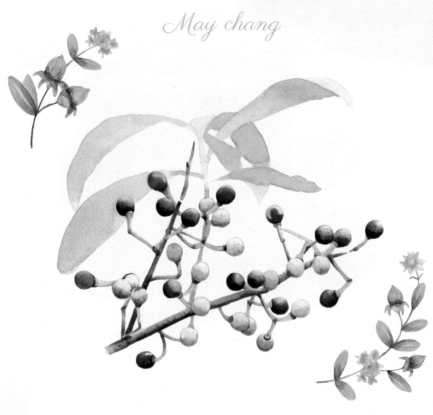

學　　名	*Litsea cubeba*	萃取方法	（果實）蒸餾
植物科屬	樟科、木薑子屬	脈　　輪	第三氣卦、本我輪

成　　分	主要成分為醛（檸檬醛＝橙花醛、牻牛兒醛，香茅醛），其他有單萜烯（玉桂烯、檸檬烯）、單萜醇（香茅醇、橙花醇、牻牛兒醇、沉香醇、萜品烯醇）、單萜酮、酯（乙酸香茅酯、乙酸牻牛兒酯等）、倍半萜烯（ß-丁香油烴）等。

=== 中醫芳療 ===

中　　藥　等同中藥的蓽澄茄，為樟科植物山雞椒(Litsea cubeba (Lour.) Pers.)的乾燥成熟果實。

性　　味　辛，溫。

歸　　經　脾、腎、肝、膽經。

體　　質　氣鬱。

主治功能　理氣開鬱，利膽通腑。

　　山雞椒精油的功效都是用於膽經阻塞導致的症狀上：

❶ 口苦、消化不良、食慾不振、時常嘆氣、胸脅痛不能轉側、膽經循行痠痛、緊繃、麻木、肥胖（如馬鞍臀）。

❷ 安撫、鎮靜、抗憂鬱、振奮精神。

❸ 抗病毒、抗菌、抗黴菌（用於香港腳、灰指甲）。

❹ 緊實、收斂，平衡油性皮膚和油性髮質。

❺ 開胃、促進消化。

❻ 促進產婦乳汁分泌。

❼ 陰虛血分有熱，發熱咳嗽禁用。

=== 精油配方 ===

配　　方　真正薰衣草 2 滴、永久花 2 滴、岩玫瑰 2 滴、德國洋甘菊 2 滴、山雞椒 5 滴、百里酚百里香 2 滴、甜杏仁油 10㎖。

功　　效　利膽以除濕化痰。改善足癬。

使用方法　清潔後取適量調油塗抹患處。

=== 注意事項 ===

• 山雞椒，又稱為山胡椒、馬告，是台灣原住民的胡椒，可加在料理中做成湯品或茶葉蛋。（注意！精油不可以入菜。）

• 下雨天鞋子被淋濕，可以將報紙塞進鞋子，取檸檬香桃木精油或山雞椒精油滴到報紙內以抗菌除濕。

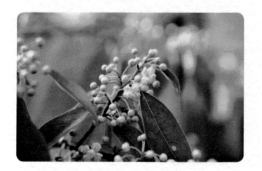

30.桉油樟

Ravensara

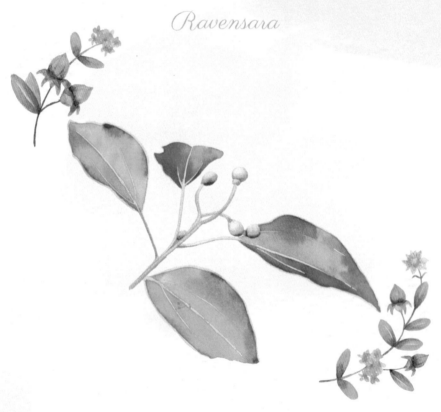

學　　名	*Cinnamomum camphora*	萃取方法	（葉片）蒸餾

植物科屬	樟科、桉油樟屬	脈　　輪	第五氣卦、喉輪

成　　分	主要成分為氧化物（1.8 桉油醇），其他有單萜烯（松油萜、蛇床烯、檸檬烯）、酯（乙酸萜品烯酯、乙酸龍腦酯）、酚（丁香酚）、單萜醇（側柏醇、龍腦）、倍半萜烯（大根老鸛草烯、α-沒藥烯、ß-丁香油烴）、醚（甲基醚丁香酚、黃樟腦）、單萜酮（樟腦）、倍半萜醇（艾屬醇、桉葉醇）、醛（香桃木醛）等。

===== 中醫芳療 =====

中　　藥
- ❶ 無中醫記載。
- ❷ 桉油樟（羅文莎葉）精油類似中醫的風藥（性味偏辛涼）。

性　　味　辛,涼。

歸　　經　肺。

體　　質　痰濕。

主治功能　祛風,解表,化濕。

- ❶ 類似中醫的風藥,利用風能勝濕的概念,治療關節疼痛和肌肉緊繃,提振精神。
- ❷ 抗病毒的首選精油:感冒、呼吸道感染如流感病毒、腺病毒,各種皮膚皰疹如單純皰疹病毒、帶狀皰疹病毒、水痘、泌尿道皰疹,病毒性腸炎（俗稱腸胃型感冒）如諾羅病毒、輪狀病毒導致。
- ❸ 乾化皮膚,也可處理汗皰疹（是寒濕或水飲體質,並非病毒感染）。

===== 精油配方 =====

配　　方　真正薰衣草 2 滴、永久花 1 滴、岩玫瑰 1 滴、德國洋甘菊 2 滴、桉油樟（羅文莎葉）2 滴、岩蘭草忍冬 2 滴、沙棘油 2 滴、甜杏仁油 10㎖。

功　　效　祛風,解表,化濕。改善單純皰疹病毒、帶狀皰疹病毒。

使用方法　清潔後取適量調油塗抹患處。

===== 注意事項 =====

- 桉油樟,舊名「羅文莎葉」。
- 不是所有類型的感冒都可以使用氧化物處理,重點在病毒型感冒或有濕的體質才可以使用。

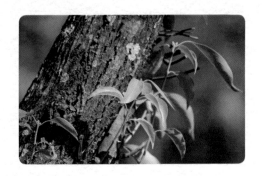

31. 綠花白千層
Niaouli

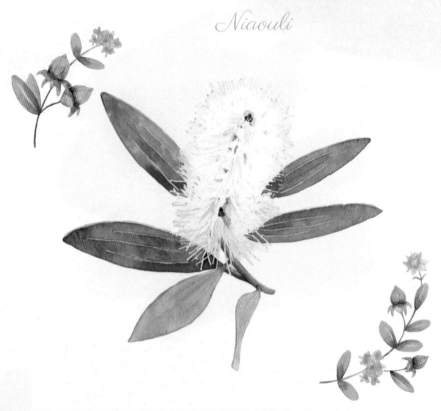

學　　名	*Melaleuca viridiflora*、 *Melaleuca* *quinquenervia*	萃取方法	（葉片）蒸餾
植物科屬	桃金孃科、白千層屬	脈　　輪	第五氣卦、喉輪
成　　分	主要成分為氧化物（1.8 桉油醇、環氧丁香油烴 II），其他有單萜烯（α&ß- 松油萜、檸檬烯、水茴香萜、萜品烯）、單萜醇（沉香醇、萜品烯四醇）、倍半萜烯（ß-丁香油烴、香樹烯、杜松烯、綠花白千層烯）、倍半萜醇（藍膠醇、綠花白千層醇、橙花叔醇）、含硫分子（脂肪醛）等。		

中　　藥

  ❶ 無中醫記載。

  ❷ 綠花白千層精油類似中醫的風藥（性味偏辛涼）。

性　　味　辛，涼。

歸　　經　肺。

體　　質　痰濕。

主治功能　祛風，解表，勝濕。

  ❶ 類似中醫的風藥，利用風能勝濕的概念，改善各種皮膚黏膜疾病導致的組織滲出液：處理黏膜、中耳炎（塗耳後或從鼻腔滴入）、鼻腔、生殖泌尿道等。

  ❷ 抗病毒，抗菌（尤其是金黃葡萄球菌）、抗黴菌（白色念珠菌）、抗黏膜病菌（如胸腔、生殖泌尿道、淋巴），用於感冒、呼吸道感染、生殖泌尿道感染。

  ❸ 改善放射治療或曬傷導致的皮膚紅腫。

配　　方　真正薰衣草 3 滴、永久花 1 滴、岩玫瑰 1 滴、綠花白千層 3 滴、西伯利亞冷杉 1 滴、薑 1 滴，甜杏仁油 10㎖。

功　　效　祛風，解表，勝濕。改善汗皰疹。

使用方法　清潔後取適量調油塗抹患處。可加強塗抹並按摩脾胃經。

• 綠花白千層雖然可以預防曬傷，但無法防曬。

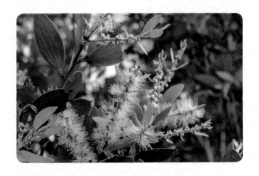

32.月 桂
Bay

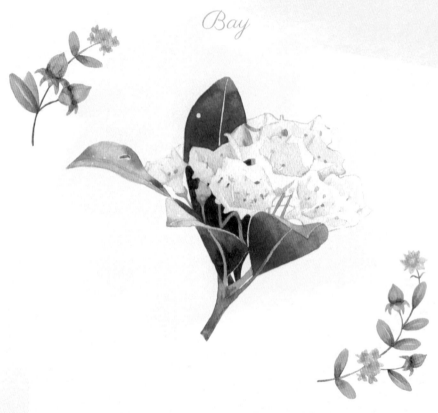

學　　名	*Laurus nobilis*	萃取方法	（葉片）蒸餾
植物科屬	樟科、月桂屬	脈　　輪	第五氣卦、喉輪

成　　分	主要成分為氧化物（1.8 桉油醇），其他有單萜烯（松油萜、蛇床烯、水茴香萜）、酯（乙酸萜品烯酯、乙酸龍腦酯）、單萜醇（沉香醇、側柏醇、龍腦）、倍半萜烯（α- 葎草烯、ß-丁香油烴、欖香酯烯）、醚（甲基醚丁香酚）、酚（丁香酚）、倍半萜內酯、倍半萜醇（艾屬醇、桉葉醇）等。

中　　藥

❶ 無中醫記載。

❷ 月桂精油類似中醫的風藥（性味偏辛溫）。

性　　味　辛，微溫。

歸　　經　肺、脾、胃、大腸。

體　　質　陽虛、痰濕。

主治功能　祛風、解表、勝濕、散寒。

　　類似中醫辛溫解表的風藥，利用風能勝濕、溫能散寒的概念：

❶ 抗呼吸道感染。

❷ 促進消化。

❸ 提高自信心。

❹ 促進頭皮健康。

❺ 緩解肌肉疼痛。

❻ 促進血液循環。

配　　方　月桂 3 滴、甜馬鬱蘭 2 滴、真正薰衣草 5 滴，甜杏仁油 10㎖，可搭配黑種草籽油。

功　　效　祛風、解表、勝濕、散寒。改善外感風寒導致的落枕。

使用方法　塗抹並按摩患處，可加強頭部及背部的督脈及膀胱經。

● 月桂精油小劑量具有激勵效果，而大劑量使用反而會產生鎮靜的作用。

● 月桂葉也經常添加在料理中以增添風味。（注意！精油不可以入菜。）

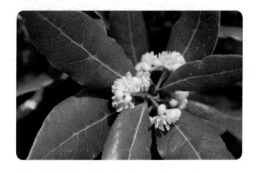

33. 中國肉桂

Cassia

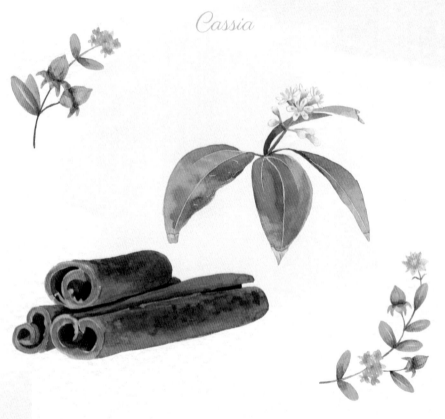

學　　名	*Cinnamomum cassia*	萃取方法	（樹皮）蒸餾
植物科屬	樟科、樟屬	脈　　輪	第二氣卦、性輪

成　　分	主要成分為芳香醛（反式肉桂醛、苯甲醛、水茴香醛），其他有香豆素、酚（癒創木酚、香荊芥酚）、酸（安息香酸、順式與反式肉桂酸）等。

中　藥　等同中藥的肉桂，為樟科常綠喬木植物肉桂（Cinnamomum cassia Presl）的樹皮。

性　味　辛、甘，熱。

歸　經　脾、腎、心、肝經。

體　質　陽虛。

主治功能　溫補腎陽、散寒止痛、溫經通脈。

❶ 用於下腹冷（含子宮、泌尿系統、少部分腸道）及下半身冷所伴隨的症狀。

❷ 塗抹腎經，可用於腎陽虛的腹痛、腹瀉、痛經、怕冷，可壯陽、暖宮。

❸ 塗抹膀胱經及肺經，可用於風寒感冒。

❹ 舒緩關節肌肉疼痛、改善血液循環不良。

❺ 中國肉桂皮比錫蘭肉桂葉力道強，使用時須特別注意劑量、濃度、部位。

配　方　肉桂葉 2 滴、薑 1 滴、甜馬鬱蘭 2 滴、桉油樟（羅文莎葉）2 滴、永久花 2 滴、索馬利亞乳香 2 滴、川芎 1 滴、真正薰衣草 5 滴、歐洲赤松 1 滴、紅桔 2 滴，甜杏仁油 20㎖。

功　效　祛風、解表、散寒、止痛。改善流感病毒導致的發燒、惡寒、全身痠痛、無力、食慾不振。

使用方法　精油泡澡（須加界面活性劑，如：沐浴乳或浴鹽等），或以精油調和油全身塗抹，可加強頭部及背部的督脈及膀胱經。

• 多數芳療書籍都提到肉桂精油不可以在懷孕期間使用，但中醫在臨床上遇到胞宮寒冷或下焦寒冷的孕婦，仍會使用中藥肉桂，只是劑量須依症狀輕重做調整。

• 土肉桂、錫蘭肉桂（學名：Cinnamomum verum，英文名：Cinnamon，有葉片或樹皮萃取）、中國肉桂，三種品種不同。
肉桂樹皮中萃取的精油具有很強的皮膚刺激性，千萬不可直接擦在皮膚上，而肉桂葉片萃取的精油雖然也具刺激性，但比較沒有肉桂樹皮的強。
肉桂精油稀釋在植物油中的濃度必須非常低，最好低於 0.5%。
肉桂葉的精油較肉桂皮的精油便宜。
中國肉桂也有 CO_2 萃取的精油。

• 臨床上有些人明明臉很紅好像熱證，但是卻心悸、喘、怕冷、非常虛弱，稱為虛陽上浮，可以用酯類、歐洲赤松、少量肉桂、少量岩蘭草，以引火歸原。

• 腎陽虛有燃料不足及火不足的差異。如果單純燃料不足（沒有怕冷），使用肉桂可能會上火，需特別注意。

• 肉桂也經常加在料理中，所以必須注意是否對體質造成影響，例如可口可樂含中國肉桂、肉桂皮煮水做成蘋果肉桂派、一般咖啡中加的是錫蘭肉桂粉（注意！精油不可以入菜！）。

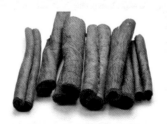

脾經配方的調配思路與用法

配 方 肉桂、云木香、厚朴、紅桔、桔葉、阿拉伯茉莉、松針（或雲杉、黑雲杉、西伯利亞冷杉）

這是由ALIZ芳香學苑沈莉莎校長研發，脾經配方雖與中醫的健脾方向不同，但其運用很廣泛，我主要是把他當桂枝湯、安中散、濟生腎氣丸來使用，端看塗抹的部位決定。

由於臨床上我們一次調油頂多 10～30 mℓ，下次狀況改變就會改變配方了，而單用肉桂精油，有時候即使 1 滴也容易刺激皮膚，除非是特異角質的足底，因為角質較厚比較不敏感，所以一般一次性的調油可以改用肉桂葉，或是使用這種經過大量稀釋的精油，也就是與其他精油成分相比，其比例極低，達到療效卻不容易刺激皮膚。

肉桂精油外用，使用在足底或腎經，可以溫補腎陽；使用在膀胱經或全身，有中藥桂枝的功效，可以溫經散寒。其實肉桂與桂枝同樣來自樟科常綠喬木的肉桂（Cinnamomum cassia Presl），肉桂為其樹皮，桂枝為其嫩枝。桂枝性味辛、甘、溫，歸心、肺、膀胱經，功效可發汗解肌、溫通經脈、助陽化氣。

同樣品種的精油與中藥，精油外用功效不完全同於中藥內服，因其走的路徑不同，中藥內服會先經由腸胃吸收再走到其循行歸經，而精油外用則是看塗抹的部位是屬於哪一個臟腑或經絡，先在局部作用後，再回到其藥性的真正循行歸經。

風寒外感
（脾經配方時機 ❶）
用 法 塗抹膀胱經、肺經，或塗抹全身，或泡澡。

肝脾腎經寒凝
（脾經配方時機 ❷）
用 法 肝脾腎經寒凝而引起的腹痛或腹部不舒；塗抹腹部，或塗抹下肢脾肝腎經。

腎陽虛
（脾經配方時機 ❸）
用 法 腎陽虛引起的下腹冷、下半身冷、腰膝痠軟；塗抹湧泉穴，或塗抹腎經，或塗抹下腹部及下肢。

桂枝湯

組　成　桂枝、生薑、白芍、大棗、炙甘草。

功　效　解肌祛風，調和營衛。

主　治　外感風寒表虛證。

症　狀　頭痛發熱，汗出惡風，鼻鳴乾嘔、苔薄白、脈浮弱或浮緩。

方　解　桂枝辛溫解表，溫經通陽；芍藥酸苦微寒，養血斂陰；生薑辛溫，助桂枝解肌散寒；大棗、炙甘草能益氣和中。諸藥合用，調陰陽和營衛。

精油變方

桂枝→肉桂（葉）、

生薑→薑。

白芍→真正薰衣草（較其他酯類效果好）。

大棗、炙甘草→花梨木（芳樟類似花梨木的氣味，但不能完全替代）。

安中散

組　成　肉桂、延胡索、牡蠣、小茴香、砂仁、甘草、良薑、乾薑。

功　效　順氣安中、散寒止痛。

主　治　治急慢性腹痛。

症　狀　腹痛、腹脹、反胃、泛酸、消化不良、婦人痛經。

方　解　肉桂、砂仁、小茴香、良薑，皆溫腹順氣而散寒痛；延胡索理氣活血以止痛；牡蠣散結制酸；甘草緩急和中止痛。

濟生腎氣丸

組　成　熟地黃、山藥、山茱萸、澤瀉、茯苓、牡丹皮、肉桂、炮附子、懷牛膝、車前子。

功　效　補腎助陽、利水消腫。

主　治　腎陽虛弱、氣化失常、無力通調水道之證。

症　狀　水腫、小便不利、畏寒肢冷、腰膝痠軟、舌淡苔白、脈沉。

方　解　熟地黃、山茱萸、山藥滋補脾腎；牡丹皮涼散血瘀；茯苓、澤瀉利水降濁；肉桂、附子溫補腎陽；車前子，使水邪從小便出；懷牛膝補肝腎，強筋骨，利水通淋。

精油變方　加上「歐洲赤松」精油可激勵可體松，更接近濟生腎氣丸的概念。

34. 肉豆蔻
Nutmeg

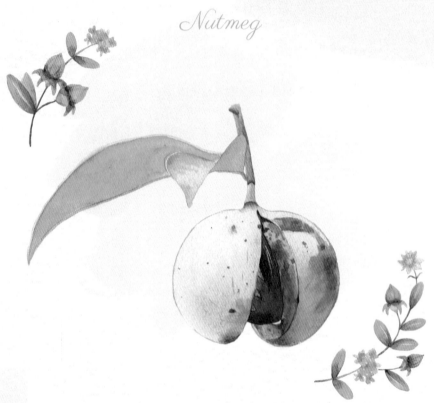

學　　名	*Myristica fragrans*	萃取方法	（果實）蒸餾
植物科屬	肉豆蔻科、肉豆蔻屬	脈　　輪	第六氣卦、第三隻眼
成　　分	主要成分為單萜烯（松油萜、檸檬烯、萜品烯、檜烯），其他有醚（肉豆蔻醚、欖香脂醚、黃樟腦）、單萜醇（萜品烯四醇）、酚（丁香酚、異丁香酚）等。		

中	藥	等同中藥的肉豆蔻，為肉豆蔻科高大喬木植物肉豆蔻（Myristica fragrans Houtt）的成熟種仁。
性	味	辛，溫。
歸	經	脾、胃、大腸經。
體	質	陽虛，痰濕。
主治功能		溫中暖脾，澀腸止瀉，行氣止痛。

❶ 所有的功效都是建立在溫補脾腎、散寒止痛、溫經通脈的特性上，如改善脹氣、治療腹瀉（脾腎虛寒）、緩解肌肉及關節痠痛、催經、助產。

❷ 用於脾胃虛寒導致的久瀉不止、腹脹、腹痛、食慾不振、噁心、嘔吐等。

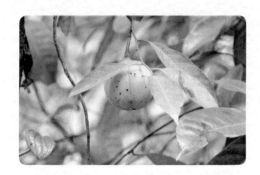

配　方	肉豆蔻 2 滴、吳茱萸 1 滴、蒔蘿 5 滴、山雞椒 2 滴，甜杏仁油 10㎖。
功　效	溫補脾腎、澀腸止瀉。改善五更泄瀉（脾腎陽虛、完穀不化）。
使用方法	塗抹腹部及下肢內側脾肝腎經。

• 醚類比較不容易被肝臟分解，過量會使人呆滯。單體的醚，具有麻醉與愉悅的功效，可調節血清素（快樂賀爾蒙）。醚類對骨骼肌的止痛效果比較不好，但可鎮定放鬆平滑肌（子宮、膀胱、腸胃、氣管），幫助消化，緩解脹氣。

• 肉豆蔻、甜茴香、熱帶羅勒、龍艾、丁香羅勒，英國 IFA 協會認為不可以食用這些香料植物，其實沒有那麼危險，只要不要過量，可當作料理的點綴調味。（注意！精油不可以入菜。）

35. 甜茴香
Sweet Fennel

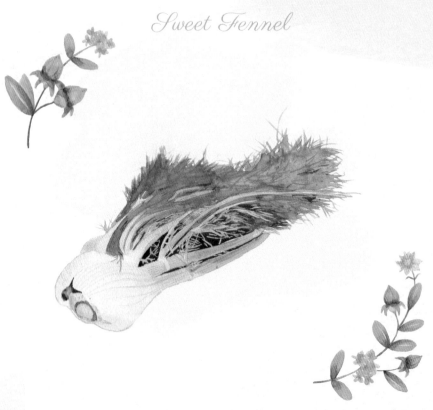

學　　名	*Foeniculum vulgare*	萃取方法	（種子）蒸餾
植物科屬	繖形科、茴香屬	脈　　輪	第二氣卦、性輪

成　　分	主要成分為醚（順式洋茴香腦、反式洋茴香腦、甲基醚蔞葉酚），其他有單萜烯（α-松油萜、檸檬烯）、單萜醇（茴香醇）、單萜酮（茴香酮、樟腦、洋茴香酮）、香豆素與呋喃香豆素（繖形酮、七葉樹素、香柑油內酯、莨菪素、補骨脂素）、氧化物（桉油醇）、醛（洋茴香醛）等。

中醫芳療

中　　藥　等同中藥的小茴香，為繖形科多年生草本植物茴香（Foeniculum vulgare Mill.）的成熟果實。

性　　味　辛，溫。

歸　　經　肝、腎、脾、胃經。

體　　質　陽虛，氣鬱。

主治功能　散寒止痛，理氣調中。

　　所有的功效都是建立在溫暖腹部的特性上：

❶ 改善脘腹冷痛。

❷ 改善寒疝腹痛（由脾胃虛寒，或產後血虛，復感風寒外邪，結聚於腹中而致）。

❸ 開胃、利膽、幫助消化、改善脹氣。

❹ 似雌激素，可改善月經不調、舒緩痛經、助產、催乳。

❺ 減少更年期婦女因荷爾蒙濃度變化過大導致的更年期綜合症，偏於寒證者。

精油配方

配　　方　甜茴香 2 滴、快樂鼠尾草 2 滴、玫瑰天竺葵 2 滴、當歸 2 滴、川芎 1 滴、肉桂葉 1 滴，甜杏仁油 20㎖。

功　　效　散寒止痛。緩解寒證的經前緊張症候群。

使用方法　塗抹下肢內側脾肝腎經，可加強三陰交、湧泉、八膠穴，塗抹腹部效果不佳。

注意事項

- 甜茴香精油與洋茴香精油（學名：Pimpinella anisum，英文名：Anise）不同，兩者長得差不多，功效相近，都含有順式洋茴香腦、反式洋茴香腦，順式洋茴香腦相對於反式洋茴香腦來說易代謝、較安全，精油一般比較建議用甜茴香，因為甜茴香所含的反式洋茴香腦比例較洋茴香低、順式洋茴香腦比例較洋茴香高。

- 市場賣的茴香蔬菜是蒔蘿（學名：Anethum graveolens，英文名：Dill）。

- 小茴香精油（學名：Cuminum cyminum，英文名：Cumin）與中藥小茴香不同，小茴香精油是常用的香料「孜然」。

- 大茴香，又名八角、八角茴香，為木蘭科八角茴香（Illicium verum Hook. f.）的成熟果實。性味功效與小茴香相似，但力量較弱。

- 繖型科精油皆有幫助消化的功能，其中以藏茴香精油（學名：Carum carvi，英文名：Caraway，即葛縷子）消脹氣效果特別好，但由於是單萜酮類，使用劑量不宜過重。

- 多數芳療書籍都提到甜茴香精油禁用於癲癇患者，但中醫並無此說，臨床上應該辨別證型，如果陰虛或熱症的癲癇患者使用甜茴香過量，可能加重陰虛或熱症，因而導致癲癇發作。

- 多數芳療書籍都提到甜茴香精油禁用於孕婦及嬰兒，但在中醫臨床上只要證型適合，也是可以酌量使用。

- 中藥也是有毒性，但沒有毒性的中藥用在不對的證型就會有副作用。

- 茴香酒、茴香咖啡、印度香料茶、咖哩、咳嗽藥水都可見到甜茴香的身影。（注意！精油不可以入菜！）

36. 德國洋甘菊
German chamomile

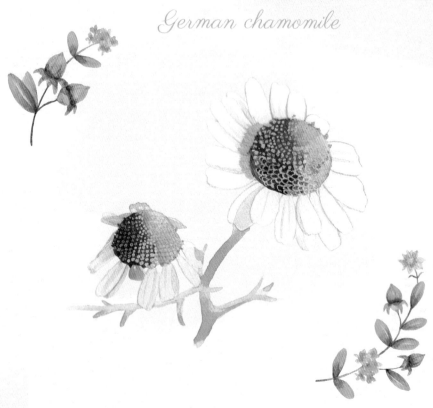

學 名	*Matricaria recutita*、*Matricaria chamomilla*	萃取方法	（花朵）蒸餾
植物科屬	菊科、母菊屬	脈 輪	第五氣卦、喉輪
成 分	主要成分為倍半萜烯（母菊天藍烴、雙氫母菊天藍烴、反式 -ß- 金合歡烯、沒藥烯）、倍半萜氧化物（沒藥醇氧化物 A&B），其他有倍半萜醇（α- 沒藥醇、艾醇、金合歡醇）、醚、倍半萜內酯、香豆素、單萜酮（側柏酮）等。		

中　　藥

❶ 無中醫記載。

❷ 個人使用德國洋甘菊精油的心得是近似於中藥的類似五味消毒飲，龍膽草，青黛（母菊天藍烴與青黛的藍色相近）等中藥，可清熱解毒、清肝瀉火。

性　　味	苦，微寒。
歸　　經	肺、肝。
體　　質	濕熱。
主治功能	清熱解毒、清肝瀉火。

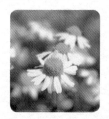

❶ 抗組織胺，抗過敏。

❷ 消炎，促進傷口癒合。

❸ 處理肝火犯脾胃的消化問題。

❹ 改善肝火旺導致的婦科問題、失眠、情緒亢奮、躁動不安。

❺ 緩解熱盛傷陰的肌肉痙攣。

配　　方	德國洋甘菊 2 滴、真正薰衣草 4 滴、永久花 2 滴、岩玫瑰 2 滴，甜杏仁油 10㎖。
功　　效	清熱解毒。改善痤瘡、粉刺。
使用方法	清潔後取適量塗抹局部患處，能改成乳液或乳霜的劑型效果更好。

• 四大藍天王（皆含母菊天藍烴）：德國洋甘菊、摩洛哥藍艾菊、西洋蓍草、南木蒿，皆可化瘀、癒合傷口、消炎、止癢（可抗組織胺，但沒有抗組織胺藥物的嗜睡副作用）。

• 安定神經，幫助睡眠，大腦訊息過多，放鬆情緒，降肝火。

• 適合暴走、容易動怒，說話大聲，喜重口味，容易消化不良的人。

• 因為處理平滑肌，所以對腸胃、子宮、膀胱、氣管都有幫助。

• 還有很多含天藍烴的植物待發現，「藍絲柏」精油就是其中之一，他同時含有德國洋甘菊和癒創木的化學成分，有極佳的抗發炎、利水特性，除了前述的適應症以外，我偶然發現在激烈運動後塗抹藍絲柏精油，可以改善乳酸堆積的肌肉痠痛。

• 德國洋甘菊 2 滴、真正薰衣草 4 滴、永久花 2 滴、岩玫瑰 2 滴，10㎖基底油。

• 熱症發炎較嚴重時，加重德國洋甘菊的劑量，德國洋甘菊 4 滴、真正薰衣草 2 滴、永久花 2 滴、岩玫瑰 2 滴，10㎖基底油。

• 皮膚損傷或瘀傷時，用於皮膚局部病灶，若有傷口須在塗抹前先清潔傷口。

• 可加入沙棘油 1～2 滴，加強傷口癒合。

37.摩洛哥藍艾菊

Blue tansy

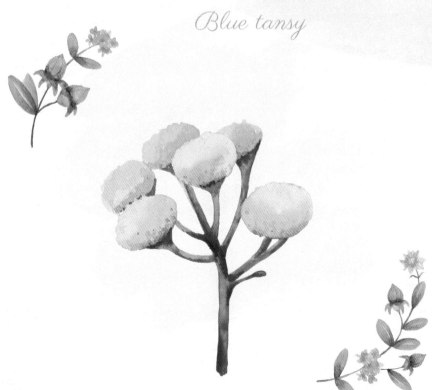

學　　名	*Tanacetum annuum*	萃取方法	（開花整株）蒸餾
植物科屬	菊科、艾菊屬	脈　　輪	第五氣卦、喉輪
成　　分	主要成分為倍半萜烯（母菊天藍烴、雙氫母菊天藍烴）、單萜烯（松油萜、檸檬烯），其他有單萜酮（樟腦）。		

中　藥

❶ 無中醫記載。

❷ 個人使用摩洛哥藍艾菊精油的心得是近似於中藥的連翹，可清熱解毒、疏散風熱。

性　味　辛、苦，微寒。

歸　經　肺、肝。

體　質　濕熱。

主治功能　清熱解毒，疏散風熱，清心肺火，散上焦熱。

❶ 用於心肺有熱諸症，如咳嗽、氣喘、肺氣腫，皮膚炎、酒糟鼻，高血壓、偏頭痛。

❷ 摩洛哥藍艾菊功效近似德國洋甘菊，但更擅長呼吸道發炎，可化痰，化解黏液。

❸ 抗組織胺、抗過敏，可消炎、止癢、鎮靜神經。

══════ 精油配方 ══════

配　方　摩洛哥藍艾菊 2 滴、綠花白千層 1 滴、真正薰衣草 2 滴、沙棘油 2 滴，甜杏仁油 10㎖。

功　效　清心肺火，散上焦熱。改善上焦有熱的過敏性鼻炎。

使用方法　滴入鼻腔，後仰讓用油流至咽喉。不習慣滴鼻法，可塗抹肺經或肺俞穴，但效果比滴鼻法慢。

• 母菊天藍烴的氣味通常都不太好聞，但是摩洛哥藍艾菊最好聞，有甜甜的奶香味。

• 肌膚急救配方（參考 P.211）的其他用法：

❶ 用於風熱外感（鼻涕或痰為黃綠色，咽喉紅腫等），可將德國洋甘菊改成摩洛哥藍艾菊精油（整體濃度大約 3%，避免過度刺激黏膜），從鼻腔滴入 2 滴調合油，使調油緩緩流到咽喉。

❷ 鼻咽分泌物多（鼻涕、痰）的時候，可再加上少許氧化物類精油，如綠花白千層、澳洲尤加利、藍膠尤加利、桉油樟（羅文莎葉）、穗花薰衣草等精油。

❸ 亦可用於輕微的中耳炎（整體濃度大約 3%，避免過度刺激黏膜），可以從鼻腔滴入，左側躺與右側躺交替。

❹ 有些人的感冒雖然已經化熱，但是呼吸道對寒冷的溫度特別敏感，遇到冷空氣想咳嗽、打噴嚏，可以加極少量的沉香醇百里香、薑、肉桂（葉）等精油，注意薑或肉桂（葉）精油必須極少量（＜0.5%）使用，否則容易造成黏膜的刺激。

❺ 嚴重感冒還是要看醫生，不要錯失治療時機。

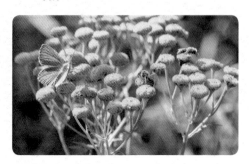

38. 依蘭

Ylang Ylang

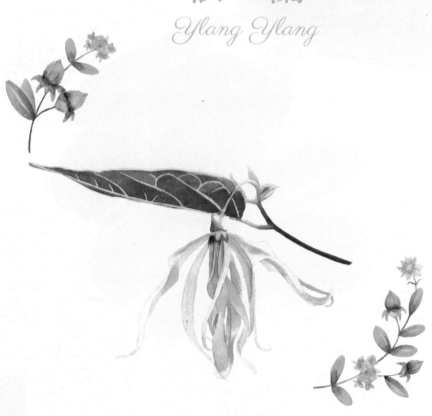

學　　名	*Cananga odorata*	萃取方法	（花朵）蒸餾
植物科屬	番荔枝科、香水樹屬	脈　　輪	第四氣卦、心輪

成　　分	主要成分為倍半萜烯（α-金合歡烯、大根老鸛草烯）、單萜醇（沉香醇、牻牛兒醇），其他有醚（對甲酚甲醚）、苯基酯（乙酸卞酯、苯甲酸卞酯）、酯（乙酸牻牛兒酯）、單萜酮、倍半萜醇（金合歡醇）、醛、單萜烯、酚等。

中　　藥　無中醫記載。

性　　味　辛、甘，平。

歸　　經　肝、腎。

體　　質　陰虛。

主治功能　養陰舒肝。

❶ 激勵體內生成腦內啡與血清素。

❷ 平衡荷爾蒙，催情。

❸ 抗憂鬱、抗沮喪、提高自信。

❹ 止痛，抗痙攣，處理經前緊張症候群。

❺ 平衡皮脂分泌，同時適合乾性與油性
肌膚，亦可調理頭皮。

──── 精油配方 ────

配　　方　依蘭 5 滴，玫瑰 2 滴，橙花 2 滴，
檀香 1 滴，甜杏仁油 50㎖。

功　　效　養陰舒肝。改善產後憂鬱症。

使用方法　沐浴後塗抹全身，最好可以給有
經驗的芳療師適度按摩全身。

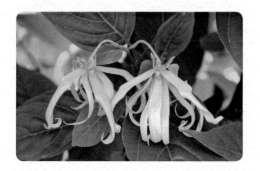

● 依蘭中的「大根老鸛草烯＋苯甲酸卞酯＋
對甲酚甲醚」這三個加起來，對腦內啡具
有激勵效果，腦內啡有止痛放鬆效果，所
以也對癲癇有效。

● 依蘭與茉莉、玫瑰和檀香精油有共同的功
效，是抗憂鬱劑、催情劑和鎮定劑。

● 依蘭可激勵腦內啡（止痛）及血清素（快
樂），提振情緒，有助憂鬱症患者，但憂
鬱症患者通常不喜歡這個味道，要讓他自
己挑精油，再去找連結性。

● 依蘭精油使用濃度過高或使用時間過長，
可能會導致頭痛或反胃。在配油時要注意
劑量，少量使用，氣味有加分迷人效果。

● 依蘭精油的等級取決於蒸餾次數。第一次
蒸餾的精油是完全依蘭，其次是特級依蘭、
一級、二級等。等級的差別在於化學結構，
初次被蒸餾出來的精油比較能夠保留小分
子，蒸餾次數愈多，大分子愈多，被人體
吸收的速度愈慢。

39. 薑
Ginger

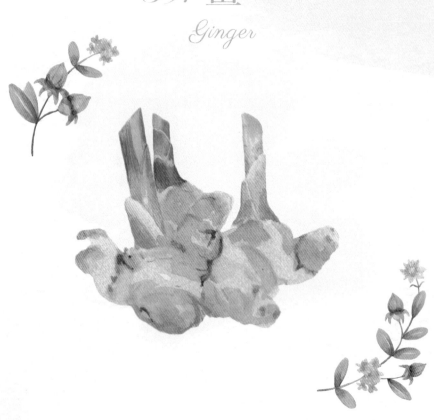

學　名	*Zingiber officinale*	萃取方法	（根部）蒸餾
植物科屬	薑科、薑屬	脈　輪	第一氣卦、基底輪

成　分	主要成分為倍半萜烯（20 種以上薑烯、γ - 沒藥烯、ß- 倍半水茴香萜、芳薑黃烯），其他有單萜烯（樟烯、ß- 水茴香萜、松油萜）、單萜醇（香茅醇、沉香醇）、倍半萜醇（橙花叔醇、薑醇、桉葉醇）、醛、單萜酮（隱酮）等。

中　　藥　等同中藥的薑，為薑科多年生草本植物薑（Zingiber officinale Rosc.）的根莖。

性　　味　辛，溫。

歸　　經　肺、脾、胃經。

體　　質　陽虛。

主治功能　發汗解表，祛風散寒，溫胃散寒，溫中止嘔，溫肺止咳。

　　所有功效都建立在解表祛濕、溫脾胃肺的特性上：

❶ 治療風寒感冒，改善肌肉關節痠痛。

❷ 治療風寒咳嗽，溫化寒痰。

❸ 治療胃寒嘔吐，促進消化。

❹ 可解魚蟹毒。

❺ 生薑傷陰助火，故陰虛內熱者忌用。

═══ 精油配方 ═══

配　　方　薑 1 滴、沉香醇百里香 1 滴、綠花白千層 1 滴、真正薰衣草 2 滴、沙棘油 2 滴，甜杏仁油 10㎖。

功　　效　溫肺止咳。改善風寒咳嗽。

使用方法　3～5 滴入鼻腔兩側，後仰讓用油流至咽喉。不習慣滴鼻法，可塗抹肺經或肺俞穴，但效果比滴鼻法慢。

═══ 注意事項 ═══

• 薑依不同的生長時期分為嫩薑、生薑、粉薑、老薑、薑母。

薑依泡製方法分為乾薑、炮薑、薑炭。

取生薑根莖切下的外表皮，為生薑皮。性味辛涼，能利水消腫、通利小便。

生薑，為薑的新鮮根莖；乾薑，為母薑曬乾的乾燥品；乾薑可進一步加工為炮薑、薑炭。

薑「生用發散，熟用和中」。嫩薑雖發散祛溼但力柔，生薑到老薑溫中能力漸強，發散力漸弱。

生薑能發汗解表，祛風散濕，溫胃降逆；而老薑氣味濃厚，在茶飲中不宜過量服用，以免刺激腸胃，陰虛體質的人（常勞心、熬夜或睡眠品質不佳）亦應避免，因為發汗過度會造成頭暈、心悸等狀況。

炮薑、薑炭用於止血。產後調理第一週所需的生化湯即含炮薑，可幫助子宮收縮、排出血塊。

• 薑萃取方式有二：蒸餾、超臨界 CO2 流體萃取。

腸胃方面可用蒸餾萃取的薑精油，肌肉方面可用 CO₂ 萃取的薑精油。

蒸餾萃取的薑精油，主要成分為薑烯。CO_2 萃取的薑精油比較完整，含有較高的薑醇（辣皮效果），顏色較黃。

蒸餾萃取的薑精油比較偏於生薑。CO_2 萃取的薑精油比較偏於老薑。

40. 胡蘿蔔籽

Carrot seed

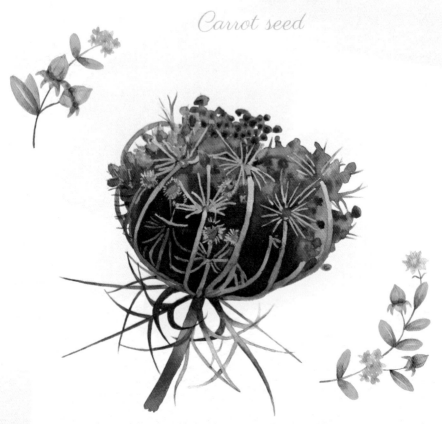

學　　名	*Daucus carota*	萃取方法	（種子）蒸餾
植物科屬	繖形科、胡蘿蔔屬	脈　　輪	第七氣卦、頂輪

成　　分	主要成分為倍半萜醇（胡蘿蔔醇），其他有倍半萜烯（ß-沒藥烯、ß-丁香油烯、胡蘿蔔烯），單萜烯（松油萜、檜烯）、單萜醇（沉香醇、牻牛兒醇）、氧化物（胡蘿蔔醇氧化物）、醚（細辛腦）、酯（乙酸牻牛兒酯）等。

中　　藥

❶ 無中醫記載。

❷ 個人使用胡蘿蔔籽精油的心得是其功效類似中藥的萊菔子，可消食除脹、降氣化痰，但萊菔子為十字花科草本植物蘿蔔（Raphanus sativus L.）的種子，胡蘿蔔籽幫助消化的功效應該是來自於繖形科的關係。

性　　味　辛、甘、苦，平。

歸　　經　肺、胃、大腸。

體　　質　氣虛，氣鬱。

主治功能　消食除脹、降氣化痰。

❶ 舒緩脹氣，幫助消化，間接幫助造血。

❷ 美白，促進細胞再生。

配　　方　胡蘿蔔籽 2 滴、佛手柑 2 滴、甜橙 2 滴、檸檬馬鞭草 2 滴、芫荽 2 滴，甜杏仁油 10㎖。

功　　效　消食除脹。改善腹脹、消化不良。

使用方法　塗抹腹部並順時針按摩，可加強塗抹並按摩脾胃經。

• 胡蘿蔔籽精油與胡蘿蔔籽浸泡油不同，胡蘿蔔籽浸泡油可舒緩皮膚搔癢、幫助傷口癒合、淡化疤痕及皺紋。

• 胡蘿蔔籽壓榨才有維生素 A，所以胡蘿蔔籽浸泡油才有維生素 A。蒸餾沒有維生素 A。

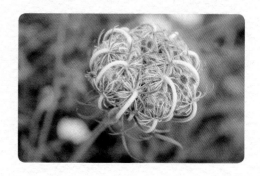

41. 檀 香

Sandalwood

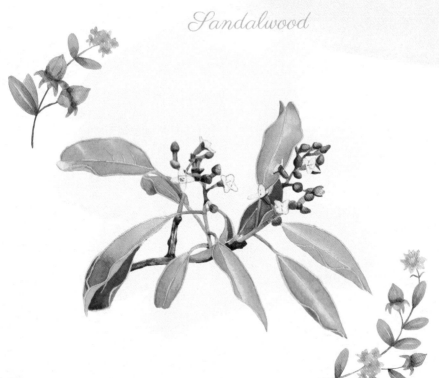

學　　名	*Santalum album*	萃取方法	（木質）蒸餾
植物科屬	檀香科、檀香屬	脈　　輪	第七氣卦、頂輪
成　　分	主要成分為倍半萜醇（α- 檀香萜醇、β- 檀香萜醇），其他有倍半萜烯（α- 檀香烯、β- 檀香烯）等。		

中醫芳療

中	藥	等同中醫的檀香。
性	味	苦、溫。
歸	經	脾、胃、肺經。
體	質	氣鬱。

主治功能　行氣止痛，散寒調中，利膈寬胸。

❶ 治寒凝氣滯導致的胸痛、腹痛、胃脘冷痛、嘔吐、食慾不振。

❷ 調脾肺，利胸膈，為理氣要藥。

❸ 穩定情緒，抗壓，鎮定，助眠。

精油配方

配	方	檀香 1 滴、印度乳香 1 滴、佛手柑 6 滴、真正薰衣草 1 滴、羅馬洋甘菊 1 滴、甜杏仁油 10㎖。
功	效	寬胸理氣。改善過度換氣症候群。
使用方法		塗抹胸口（尤其是膻中穴），心經（尤其是神門穴）、心包經（尤其是內關穴），最後嗅吸。

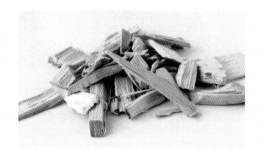

注意事項

- 檀香，緩慢理氣，其向下沉降多於向上升提，故能鎮定、安撫神經。

- 檀香具有寬胸理氣的功效，當咳嗽咳到胸悶、脅肋痛時，可使用檀香以抗肌肉痙攣（吸入法，或塗抹胸部、喉嚨、肺經）。

- 檀香精油質地厚重黏稠，氣味剛開始時不會很強烈，但使用後味道會持續很久，調香時，可當定香的底調。

- 檀香與所有精油都有協同性，適合所有精油，尤其是花朵類。

Attar 精油

　　Attar 精油，使用印度當地礦土製成的特殊蒸餾容器，以檀香或岩蘭草等木質底調定香，再添加手採的昂貴鮮花或草葉，經由與一般蒸餾法不同的水蒸餾法，以低溫花費多天的時間再蒸餾而成，耗工且珍貴，因此，Attar 精油的獨特香氣具有安撫心靈之作用。

　　檀香近年來較昂貴，有些精油用岩蘭草代替以萃取花朵，稱為 attar，但岩蘭草的沉降力比檀香強，憂鬱症、情緒低落、疲倦患者應避免使用，或少量使用並酌加柑橘類以升提氣機。

42. 岩蘭草
Vetiver

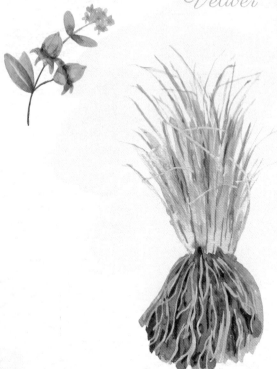

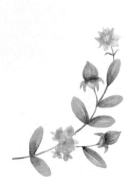

學　　名	*Vetiveria zizanioides*	萃取方法	（根部）蒸餾
植物科屬	禾本科、岩蘭草屬	脈　　輪	第一氣卦、基底輪
成　　分	主要成分為倍半萜醇（岩蘭草醇、三環岩蘭草醇），其他有倍半萜烯（岩蘭草烯、三環岩蘭草烯、岩蘭草天藍烯）、倍半萜酮（α-岩蘭草酮、ß-岩蘭草酮）、倍半萜酯（岩蘭草酯）、酸（安息香酸、棕櫚酸）等。		

中　　藥

　❶ 無中醫記載。

　❷ 岩蘭草精油沉降的特性，與中藥的牛膝、代赭石類似。

性　　味　苦、甘、酸，平。

歸　　經　肝、腎。

體　　質　氣鬱，陰虛。

主治功能　平肝，降逆。

　❶ 緩解肝陽上亢證型（對抗壓力，沉降而非疏通），症見飽受壓力、焦慮、煩躁、易怒、失眠、頭目脹痛。

　❷ 岩蘭草可迅速降氣，使用時應小心劑量，否則容易使頭面清氣下降，導致五官功能失常，此時可運用升提的精油（如柑橘類）逆轉。使用岩蘭草萃取的attar 精油也須注意。

　❸ 憂鬱症患者不建議使用，如果是躁鬱症則可以使用岩蘭草搭配柑橘類精油以調整氣機的升降。

　❹ 印度稱為「寧靜之油」，具有深度放鬆的功效。

　❺ 適合油性肌膚和痤瘡（尤其是壓力大、內分泌失調導致的肌膚問題）。

━━━━━━ 精油配方 ━━━━━━

配　　方　岩蘭草 1 滴、佛手柑 2 滴、檸檬薄荷 2 滴、苦橙葉 2 滴、真正薰衣草 2 滴、羅馬洋甘菊 1 滴，甜杏仁油 20㎖。

功　　效　平肝降逆，滋陰潛陽。改善肝陽上亢導致的頭脹痛、眼壓高。

使用方法　塗抹膻中穴，風池穴、湧泉穴，最後嗅吸。

━━━━━━ 注意事項 ━━━━━━

• 岩蘭草地面上的部位是柔軟的，地面下的根部抓地力極強，具有穩固的能量，可作為水土保持之植物。

• 岩蘭草精油具有深沉的煙熏味，稀釋後出現濃烈的檸檬味，比未稀釋的好聞，質地較檀香精油更厚重黏稠，也可以當調香時的定香劑。

• 適合飄移不定，找不到重點的人，但是使用量過多會容易膠著在物質面，靈性則無法超越，無法活得瀟灑。有固定習慣、移動能量不好的人使用檀香比岩蘭草更好。

• 我對岩蘭草造血的功能存疑，因為許多芳療書提到需要濃度高才有效，但是在這之前可能會因為氣機過於沉降而不舒服。或許可以少量長期使用，納氣入丹田，幫助腎主骨生髓的功能，但前提是你的營養要夠。現代人多怕胖，飲食不均衡，就算是想要使用藥物或精油幫助造血也只是不合實際的事。

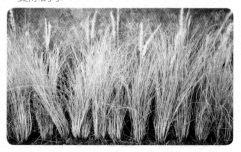

43.廣藿香

Patchouli

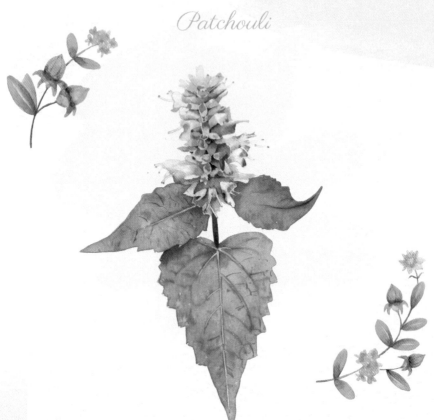

學　　名	*Pogostemon cablin*	萃取方法	（整株）蒸餾
植物科屬	唇形科、刺蕊草屬(廣藿香屬)	脈　輪	第一氣卦、基底輪

成　　分	主要成分為倍半萜醇（廣藿香醇、癒創木醇），其他有倍半萜烯（布藜烯、癒創木烯）、倍半萜酮（廣藿香酮）、單萜烯（松油萜、檸檬烯）、酸等。

中　　藥　等同中藥的廣藿香。

性　　味　辛，微溫。

歸　　經　脾、胃、肺經。

體　　質　痰濕。

主治功能　解表化濕，和中止嘔。

芳香解表化濕要藥：

❶ 用於濕滯中焦導致的脘腹悶脹、噁心、嘔吐、食欲不振、疲倦、腹瀉等症。

❷ 治夏天外感風寒、過食生冷導致的惡寒發熱、頭痛、上吐下瀉。

❸ 可用於濕滯中焦的妊娠嘔吐，但需特別小心使用的劑量。

❹ 促進胃液分泌，改善消化功能，收斂止瀉，對胃腸有解痙作用。

❺ 改善有濕氣的皮膚疾病。

❻ 亦可用於宿醉。

❼ 擴張微血管而略有發汗。

❽ 沒有濕氣的人即使有這些症狀也不適合使用廣藿香。

配　　方　廣藿香 4 滴、桉油樟（羅文莎葉）4 滴、紅桔 2 滴，甜杏仁油 10㎖。

功　　效　解表化濕，收斂止瀉。改善腸胃型感冒。

使用方法　塗抹腹部。

• 《本草正義丸》：「藿香芳香而不嫌其猛烈，溫煦而不偏於燥烈，能祛除陰霾濕邪，而助脾胃正氣，為濕困脾陽，倦怠無力，飲食不好，舌苔濁垢者最捷之藥。」

• 也可用於妊娠嘔吐，適合過食生冷瓜果或飲冷過多導致的妊娠嘔吐，注意需塗抹足部脾經、胃經（不要直接塗抹腹部）。

• 藿香葉偏於發表，藿香梗偏於和中，鮮藿香解暑之力較強，可作夏季清暑飲料。

• 腸胃型感冒，用 100% 廣藿香精油 1～2 滴，塗抹腹部或肛門，可以有效的緩解腸胃痙攣及止瀉。

• 廣藿香精油質地厚重黏稠，也可以當調香時的定香劑。

廣藿香精油可防寒溼之邪侵犯

最近降雨頻繁，天氣也變得溼冷，一不小心忘記帶傘就會淋到雨，甚至雖然都有撐傘，但是因為環境溼冷，寒溼之邪更易侵入人體，出現很多風寒溼型的感冒，多是頭痛、身體痠痛、肢體重著、落枕，或是腸胃型感冒，例如嘔吐、腹瀉、食慾不振等，還有一些原本腸胃就不是很好的患者，這種天氣更容易脹氣或胸悶（可以是寒溼之邪侵犯胸陽或是食道脹氣導致噎膈），因為人體的衛氣會與臟腑相連，衛氣受寒溼之邪而導致運行不暢。

首先，為大家介紹一些中藥外用藥，例如藿香、紫蘇葉、生薑，取其中一種大約 10 公克，把水煮滾後加入再煮 3 分鐘，取汁喝，我知道患者常常會有「吃藥吃到厭倦」、「怕吃中藥」，其實泡腳或泡澡也是不錯的選擇，但是請切記不可以今日使用過留到隔日再泡，因為藥液已經變質，再泡就有害身體。

另外，我建議大家可以在家裡常備廣藿香精油，非常適合溼冷的冬季，也很適合夏天梅雨季節。廣藿香精油應用於香水的調配中，屬於後味，通常拿來做為「定香」，有特殊的「東方情調」。廣藿香在中醫的功效為發表解暑、化濕開胃、理氣止嘔，用於夏傷暑溼、寒熱頭痛胸悶、腹痛吐瀉、消化不良、胃腸型感冒、妊娠惡阻，為夏季治療暑溼的常用藥。

如何使用廣藿香精油呢？

一般精油除了茶樹、薰衣草精油可以直接擦在皮膚上，其他多數需要稀釋，否則可能會過度刺激皮膚，通常可稀釋成 1～5%，2～10 滴 100% 精油加入 10ml 基底油，基底油可使用甜杏仁油或荷荷巴油，若使用於臉部一定要稀釋成 0.5%～2.5%；孕婦也可以使用這支精油，使用濃度約 1%；幼童使用濃度則應依年齡分等，0～3 個月 0.1%，3 個月～1 歲 0.3%，1 歲～3 歲 1%，3 歲～10 歲 2%，10 歲以上等同成人劑量。但是我在使用廣藿香精油時沒有稀釋，一次使用 1～3 滴，滴在手上攪和開來，塗抹在需要的地方，並不會有特別刺激皮膚的感覺。

使用廣藿香精油的經驗

1. 早晚溫差大的天氣又飄著細雨，早上冷到發抖，中午熱得冒汗，晚上就頭痛了，這時候在後頸部及脊椎、背部（督脈及足太陽膀胱經）抹上 2～3 滴廣藿香精油，頭痛就緩解了。在陰雨天，如果要預防感冒，也可以滴 3～5 滴廣藿香精油用來泡腳或是泡澡（需滴入幾滴沐浴乳當界面活性劑）。

2. 有一次吃了地方小吃，也不知道是食物的關係還是腸胃型感冒，晚上就上吐下瀉，半夜肚子絞痛到睡不著，經急診檢查是急性腸胃炎，打針之後還不時的腹部絞痛，回家之後也沒力氣去拿中藥，

心想試試廣藿香精油吧，於是塗 2～3 滴在肚皮上，説也奇怪，隔了 10 分鐘竟然絞痛就消失了，又可以活繃亂跳啦。

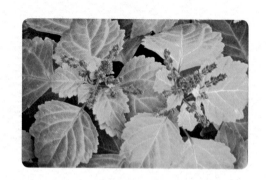

3. 擔心香港腳（水泡型），在左右腳的鞋內各滴上 1～2 滴廣藿香精油，可避免溼冷之氣經由鞋子侵入人體，但是如果體質本身就有溼氣就要從飲食改善。

廣藿香精油也可以用擴香的方式

從呼吸道吸入，對呼吸道有幫助的精油還有檸檬香桃木、桉油樟（羅文莎葉）等，依擴香器材決定精油濃度。

什麼時候應停止使用廣藿香精油呢？

廣藿香在中醫屬於祛風藥，風能勝濕，使用後如果有身體發熱、頭暈、心悸、大便乾硬，表示寒濕已除甚至傷陰，應停止使用。

44.當歸

Sichuan Lovage

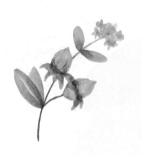

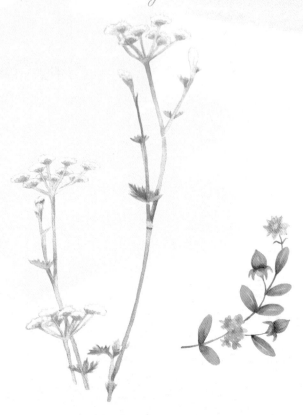

學　　名	Angelica sinensis	萃取方法	（根部）CO_2 萃取

植物科屬	繖形科、當歸屬

成　　分	當歸含有揮發油，油中主要成分為藁本內酯、正丁烯夫內酯、當歸酮、香荊芥酚等。水溶性成分有阿魏酸、丁二酸、菸酸、尿嘧啶、腺嘌呤、香莢蘭酸等。此外，尚含當歸多糖、多種氨基酸、維生素 A、B_{12}、E、及多種為人體必需的多種元素等。

中　　藥　等同中藥的當歸。

性　　味　甘、辛，溫。

歸　　經　肝、心、脾經。

體　　質　血虛，血瘀。

主治功能　補血，活血。

❶ 當歸精油的功效都是建立在養血活血的特性上，療效非常廣泛，但只要抓到全身血虛（與局部血虛不同）的徵候（注意！不是看症狀！）即可使用，因為血虛導致的血瘀也可使用。

❷ 用於血虛引起的頭暈、心悸、月經不調、便秘、久咳、身體痠痛等。

配　　方　當歸 5 滴、川芎 2 滴、岩玫瑰 1 滴、CO_2 薑 1 滴、花梨木 1 滴，甜杏仁油 20㎖。

功　　效　活血化瘀、溫經止痛。幫助生產。

使用方法　塗抹下肢內側脾肝腎經，並加強按摩三陰交、合谷、至陰、崑崙等穴位，不可塗抹腹部。

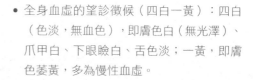

- 全身血虛的望診徵候（四白一黃）：四白（色淡，無血色），即膚色白（無光澤）、爪甲白、下眼瞼白、舌色淡；一黃，即膚色萎黃，多為慢性血虛。

- 本經記載「當歸止咳逆上氣」，對「肺血虛」的肺部疾病才有效，已經器質病變的「肺血瘀」還是要加上活血通絡之品。

- 當歸對子宮呈雙相調節作用，取決於子宮的機能，當歸揮發油和阿魏酸能抑制子宮平滑肌收縮，而其水溶性或醇溶性非揮發性物質則能使子宮平滑肌興奮。

- 當歸可以降血脂，因為有些人抽血發現高血脂是因為血虛的關係。血脂肪是濃度的概念，抽血發現血脂肪高也不一定要降血脂，很多肌肉消瘦的人其脈偏細，抽血卻血脂肪高，吃了降血脂藥物後反而加重虛弱，記憶力也跟著下降，這種人需要的是養陰血，把血脂肪濃度稀釋就好（不過有些合併血管硬化的人反而要一併處理血管硬化）。

中藥當歸與圓葉當歸

- 雖同為繖型科，但為不同屬；圓葉當歸英文名稱是 Lovage，學名為 Levisticum officinale，為拉維紀草屬（Levisticum）多年生草本植物，植株帶有香氣，含有香豆素及內酯，葉片蒸餾萃取。

- 中藥當歸與圓葉當歸功效也不同，圓葉當歸可激勵肝細胞與膽管以解毒、增加肌肉（平滑肌）力量、促進血液循環，由於是繖形科，也有助消化的功效。

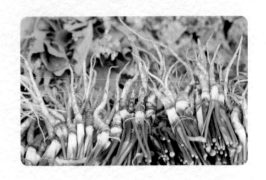

注意事項

- 注意「虛不受補」，有些人體質非常虛弱，吃得少、肌肉消瘦、語音無力、面色蒼白，使用當歸的劑量和調配精油的濃度需降低至 < 1%，如果認為辨證沒有錯誤，使用仍然不舒服，還需降低劑量及濃度，並注意其他搭配的精油是否會耗氣或動血（走竄太強）。

- 注意血虛的原因，相關造血的臟腑是否受到影響，還有營養要夠，飲食不均衡也不容易養血。必要檢查時不要執著。

- 注意血虛合併的證型，合併氣虛可加花梨木，合併血瘀可加川芎、永久花、岩玫瑰、乳香、沒藥等，合併痰濕，偏痰證加甜橙、紅桔，偏濕證加廣藿香、紫蘇、厚朴等，也有可能合併寒證或熱證。

45. 川 芎

Sichuan Iovage

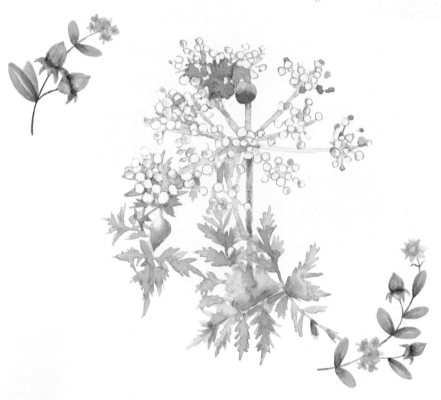

學　　名	*Ligusticum chuanxiong*	萃取方法	（根部）CO_2 萃取

植物科屬　繖形科、藁本屬

成　　分　本品含揮發油、生物鹼（如川芎嗪等）、酚性物質（如阿魏酸等），以及內脂素、維生素 A、葉酸、留醇、蔗糖、脂肪油等。

中　　藥　等同中藥的川芎。

性　　味　辛，溫。

歸　　經　肝、膽、心包經。

體　　質　血瘀。

主治功能　活血行氣，袪風止痛。

　　川芎精油的功效都是建立在活血行氣的特性上：

❶ 活血化瘀，促進血液循環。

❷ 能「上行頭目、中開鬱結、下調經水」。

❸ 止痛，用於血瘀氣滯的痛證

❹ 改善肝鬱氣滯、脅肋疼痛。

❺ 抑制氣管平滑肌痙攣收縮，緩解微血管痙攣。

❻ 抑制血管平滑肌收縮，改善心肌缺氧狀況及腸系膜微循環，預防血栓形成。

❼ 治婦女月經不調、經閉、痛經、產後惡露不行、瘀滯腹痛等，為婦科活血調經要藥。

❽ 用於頭痛，無論風寒、風熱、風濕、血虛、血瘀，均可依照證型配伍使用。

配　　方　當歸 2 滴、川芎 5 滴、玫瑰天竺葵 3 滴，甜杏仁油 10mℓ。

功　　效　活血化瘀、行氣止痛。改善血瘀氣滯的痛經。

使用方法　塗抹下肢內側脾肝腎經，並加強按摩三陰交、湧泉、八髎等穴位，塗抹腹部效果沒有塗抹經絡有效。

• 凡陰虛火旺，多汗及月經過多者，應慎用。

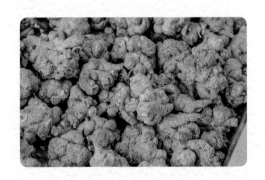

46.厚 朴

Officinal magnolia

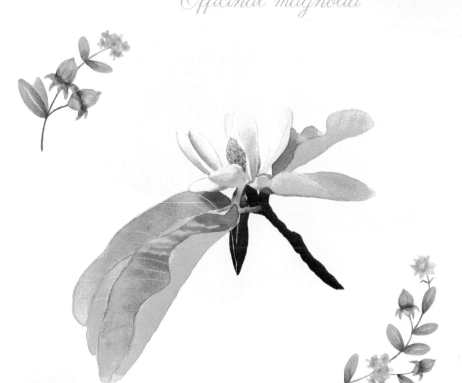

學　　名	*Magnolia officinalis*	萃取方法	（樹皮）CO_2 萃取

植物科屬	木蘭科、木蘭屬

成　　分	厚朴樹皮含厚朴酚，四氫厚朴酚、異厚朴酚和揮發油，另含木蘭箭毒鹼。

中　　藥　等同中藥的厚朴。

性　　味　苦、辛，溫。

歸　　經　脾、胃、肺、大腸經。

體　　質　痰濕，氣鬱。

主治功能　行氣燥濕，下氣平喘。

❶ 厚朴苦燥辛散，為消除脹滿之要藥。

❷ 用於濕阻中焦、氣滯不利導致的脘腹
　脹滿、腹悶腹痛、噯氣、嘔吐、便秘、
　喘咳等。

❸ 比起蒼朮，除了燥濕以外，還多了理
　氣之效。

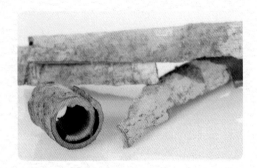

配　　方　厚朴 1 滴、甜橙 1 滴、蒔蘿 1 滴，
　　　　　甜杏仁油 10㎖。

功　　效　行氣燥濕。改善幼童食冷過多導
　　　　　致的食慾不佳。

使用方法　塗抹腹部順時針按摩為主，亦可
　　　　　加強塗抹並按摩下肢脾胃經。

══════ 注意事項 ══════

• 厚朴花：為厚朴的花蕾，性味辛溫，可芳
　香化濕、行氣寬胸，用於濕阻氣滯之脘腹
　脹滿、疼痛等。

47. 艾　葉
Chinese mugwort

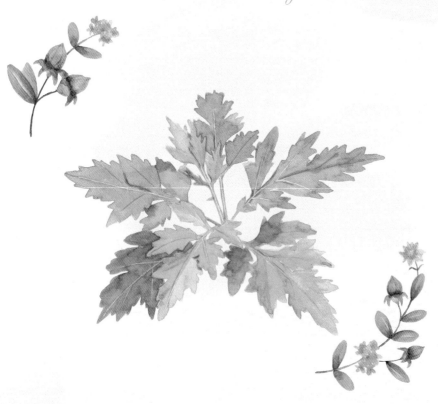

學　　名	*Artemisia argyi*	萃取方法	（葉片）蒸餾

植物科屬	菊科、蒿屬

成　　分	主要含揮發油，其中有桉油素，萜品烯醇－4，β－石竹烯等。

====== 中醫芳療 ======

中　　藥　等同中藥的艾葉。

性　　味　苦、辛，溫。

歸　　經　肝、脾、腎經。

體　　質　陽虛。

主治功能　溫經止血、散寒調經、止咳平喘、
　　　　　去濕。

　　　艾葉精油的功效都是建立在的溫經散寒
的特性上：

❶ 用於虛寒出血，尤宜於崩漏，能溫經
　止血暖宮。

❷ 加入涼血止血藥中，可防止藥物寒涼
　太過而留瘀，且可加強止血之效。

❸ 用於下焦虛寒或寒客胞宮所致的月經
　不調、痛經、宮冷不孕、胎漏下血、胎
　動不安等。

❹ 治寒性咳喘，可止咳、平喘、祛痰、
　抗過敏。

❺ 煎湯泡澡或濕敷可治濕疹瘙癢。

====== 精油配方 ======

配　　方　艾葉 1 滴、綠花白千層 1 滴、永
　　　　　久花 2 滴、岩玫瑰 2 滴、真正薰
　　　　　衣草 3 滴、德國洋甘菊 1 滴，甜
　　　　　杏仁油 10㎖。

功　　效　溫經祛濕，改善富貴手。

使用方法　雙手清潔後，取適量調油塗抹雙
　　　　　手。

====== 注意事項 ======

- 溫經止血宜炒炭用；餘則生用。治咳喘入
煎宜後下。

- 艾葉精油應偏於生用或後下的價值，溫經
散寒的功效不似艾灸的力道強而明顯。

- 《本草從新》說：「艾葉苦辛，生溫，熟
熱，純陽之性，能回垂絕之陽，通十二經，
走三陰，理氣血，逐寒濕，暖子宮……以
之灸火，能透諸經而除百病。」

- 艾葉曬乾搗碎得到「艾絨」，制成艾條以
供艾灸使用，有通經活絡、祛濕散寒、回
陽救逆等作用。灸用艾葉，一般以越陳越
好，故有「七年之病，求三年之艾」的說
法。

- 艾草可加入料理中，其特殊的香氣具有驅
逐蚊蟲的功效。

- 市售許多艾草的加工產品，如艾草粿、艾
草條、艾草麵、艾草水餃、艾草香皂、艾
草洗髮精、艾草沐浴乳、艾草精油等，需
先辨明其品種，有時候並非指的是中藥艾
草。

- 艾草 Mugwort 精油（學名：Artemisia
vulgare），或龍艾 Tarragon 精油（學名：
Artemisiae dracunculus），都是艾草屬
Artermisia 的植物，但還是不同於中藥艾
草（學名：Artemisiae argyi）。

- 台灣民間常用的 2 種艾草，食用上多會選
擇甜艾，但是在藥用上就沒有明確區分，
但是 2 種艾草的精油顏色截然不同，而其
成分是否有很大差異，則有待研究。

民間稱謂	學名	英文名	葉形	精油顏色
苦艾	Artemisia princeps var. Orientalis	Asiatic Wormwood	較狹長而深裂	琥珀色
甜艾	Artemisia vulgare	Mugwort	較圓而淺裂	寶藍色

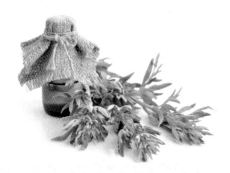

48. 梔子花
Gardenia

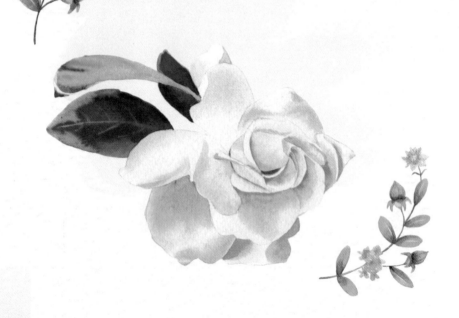

學　　名	*Gardenia jasminoides*	萃取方法	（花朵）attar
植物科屬	茜草科、梔子屬		
成　　分	梔子花含有三萜成分，梔子花酸 A、B 和子酸，另外還含有碳水化合物、蛋白質、粗纖維及多種維生素。 梔子果實含梔子素、梔子甙、去羥梔子甙和藏紅花素、藏紅花酸等。梔子果皮含熊果酸。		

中　　藥　等同中藥的梔子。

性　　味　苦、甘，寒。（梔子性味苦，寒）

歸　　經　心、肝、肺、胃、三焦經。

體　　質　濕熱。

主治功能　瀉火除煩，清熱利濕，涼血解毒，
　　　　　消腫止痛。

❶ 用於濕熱黃疸，瘡瘍腫毒，跌打損傷。

❷ 梔子的花、葉、果實及根均能入藥，
　　具有清熱、瀉火、解毒、涼血的功效。

❸ 梔子皮（果皮）偏於達表而去肌膚之
　　熱。

❹ 梔子仁（種子）偏於走裡而清內熱。

❺ 苦寒傷胃，脾虛便溏者不宜用。

══════ 精油配方 ══════

配　　方　岩蘭草梔子花 1 滴、貞潔樹 3 滴、
　　　　　佛手柑 2 滴、花梨木 1 滴、玫瑰
　　　　　天竺葵 3 滴，甜杏仁油 10㎖。

功　　效　瀉火除煩，清熱涼血，改善更年
　　　　　期潮熱。

使用方法　塗抹肺經、心包經、心經、肝經、
　　　　　腎經、督脈，可加強膻中、內關、
　　　　　三陰交、湧泉等穴位，潮熱一旦
　　　　　緩解不可以再使用。

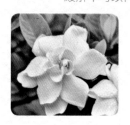

• 單純梔子花的精油很難經由蒸餾取得，多
　與岩蘭草或檀香製成梔子花 attar 精油，
　故使用時須另外注意沉降的特性。

• 由於中藥梔子多數是口服，須注意苦寒傷
　胃，脾虛便溏者不宜使用。岩蘭草梔子花
　attar 的使用則須注意塗抹的部位是否真
　的為實熱證，以及小心劑量、中病即止。

• 岩蘭草梔子花 attar 對於因壓力大、用眼
　過度導致的目赤腫痛很有效，可局部塗抹
　於眼眶周圍。除了梔子花的清熱效果外，
　岩蘭草也可以幫助降眼壓，證型偏於肝火
　上炎。

• 不小心吃到或吃過量燥熱的食物導致上
　火，若有咽乾口燥的症狀，可局部塗抹岩
　蘭草梔子花 attar 於咽喉表面的皮膚部位，
　會有舒緩的效果。但是記住，不是所有口
　乾都有效，重點在於證型。

• 岩蘭草梔子花 attar 用在不同經絡，可以
　清不同經絡的熱，例如肝火旺的脅肋痛，
　可以局部塗抹岩蘭草梔子花 attar 於脅肋
　下表面的皮膚部位。

• 有一次我覺得足底熱到不舒服，於是將岩
　蘭草梔子花 attar 塗抹於湧泉穴，有緩解
　的效果，再繼續嘗試加重劑量後隔天腰痠
　緊、有快要閃到腰的感覺，於是又找了含
　有肉桂的脾經精油（P.204）塗抹湧泉穴，
　腰痠緊緩解，腰重新恢復了靈活度。

49.忍冬花
Honeysuckle Flower

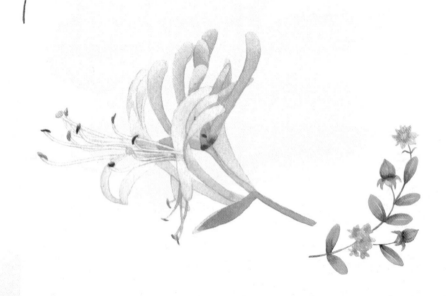

學　　名	Lonicera japonica	萃取方法	（花朵）attar
植物科屬	忍冬科、忍冬屬。又名金銀花		
成　　分	忍冬花含環己六醇、黃酮類、肌醇、皂甙、鞣質等。 葉含黃醇素、鞣質。 莖含皂甙等。		

中　　藥　等同中藥的金銀花。

性　　味　甘，寒。

歸　　經　肺、心、胃經。

體　　質　濕熱。

主治功能　清熱解毒，疏散風熱，散癰消腫，
涼血止痢。

❶ 治一切癰腫疔瘡陽證的要藥。

❷ 用於熱毒血痢，風熱外感。

❸ 抗菌，消炎，解暑，解熱。

● 金銀花加水蒸餾可製成金銀花露，有清熱
解暑的作用。

● 脾胃虛寒及虛證瘡瘍膿清者，應慎用，不
可單用。

● 忍冬藤：為忍冬的莖葉，又名銀花藤。解
毒作用雖不及金銀花，但有通經絡的作用，
常用於風濕熱痹，關節紅腫熱痛，屈伸不
利等症。

● 單純忍冬花的精油很難經由蒸餾取得，多
與岩蘭草或檀香製成忍冬花 attar 精油，
故使用時須另外注意沉降的特性。

配　　方　岩蘭草忍冬 2 滴、印度乳香 2 滴、
摩洛哥藍艾菊 2 滴、真正薰衣草
2 滴、檸檬細籽 1 滴、百里酚百
里香 1 滴，甜杏仁油 10㎖。

功　　效　清熱解毒，散癰消腫。改善頭皮
脂漏性皮膚炎。

使用方法　每天塗抹頭皮 1～2 次，停留約
3～4 小時再清洗頭皮及頭髮。

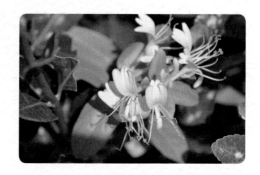

50. 野薑花
Ginger Lily

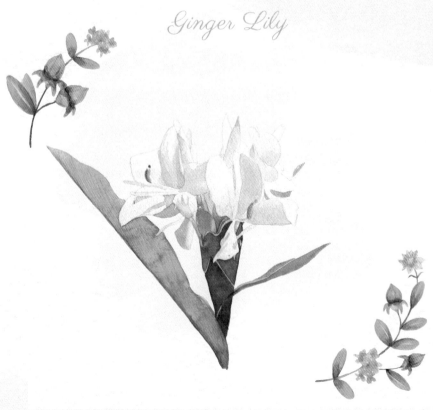

學　　名	*Hedychium coronarium*	萃取方法	（花朵）蒸餾

植物科屬　薑科、薑花屬

成　　分

1. 野薑花的葉子精油，主要含有 α- 松油萜、ß- 松油萜、1,8- 桉油醇、欖香烯、胡蘿蔔醇。
2. 野薑花的根莖精油，主要含有 α- 松油萜、ß- 松油萜、1,8- 桉油醇、α- 松油醇。
3. 野薑花的花精油，包含了單萜烯類碳水化合物、氧化單萜烯類、倍半萜烯類碳水化合物，主要含有 ß- 羅勒烯、沉香醇、1,8- 桉油醇。

中　　藥　等同中藥的野薑花。

性　　味　辛、溫。

歸　　經　肺、肝經。

體　　質　陽虛，陰虛。

主治功能　溫中健胃、祛風散寒、溫經止痛。

　　　　所有的功效都是建立在溫暖的特性上。例如：

① 溫暖腸胃抗痙攣。

② 幫助消化以造血。

③ 激勵腎臟而利尿。

④ 溫暖子宮以緩解寒症痛經。

⑤ 溫通經絡而改善痠痛。

⑥ 溫暖體表而緩解風寒感冒的發燒。

=== 精油配方 ===

配　　方　野薑花 2 滴、真正薰衣草 2 滴、
　　　　永久花 2 滴、岩玫瑰 2 滴、乳香
　　　　2 滴，甜杏仁油 10㎖。

功　　效　溫經散寒。改善肢體末梢血瘀伴
　　　　隨寒冷的情形。

使用方法　塗抹並按摩局部患處。

• 野薑花的根莖及果實入藥，根莖中藥名為路邊薑，果實中藥名為薑花果實。

• 野薑花有許多別名，如：水薑花、南薑花、水枸薑、路邊姜、蝴蝶薑、良姜、大良姜、大蘘荷、洋姜野、洋荷、土姜活、土羌活、山姜活、山羌活、蝴蝶姜、蝴蝶花、白蝴蝶花、白薑花、白草果、英國花、穗花山奈、山奈、夜寒舒及立芨等。

• 但野薑花與中藥的高良薑、山奈、羌活、草果皆為不同品種。

• 野薑花的嫩芽、花、根、莖皆可食用。台灣客家人會取野薑花根部乾燥後磨成粉末作食材，野薑花曬乾後可泡茶飲用，野薑花的葉片可包裹成野薑花粽。（注意！精油不可以入菜！）

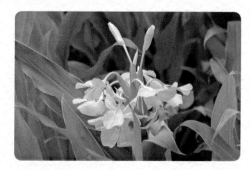

50 種精油適用體質表

體質		紅桔	葡萄柚	檸檬	黑胡椒	杜松漿果	絲柏	歐洲赤松	蒔蘿	乳香	岩玫瑰	羅馬洋甘菊
體質	頁碼	136	138	140	142	144	146	148	150	152	154	156
氣虛型	益氣補身											
	強健肌肉											
血虛型	養血活血											
	改善消化											
陰虛型	滋陰補腎											●
	容光煥發											●
陽虛型	溫經散寒				●			●	●			
	冬日暖陽				●			●	●			
痰濕型	祛痰化濕	●	●		●	●	●					
	幫助代謝	●	●		●	●	●					
濕熱型	祛濕清熱											
	清除黏滯											
氣鬱型	疏肝行氣			●								
	放鬆心情			●								
血瘀型	化瘀散結									●	●	
	促進循環									●	●	

針對精油的生理狀態及效用,參考本書剖析調養身體的 50 種精油。

快樂鼠尾草	真正薰衣草	佛手柑	大馬士革玫瑰	花梨木	橙花	玫瑰天竺葵	甜馬鬱蘭	胡椒薄荷	沉香醇百里香	茉莉類	大西洋雪松	永久花	松紅梅
158	160	162	164	166	168	170	172	174	177	179	182	184	186
		●	●				●						
		●	●				●						
●	●	●	●	●	●	●	●			●			
●	●	●	●	●	●	●	●			●			
									●				
									●				
					●			●	●				
					●			●	●				
		●	●					●					
		●	●					●					
											●	●	●
											●	●	●

50 種精油適用體質表

體質		檸檬香茅	檸檬尤加利	檸檬馬鞭草	山雞椒	桉油樟	綠花白千層	月桂	中國肉桂	肉豆蔻	甜茴香	德國洋甘菊
	頁碼	188	190	192	194	196	198	200	202	206	208	210
氣虛型	益氣補身	●										
	強健肌肉	●										
血虛型	養血活血											
	改善消化											
陰虛型	滋陰補腎											
	容光煥發											
陽虛型	溫經散寒							●	●	●	●	
	冬日暖陽							●	●	●	●	
痰濕型	祛痰化濕	●	●			●	●	●		●		
	幫助代謝	●	●			●	●			●		
濕熱型	祛濕清熱											●
	清除黏滯											●
氣鬱型	疏肝行氣	●	●	●	●						●	
	放鬆心情	●	●	●	●						●	
血瘀型	化瘀散結											
	促進循環											

針對精油的生理狀態及效用，參考本書剖析調養身體的 50 種精油。

摩洛哥藍艾菊	依蘭	薑	胡蘿蔔籽	檀香	岩蘭草	廣藿香	當歸	川芎	厚朴	艾葉	梔子花	忍冬花	野薑花
212	214	216	218	220	222	224	228	231	233	235	238	240	242
			●										
			●										
							●						
							●						
	●				●								●
	●				●								●
		●								●			●
		●								●			●
						●			●				
						●			●				
●											●	●	
●											●	●	
			●	●	●				●				
			●	●	●				●				
							●	●					
							●	●					

247

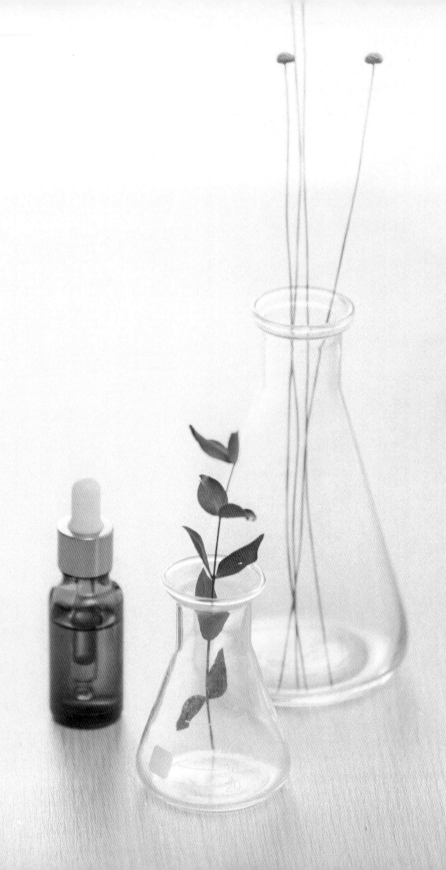

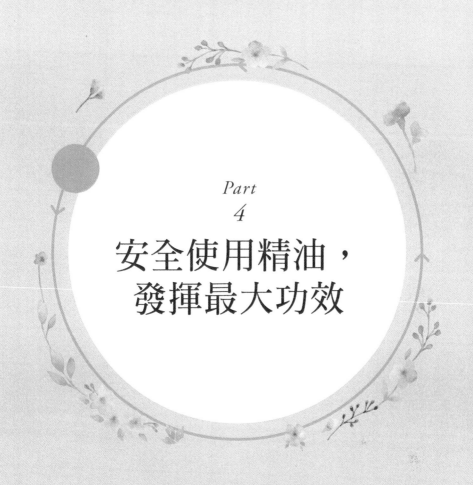

Part
4

安全使用精油，
發揮最大功效

Aromatherapy

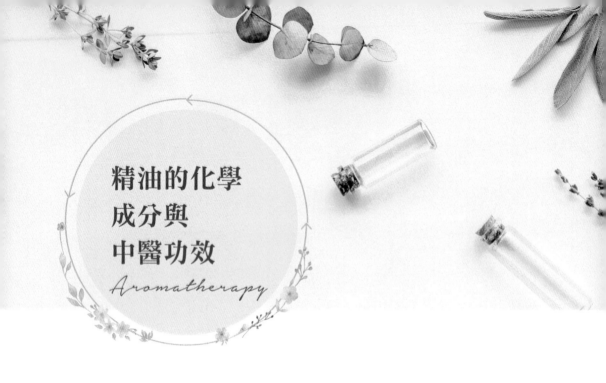

精油的化學成分與中醫功效
Aromatherapy

精油的化學成分表示法

茹絲的蛋：目前坊間書籍文獻大多使用德國的生物化學家茹絲・馮・布朗史萬格（Ruth Von Braunschweig）所提出的精油化學模型，稱為「茹絲的蛋」，它是一個封閉的橢圓形，將精油中的「各種化學成分」對應「人的情緒」來分類，較偏向情緒平衡的層面。

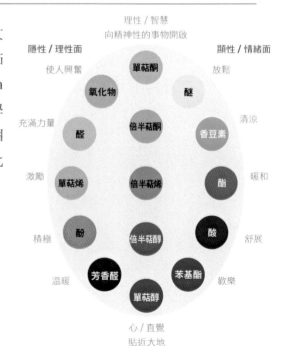

理性 / 智慧
向精神性的事物開啟

隱性 / 理性面　　　　　　　　顯性 / 情緒面

使人興奮　　　　　單萜酮　　　　　放鬆

氧化物　　　　　醚

充滿力量　　　　　　倍半萜酮　　　　　清涼
　　　醛　　　　　　　　香豆素

激勵　　　單萜烯　　倍半萜烯　　酯　　暖和

積極　　　酚　　倍半萜醇　　酸　　舒展

温暖　　芳香醛　　　　苯基酯　　歡樂

　　　　　　單萜醇

心 / 直覺
貼近大地

▲德國生化學家茹絲・馮・布朗史萬格（Ruth Von Braunschweig）

化學結構十字座標圖

由法國潘維爾醫師（Dr. Daniel Penoel）和化學家法蘭貢（Pierre Francomme）所創，以親水性、親油性（不親水）、帶正電、帶負電四個座標，來區隔化學結構。

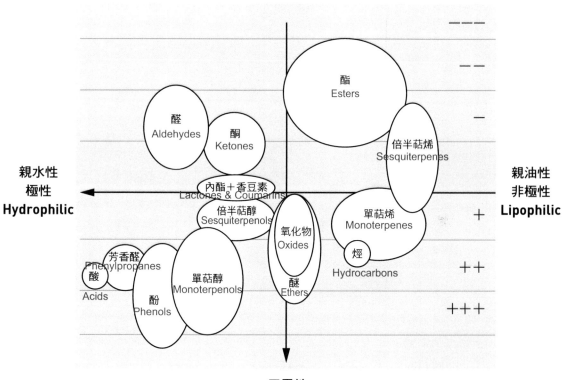

三角模型圖

由法國學者菲利普馬勒畢優（Philippe Mailhebiau）提出，以各個化學成分對人體的藥理作用分為發炎、硬化、感染三個層面作為分類的依據。

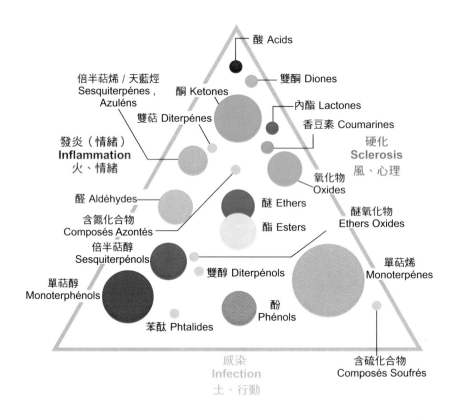

酸 Acids

雙酮 Diones

倍半萜烯 / 天藍烴
Sesquiterpénes , Azuléns

酮 Ketones

內酯 Lactones

雙萜 Diterpénes

香豆素 Coumarines

硬化
Sclerosis
風、心理

發炎（情緒）
Inflammation
火、情緒

氧化物
Oxides

醛 Aldéhydes

醚 Ethers

含氮化合物
Composés Azontés

酯 Esters

醚氧化物
Ethers Oxides

倍半萜醇
Sesquiterpénols

單萜烯
Monoterpénes

單萜醇
Monoterphénols

雙醇 Diterpénols

苯酞 Phtalides

酚
Phénols

感染
Infection
土、行動

含硫化合物
Composés Soufrés

精油主要的化學成分

以下列出精油主要的化學成分，提供參考。

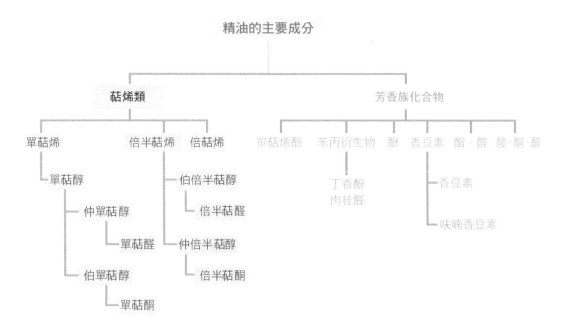

精油的主要成分

中藥藥性

1. **性味**：指藥物性質和氣味。即四氣五味。

   (1) 四氣，也稱四性，指寒、熱、溫、涼四種中藥性質。一般寒涼藥多具清熱、解毒、瀉火、涼血、滋陰等作用，主治各種熱證。溫熱藥多具溫中、散寒、助陽、補火等作用，主治各種寒證。

   (2) 五味，即辛、甘、酸、苦、鹹五種氣味。辛味有發散解表、行氣行血作用。甘味有滋補和中、調和藥性及緩急止痛作用。酸味有收斂固澀作用。苦味有清泄、燥濕作用。鹹味有瀉下、軟堅散結作用。

2. **歸經**：就是藥物對於人體某些臟腑、經絡有著特殊的作用。例如：肉桂精油，入脾、腎、心、肝經，尤其以腎經最為明顯。如果一開始將稀釋的肉桂精油塗抹在非歸經的地方，只要劑量足夠，最後還是會回到其歸經的經絡上循行以產生作用。

3. **升降浮沉**：就是藥物作用於人體的四種趨向。

   (1) 升：上升、升提的意思，能治病勢下陷的藥物，都有升的作用。

   (2) 降：下降、降逆的意思，能治病勢上逆的藥物，都有降的作用。

   (3) 浮：輕浮、上行發散的意思，能治病位在表的藥物，都有浮的作用。

   (4) 沉：重沉、下行泄利的意思，能治病位在裡的藥物，都有沉的作用。

個人心得

- 升提的精油：以單萜烯為主，尤其是芸香科及歐洲赤松。

- 降逆的精油：有檀香、岩蘭草。檀香可寬胸理氣，但降大於升，屬於緩緩降氣的精油；岩蘭草可迅速降氣，使用時應小心劑量，否則容易使頭面清氣下降，導致五官功能失常，此時可運用升提的精油逆轉。

中藥分類與精油對照

中藥分類	作用	精油對照	
解表藥	發散表邪、解除表證	涼性	氧化物（1.8- 桉油醇含量愈低，則性味偏平性，1.8- 桉油醇含量愈高，則性味偏涼性，包括蜂香薄荷、穗花薰衣草、桉油樟、藍膠尤加利、澳洲尤加利、史密斯尤加利、綠花白千層、桉油醇迷迭香）。胡椒薄荷。
		溫性	檸檬香桃木、肉桂、肉桂葉、廣藿香、薑、川芎、芫荽、沉香醇百里香。
		寒性	摩洛哥藍艾菊。
清熱藥	清解裡熱	忍冬花、梔子花、阿密茴、菊科（德國洋甘菊、摩洛哥藍艾菊、龍艾、印蒿、一枝黃花、山金車浸泡油、金盞菊浸泡油）。	
瀉下藥	滑利大腸、通利大便	精油沒有瀉下的效果，但是可以幫助腸胃蠕動。 如果大便乾燥需要潤腸，可以口服植物油，例如冷壓芝麻油、沙棘油等。不是所有植物油皆可口服，有些植物油喝多了反而容易影響消化。	
祛風濕藥	祛風除濕，解除痺痛	玫瑰天竺葵、檸檬尤加利、檸檬香茅、肉桂、薑、歐洲赤松、甜馬鬱蘭、川芎。這些精油還是需要辨證再使用，而不是無限制堆疊上去。	
芳香化濕藥	解表化濕運脾	廣藿香、白豆蔻、厚朴、芫荽。	
利水滲濕藥	通利水道、滲泄水濕	杜松、絲柏、西伯利亞冷杉。	
溫裡藥	溫暖臟腑經絡、消除裡寒	脾胃	花椒、胡椒、丁香、大茴香（八角）、小茴香（孜然）、薑黃、薑、豆蔻、肉豆蔻、肉桂、肉桂葉、山奈、芫荽。
		肝	大茴香（八角）、小茴香（孜然）、薑黃、葫蘆巴、肉桂、肉桂葉。
		腎	丁香、大茴香（八角）、小茴香（孜然）、花椒、葫蘆巴（葉及籽）、肉豆蔻、肉桂、肉桂葉。
		心	肉桂、肉桂葉。
		肺	肉桂、肉桂葉、薑、豆蔻、芫荽。

中藥分類	作用	精油對照	
理氣藥	疏暢氣機、平降氣逆	痰濕	芸香科，如：甜橙、紅桔、葡萄柚。
		寒濕	廣藿香、白豆蔻、厚朴、薑。
		肝鬱	莎草、佛手柑、檸檬、玫瑰、綠薄荷、藏茴香。
		降氣	檀香、岩蘭草。
消食藥	消食導滯	胡蘿蔔籽。	
止血藥	制止人體各種出血	岩玫瑰。	
活血藥	通利血脈、促進血行、消散瘀血	川芎、乳香、沒藥、鬱金、薑黃、永久花、岩玫瑰、薰陸香。	
化痰止咳平喘藥	祛痰、減輕咳喘	痰濕	芸香科，如：甜橙、紅桔、葡萄柚。
		寒濕	廣藿香、白豆蔻、厚朴、薑。
		食積	胡蘿蔔籽，類似中藥的麥芽、穀芽，可以幫助消化。
		清熱	摩洛哥藍艾菊。
		溫肺	薑、沉香醇百里香、肉桂葉、肉桂。
		氧化物	蜂香薄荷、穗花薰衣草、桉油樟。
安神藥	安定神志	單萜醇補氣（玫瑰天竺葵、玫瑰、玫瑰草、花梨木、芫荽）。酯類放鬆（高地薰衣草、快樂鼠尾草、佛手柑、羅馬洋甘菊、檸檬薄荷、苦橙葉）。	
平肝熄風藥	平肝潛陽、熄風止痙	降氣：檀香、岩蘭草。	
開竅藥	通關開竅、啟閉醒神	安息香、胡椒薄荷。單萜酮：綠薄荷、藏茴香、鼠尾草、頭狀薰衣草、牛膝草、薄荷尤加利、馬鞭草酮迷迭香（較安全）。	
補益藥	補益人體物質虧損、增強人體活動機能、提高抗病能力、消除虛弱證候	補氣藥	單萜醇（玫瑰天竺葵、玫瑰、玫瑰草、花梨木、芫荽）。
		助陽藥	歐洲赤松、葫蘆巴、蒔蘿、肉桂、肉桂葉。
		養血藥	單萜醇（玫瑰天竺葵、玫瑰、玫瑰草、花梨木、芫荽），酯類。
		滋陰藥	苯基酯（茉莉類、玉蘭類）、花類（依蘭、橙花、玫瑰等），酯類（高地薰衣草、快樂鼠尾草、佛手柑、羅馬洋甘菊、檸檬薄荷、苦橙葉）。

中藥分類	作用	精油對照	
疏肝利膽	疏暢肝氣、促進膽汁排出	疏肝	莎草、佛手柑、檸檬、玫瑰、綠薄荷、藏茴香。
		利膽	檸檬香茅、檸檬馬鞭草、香蜂草、山雞椒。
驅蟲藥	驅除或殺滅寄生蟲	延伸為廣義的抗微生物。	
		病毒	氧化物（蜂香薄荷、穗花薰衣草、羅文莎葉、藍膠尤加利、澳洲尤加利、史密斯尤加利、綠花白千層、桉油醇迷迭香）。
		細菌	沉香醇百里香、茶樹。
		白色念珠菌	玫瑰天竺葵。
		黴菌	醛類（檸檬香茅、山雞椒、檸檬香桃木、檸檬細籽）、酚類（百里酚百里香、印度藏茴香、野馬鬱蘭、冬季香薄荷）。
外用藥	通過與體表局部直接接觸而起治療作用	所有精油皆可。	

甜杏仁油
Almond oil (sweet)

學名 *Prunus dulcis (Mill),*
P. amygdalis var.dulcis,
P. dulcis var.dulcis,
Amygdalis communis,
P. amygdalis var. sativa

科名 薔薇科 (Rosaceae)

成分
飽和脂肪酸：肉豆蔻酸、棕櫚油酸、硬脂酸。
單一不飽和脂肪酸：棕櫚烯酸、油酸、二十碳烯酸。
多元不飽和脂肪酸：亞麻油酸。

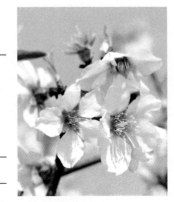

萃取方式 主要是冷壓法。仍有少數是溶劑萃取的精煉油。

外用療效 滋養乾燥的肌膚及舒緩搔癢。消炎、舒緩曬傷、尿布疹等。

注意事項 甜杏仁油在化學成分上與桃仁油、杏桃仁油、榛果油等非常類似，他們的優點就是不容易腐壞，但是還是要注意油耗味，一旦油耗味產生，表示這批油已經變質了。

TIP：另外，有一種來自苦杏仁的基礎油，因為具有毒性，並不會被使用在芳香療法中。

芝麻油
Sesame oil

學名 *Sesamum indicum DC*

科名 胡麻科 (Pedaliaceae)

成分 **飽和脂肪酸**：肉豆蔻酸、棕櫚油酸、硬脂酸、花生酸、山嵛酸。
單一不飽和脂肪酸：棕櫚烯酸、油酸、二十碳烯酸、芥酸。
多元不飽和脂肪酸：亞麻油酸、α- 次亞麻油酸。

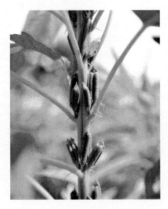

萃取方式 最好的等級是以單一冷壓和過濾的方式萃取而來，油色淡黃。另一種次級的芝麻油，是以高壓熱壓法萃取而來，然後經精煉和脫臭才可使用。

外用療效 舒緩痠痛，是絕佳的按摩用油。治療牛皮癬、乾燥的濕疹和靜脈曲張。
有益肌膚狀況，抗頭皮屑。

注意事項 芝麻含有芝麻素，由芝麻素所形成的芝麻酚（sesamol）和芝麻林酚（sesamoli-nol）組成，具有天然的抗氧化系統，因此芝麻油相當穩定，但是還是要注意油耗味。

向日葵油
Sunflower oil

學名 *Helianthus annuus L.*

科名 菊科
（Asteraceae, Compositae）

成分

飽和脂肪酸：肉豆蔻酸、棕櫚油酸、花生酸、山嵛酸、木焦油酸。

單一不飽和脂肪酸：棕櫚烯酸、油酸、二十碳烯、芥酸。

多元不飽和脂肪酸：亞麻油酸、α-次亞麻油酸。

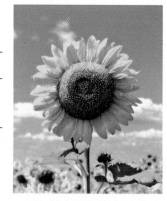

萃取方式 「有機栽種」的向日葵油，都是經由冷壓而來。商業化生產銷售的「非有機栽種」油，則是經由溶劑精煉而來。

外用療效 向日葵油含有維生素 A、D 和 E，以及礦物質鈣、鋅、鉀、鐵和磷。

具有皮膚軟化和保濕的功效，可用於按摩。

注意事項 有機的向日葵油經常用來作為其他植物浸泡油的媒介，例如金盞花浸泡油。

乳油木果脂
（雪亞脂）
Shea Butter

學名 *Butyrospermum parkii*

科名 山欖科

成分 油酸，棕櫚酸，亞麻仁油酸，硬脂酸，三萜烯醇，維他命 A、E、F，尿囊素。

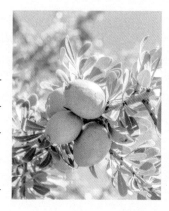

萃取方式 剝殼後的種子先用火燒烤後，再用碾碎或壓榨的方式提取出種子內的油脂。使用時會將油脂精煉過，或是直接使用不加精製的油脂。精煉雪亞脂時可以使用溶劑萃取，或是使用黏土過濾油脂。

外用療效 溫和防曬，抗紫外線，抗輻射，舒緩曬傷。
保濕滋潤肌膚，舒緩乾癢。
抗過敏，皮膚再生。
加強肌膚彈性，減緩及修復產後妊娠紋。幫助血液循環，促進傷口癒合。恢復頭髮光澤，修復受損髮質。

注意事項 油性肌膚使用濃度及劑量需特別小心，太過滋潤不利油性肌膚。

金盞菊浸泡油
Calendula oil (macerated)

學名 *Calendula officinalis*

科名 菊科（Asteraceae or Compositae）

成分 薄荷酮、異薄荷酮、石竹烯、苯環氧化物和酮的衍生物，pedunculatina，α- 和 β- 紫羅蘭酮，β- 紫羅蘭酮環氧化物衍生物、二氫獼猴桃內酯、氧化的倍半萜內酯類衍生物、胡蘿蔔素、皂素、類黃酮、醣、膠、松香。

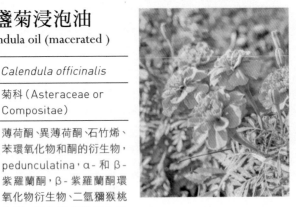

萃取方式 浸泡法。

外用療效 消炎、促進血液循環，如運用於靜脈曲張、瘀傷。處理各種皮膚問題，如濕疹、割裂傷、尿布疹。

注意事項 金盞菊又稱萬壽菊，但是與另外一種萬壽菊精油不同。兩種萬壽菊（Marigold）的差別在於，Calendula oil 是金盞菊浸泡油，Tagetes 是一種精油，是來自Tagetes patula的植物。

聖約翰草浸泡油
St. John's wort oil

學名 *Hypericum perforatum Linnaeus*

科名 金絲桃科（Hypericaceae, Clusiaceae）

成分 主要由單萜烯（monoterpenes）和倍半萜烯（sesquiterpenes）組成，包括二甲基辛烷及 α- 蒎烯（α-pinene）。類黃酮化合物和原花青素，可幫助傷口癒合。金絲桃素和偽金絲桃素，可抗病毒。貫葉金絲桃素和加貫葉金絲桃素，具抗憂鬱效果。

萃取方式 特級初榨的橄欖油是較受偏好的媒介油。

浸泡油經過多日充分的陽光照射以及不時攪動後，再將浸泡油過濾出。曬過陽光後，可以增加 4 倍類黃酮含量（槲皮素，quercetin）。

外用療效 使用於外傷、挫傷、瘀傷、瘀痛。治療曬傷、燒燙傷、表皮灼傷、各種皮膚問題。舒緩蛀牙以及口腔的各種疼痛。

注意事項 金絲桃素是聖約翰草浸泡油呈現深紅色的主因。過度使用可能會引起皮膚過敏，若再曝曬於陽光下會更加嚴重。經由陽光曝曬過的聖約翰草凝露，曾造成二度灼傷。聖約翰草油的光敏感特性，經常會被誤解，其實這只是劑量的問題。

瓊崖海棠油
（伊諾飛輪油）
Tamanu oil

學名 *Calophyllum inophyllum*

科名 金絲桃科（Clusiaceae）

成分
飽和脂肪酸：肉豆蔻酸、棕櫚油酸。

單一不飽和脂肪酸單位：油酸。

多元不飽和脂肪酸：亞麻油酸、次亞麻油酸。

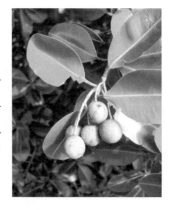

萃取方式 瓊崖海棠油萃取自果實和種子，以冷壓法取得。

外用療效 能幫助頭髮、頭皮和皮膚的各種問題。抗發炎，舒緩疼痛，促進皮膚底層血液循環。富含三酸甘油脂的黏膠物，可當作燒燙傷的癒合和止痛劑。瓊崖海棠油和羅文莎葉精油的調和油，可治療帶狀疱疹。

注意事項 瓊崖海棠來自熱帶東南亞和波里尼西亞。

瓊崖海棠油的質地濃稠且具有黏性，顏色為深灰綠色，聞起來有類似狗皮膏藥的味道，對黏膜不會有刺激性。

椰子油
Coconut oil

學名 *Cocos nucifera L*

科名 棕櫚科（Palmae）

成分 典型飽和脂肪酸單位含量85.2%。典型單一不飽和脂肪酸單位含量6.6%。典型多元不飽和脂肪酸單位含量1.7%。

甘油脂：甘油三肉豆蔻酸脂（trimyristin）、甘油三月桂酸脂（trilaurin）、三油酸甘油脂（triolein）、三硬脂酸甘油脂（tristearin）、三棕櫚精（tripalmitin）、以及辛酸（caprylic）、癸酸（capric）、己酸（caproic acids）的甘油脂。

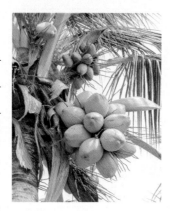

萃取方式 主要是冷壓法。仍有少數是溶劑萃取的精煉油。

外用療效 潤膚、潤髮，是絕佳的按摩油。

注意事項 溶劑萃取的椰子油容易引起過敏反應。

玫瑰籽（果）油
Rose hip oil

學名 *Rosa species (Rosa canina L.,R. acicularis Lindl., R.cinnamomea L., R. rugosa, R. villosa, R.rubignosa)*

科名 薔薇科（Rosaceae）

成分 **飽和脂肪酸：**月桂酸、肉豆蔻酸、棕櫚油酸、硬脂酸、花生酸、山崳酸。

單一不飽和脂肪酸：棕櫚烯酸、油酸、二十碳烯酸。

多元不飽和脂肪酸：亞麻油酸、α- 次亞麻油酸。
玫瑰果的維生素 C 含量是柳橙的 20 倍。

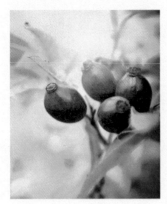

萃取方式 玫瑰果先在低於 80℃的溫度下烘乾，避免破壞品質。然後剖開果實取籽，再將這些種子磨碎，以冷壓方式取得。也有溶劑萃取的玫瑰果油。

外用療效 促進皮膚再生、有益傷口修復，改善瘢痕組織。防止皮膚過早老化，減少皺紋。

注意事項 玫瑰籽中含有胡蘿蔔素，因此玫瑰籽油為金色且帶些微紅色。玫瑰果來自野生灌木的果實與漿果，是一種有機的基底油。

荷荷芭油
Jojoba oil

學名 *Simmondsia sinensis (Link.) C K Schneider,Buxus sinensis*

科名 黃楊科（Buxaceae）

飽和脂肪酸：棕櫚油酸、硬脂酸、花生酸、山崳酸。

單一不飽和脂肪酸：棕櫚烯酸、油酸。

成分 **多元不飽和脂肪酸：**亞麻油酸、次亞麻油酸。

脂肪醇含量：十八碳醇、二十碳醇、二十二碳醇、二十四碳醇。

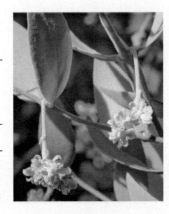

萃取方式 壓碎荷荷芭的種子可產出 50 ～ 60% 的油。

外用療效 含有抗消炎的肉豆蔻酸，對於關節炎和痠痛有幫助。對所有類型的皮膚都有益，乾燥和油性皮膚都適用。

分子結構類似皮脂，能控制過度的皮脂累積，不會油膩。

滋潤頭髮，平衡皮膚的酸性皮脂膜。

注意事項 荷荷芭油並非一種油，而是一種金色的液態蠟。其脂類卻是由長鏈脂肪酸（平均鏈長 C20），以及長鏈脂肪酸醇，（平均鏈長 C21）所組成。不易氧化，有良好的耐熱穩定性，而且不易腐臭，儲存期較長。

中醫芳療常用的 10 種外用法

Topical use

塗抹 Smear

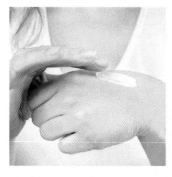

釋義	**塗抹**：是將純露、浸泡油、基底油、精油調和油或膏劑，塗抹在肌膚或黏膜上。
功效	除了全身塗抹以外，選擇適當經絡或穴位，到達標的臟腑，可收事半功倍之效。
芳療運用	1. **身體按摩**：決定濃度後，將精油混合基底油塗抹附著在肌膚或黏膜上。 2. **頭皮按摩**：古稱「摩頂法」。按摩頭皮，除了促進頭部循環，亦可幫助臉部肌膚的緊實。 3. **穴位敷藥法**：結合敷藥法和經絡穴位的特殊功能，可大幅提高療效。

濕敷 Wet pack

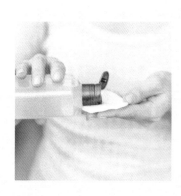

釋義	**濕敷**：芳香療法中的濕敷，一般是取適量「純露」，倒在化妝棉或紙膜上，在需要的皮膚上敷幾分鐘後取下。
功效	幫助角質層快速增加水分，達到補水的效果。
芳療運用	1. 皮膚乾燥、缺水的狀態下，可先以「純露」濕敷，再用「精油調和油」塗抹，加強鎖水、保濕。 2. 傷口滲出液過多時，可搭配「生理食鹽水」濕敷，有快速收斂、舒緩及乾燥皮膚的作用。 3. 注意濕敷的時間不可過久，大約五分鐘即可，否則容易導致水分蒸發、愈敷愈乾的狀況。

熨法 Hot application method

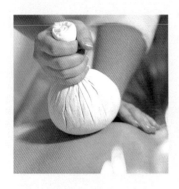

釋義

熨法：採用適當的藥物和輔料（如酒、醋等），先經過加熱處理後，再敷於患部或穴位的一種治療方法。

熱烘療法：與熨法步驟相反，其步驟為先在患部或穴位塗藥後再熱烘（現代可以改用吹風機較安全，仍須注意避免燙傷）。

類似的溫熱療法還有：

1. **火熏**：用藥物燃燒後，取其煙氣上熏，借藥力與熱力的作用，使腠理疏通，氣血流暢。適用於乾燥而無滲液的各種頑固性皮膚病。

2. **水熏**：水熏是將藥物煮沸生煙，熱熏患部。

功效

藉助溫熱之力，將藥性由表達裡，通過皮毛腠理，循經運行，內達臟腑，疏通經絡，溫中散寒，暢通氣機，鎮痛消腫，調整臟腑陰陽，從而達到治病的目的。

芳療運用

1. 搭配「**按摩精油蠟燭**」：滋潤的基底油與熔化的大豆蠟混合均勻後（大豆蠟：荷荷芭油 =2：1），加入適當的精油調和，冷卻後完成。使用時，將按摩精油蠟燭點燃熔化後，塗抹在皮膚上。大豆蠟含有大豆卵磷脂及異黃酮，有絕佳的護膚效果，而且大豆蠟屬於低溫蠟，熔點低，不容易燙傷肌膚。

2. 搭配「**溫灸儀**」：精油調和油塗抹後，使用溫灸儀進行推、刮、按、滾，具有溫暖及按摩的雙重功效，並能加強精油的吸收。

3. 搭配「**熱石**」：選擇適當穴位、經絡塗抹精油調和油後，以熱石熱敷，或結合芳療按摩手法，能使精油快速吸收，可促進循環、改善皮膚失調狀態、緩解肌肉緊繃。

灸法 Moxibustion

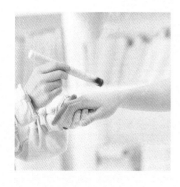

釋義	**灸法**：以艾絨為主要材料，點燃後直接或間接薰灼體表穴位的一種治療方法，常見分類有四種： 1. **艾炷灸**：將艾炷放在穴位上施灸。可分為直接灸（直接放在皮膚上施灸）和間接灸（隔物灸，例如隔薑灸、隔蒜灸、隔鹽灸、隔附子餅灸等）。 2. **艾條灸**：常用有溫和灸和雀啄灸。 3. **溫針灸**：針刺與艾灸結合的方法。操作時，將針刺入穴位得氣後，接著把艾粒插在針柄上，點燃艾粒施灸。 4. **溫灸器灸**：使用特製的一種圓筒器具進行灸法。
功效	藉由火的溫熱以及艾葉的作用，通過經絡的傳導，達到治療疾病和預防保健，可以溫經通絡，活血祛寒。
芳療運用	1. 由於灸法一般容易產生空間的煙霧及殘留特殊氣味，所以有改良成灸療膏的藥膏形式，以方便穴位敷貼，或是運用於三伏天、三九天。 2. 芳療則是可以使用溫熱性精油，做成「藥布」或「黏土」，選擇適當穴位來敷貼。 3. 一般中醫灸法是取艾草製成艾絨，艾絨的製作也很簡單，將艾葉曬乾，反覆搗碎、篩除雜質即可。然而「艾草精油」應偏於生用或後下的價值，溫經散寒的功效不似艾灸的力道強而明顯。

全身藥浴 Medicated bath

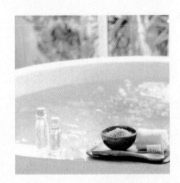

釋義

全身藥浴：是用藥液洗浴全身或局部。全身浴分為「泡浴」、「淋浴」等；局部藥浴分為「坐浴」、「足浴」等。

清朝《醫宗金鑑‧外科心法要訣》有洗滌類方：「洗滌之法，乃瘍科潰腐而無壅滯也。凡腫在四肢者，溻漬之；在腰腹脊背者，淋之；在下部者，浴之。」對藥浴發展貢獻最大的是吳師機（著有《理瀹駢文》一書）。

功效

藥物於全身肌表、局部患處吸收後，由表及裡，依藥物功效可疏通經絡、活血化瘀、祛風散寒、清熱解毒、調整臟腑、補養全身等功效。

芳療運用

1. 精油泡澡：由於精油不是水溶性的，直接在泡澡的水中加入精油，只能藉由鼻子嗅吸進入人體，無法藉由皮膚吸收，還有可能灼傷肌膚。**如果泡澡時想要藉由皮膚吸收精油，就必須在泡澡的水中加入少量沐浴乳（含界面活性劑），才能使精油溶於泡澡水。**

2. 精油淋浴：擠壓適量沐浴乳，直接在沐浴乳中添加1滴精油，塗抹全身後，可留置一段時間再沖洗乾淨。

注意事項

1. 飯後一小時方可入浴。

2. 泡澡前、中、後應適當補充水分。

3. 泡澡場地應注意通風良好，但不可受寒。

4. 有傷口應避免泡澡。

5. 注意泡澡的器皿或浴缸的清潔。

6. 精油泡澡，**應避免使用塑膠器皿或浴缸**，因為精油容易腐蝕塑膠製品。

7. 泡澡後若皮膚發紅、不易消退，必須注意是「對精油過敏」或「過度刺激」，請諮詢專業中醫芳療師。

8. 身體虛弱、低血壓、心臟功能不佳者，**不宜浸泡過久、溫度過熱、濃度過高**，否則容易出現頭暈、心跳加快、噁心、全身無力等症狀。

坐浴 Sitz bath

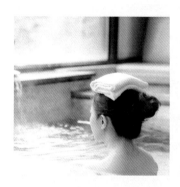

釋義	**坐浴：**主要針對骨盆腔問題，可改善婦女的月經及帶下問題。如有痔瘡、肛裂等，亦可使用坐浴，不限男女。 **坐藥法：**與坐浴不同，指用藥製成丸劑、錠劑或片劑，或紗布包裹藥粉，塞入陰道或肛門內。坐藥法源於東漢，張仲景《金匱要略》有記載蛇床子散。 **蜜煎導法：**「肛門栓劑」的其中一種，用蜂蜜適量，在鍋內熬煎濃縮，趁熱取出，捏成錠條，塞入肛門內，以潤導堅硬燥屎。也可以加上少許鹽巴，因為鹽巴味鹹能潤燥軟堅。

功效	藥物於全身肌表、局部患處吸收後，由表及裡，依藥物功效可疏通經絡、活血化瘀、驅風散寒、清熱解毒、調整臟腑、補養全身等功效。

芳療運用	1. 芳療的坐浴類似精油泡澡的方式，需在水中加入少量沐浴乳。 2. 除了坐浴外，也可使用精油調理油直接塗抹於陰道黏膜，但注意濃度不可過高，需在 1% 以下，也盡量不要使用刺激性的精油。 3. 使用精油調理油塗抹於陰道黏膜時，需注意清潔衛生，塗抹前要將手沖洗乾淨。 4. 陰道坐浴或精油調理油塗抹陰道黏膜，皆禁止於月經期間及妊娠期間施用。 5. 陰道坐浴或精油調理油塗抹陰道黏膜期間，需戒房事。

擴香 Aroma diffuser

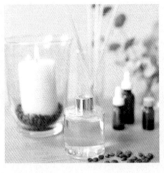

釋義

傳統擴香： 以「線香」和「藥枕」兩種形式為主。

1.「線香」： 香是以木材粉末與香料、藥劑、黏合劑做成的，通過燃燒來釋放出香氣和藥劑以發揮作用，稱為「焚香」。形狀呈現棒狀的香最為常見，稱為「線香」。然而香在燃燒時會導致懸浮微粒等空氣污染增加，危害與二手菸類似，會傷害身體，長久甚至會致癌。

2.「藥枕」： 頭肩頸有督脈、膀胱經、膽經、大腸經、小腸經、三焦經等經絡經過，選擇適合證型的藥枕，能緩緩地刺激局部穴位而舒緩症狀。

功效

擴香主要是經由嗅覺來影響認知與情緒：

1. 精油可經由嗅吸方式在邊緣系統與腦部引發各類情緒，透過下視丘調節與轉換訊息，再送到腦部的其他部位。

2. 藉由嗅覺的腦神經系統傳達訊息，達到控制血壓、呼吸、心跳、心理壓力、記憶及荷爾蒙協調等影響神經、心理、生理與行為，達到紓解精神壓力與增進身體健康的效果。

TIP： 氣喘發作時，不建議使用擴香的方式加重呼吸道的刺激，但可以使用適當的精油，如肌膚急救配方（P.211），塗抹在肺經、肺俞或是胸背處。

現代擴香

1. **「加熱擴香」**：需要特別注意室內的通風。

   ① **「點火式薰香瓶」**：通常都是化學香精而非天然精油，透過高溫將化學香精氣化，可能會讓人出現頭暈、嘔吐等症狀，由於其易燃性，也容易引起火災，是最危險也最不健康的薰香方式。

   ② **「薰香燭台」**：將純精油滴入盛水的燭臺，並用燭火從內部加熱，利用高溫使精油香味擴散。比起點火式薰香安全，但燭火的燃燒以及高溫的水仍有潛在危險性，而且長時間的高溫會破壞某些精油的成分。

   ③ **「薰香燈」**、**「精油鹽燈」**、**「電子加熱薰香石」**：以電源取代燭火加熱更為安全。

   ④ **「擴香精油蠟燭」**（非按摩用）：需要特別注意室內的通風，避免氧氣過度消耗而嗜睡。

2. **「超音波水氧機」**：用超音波震盪將水分子霧化，讓精油隨著霧化的水分子飄出。除了擴香外，具有室內加濕的作用；台灣屬於潮濕型氣候，除非是在冷氣房中使用或是秋冬季節，否則使用水氧機擴香會使得空間更加潮濕。

3. **「冷式擴香儀」**：利用白努力原理，以氣流產生真空拉力將精油吸起，並噴射在擴香儀內壁，精油撞擊壁面後霧化成細小的分子，再隨著氣流通過狹小的氣口飄散至空氣中。因為沒有加熱，所以精油成分不受破壞，使用上也比較安全；由於擴香過程不需加水，能保持室內乾爽，香味比較持久。

4. **「芳香劑」**：通常會使用有機溶劑，添加香精或少許天然精油，才能散發香味。但是有機溶劑中的成分，例如：甲醇、乙醚，還有苯類，都屬於一級致癌物，不僅會使人頭暈，還會誘發白血病，導致肝腎衰竭。其他還有「異丙醇」，它會影響腦部功能，使記憶力退化；使運動和感覺神經受損的「烷」（例如正己烷 hexane）；具肝腎毒性的「氯」（例如四氯化碳 CCL4）。

5. **「擴香竹」**：市售多使用有機溶劑的芳香劑。最好是能夠自製，可使用伏特加酒、基底油、精油等，比較不會有毒性，此配方也可做成「擴香噴霧」。

6. **「芳香蠟燭」**：也不建議使用，因無法確定其香料來源，況且五顏六色的蠟燭，顏色來自重金屬，對人體有害。

7. **「香磚（擴香石）」**：市售多使用香精而非天然精油。最好是能夠自製，可使用硬脂酸、天然蜜蠟、精油等，環保耐用，擴散速度緩慢不易產生刺激。

足浴 Foot bath

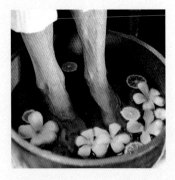

釋義

足浴：可分為「熱水足浴療法」和「藥浴足浴療法」。通過水的溫熱作用、藥物的特別功效，可促進氣血運行、暢通經絡、改善新陳代謝，進而緩解足部肌肉關節痠痛、改善水腫、促進睡眠、調整自律神經，達到養生及保健的效果。

古人曾經有過許多對足浴的經典記載和描述：「春天洗腳，升陽固脫；夏天洗腳，暑濕可祛；秋天洗腳，肺潤腸濡；冬天洗腳，丹田溫灼。」

蘇東坡曰：「熱浴足法，其效初不甚覺，但積累百餘日，功用不可量，比之服藥，其效百倍。」又在詩中寫到：「它人勸我洗足眠，倒床不復聞鐘鼓。」

清朝外治法祖師吳師機在《理論駢文》：「臨臥濯足，三陰皆起於足，指寒又從足心入，濯之所以溫陰，而卻寒也。」

功效

藥物於全身肌表、局部患處吸收後，由表及裡，依藥物功效可疏通經絡、活血化瘀、驅風散寒、清熱解毒、調整臟腑、補養全身等功效。

芳療運用

1. 芳療的足浴，類似精油泡澡的方式，需在水中加入少量沐浴乳。

2. 足浴時間不宜過長，以 30 分鐘為宜。

3. 足浴水溫不能太高，以 40℃為宜。

4. 足浴水量不可太少，以過膝為宜。

5. 足浴應避免在過飽、過飢或進食狀態下進行。

6. 不適合足浴的族群：嚴重心臟病、體質虛弱者、低血壓、經常頭暈的人、足部發炎、足部傷口、出血性疾病、孕婦、對溫度感應遲鈍或失去知覺者。

撲粉 Powder application

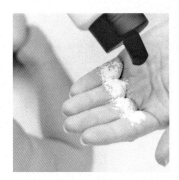

釋義 撲粉：是將藥物研成細粉撲撒於患處的治法。

功效 常用於外傷、痤瘡、濕疹、皮膚及黏膜疾患等，依使用的藥物，其功能有活血止血、消瘀止痛、斂瘡生肌、清熱瀉火、燥濕解毒等不同。

芳療運用

1. 精油爽身粉：

①**製作方法：**先將玉米粉 1/2 杯、葛粉 1/2 杯、有機燕麥片 1/4 杯（也可單獨加入玉米粉即可）倒入食物調理機中或持攪拌棒手動攪拌均勻，加入高地薰衣草、苦橙葉、羅馬洋甘菊精油等任一精油約 5 滴，接著就可以裝入痱子粉瓶，可搭配粉撲使用。

②**使用方法：**洗澡沐浴後，將肌膚擦乾後，在患處撲上爽身粉，適合濕疹、尿布疹、痱子等潮濕、有滲液的膚質使用。

滴鼻 Nasal drops method

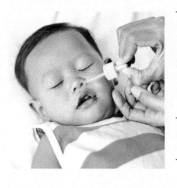

釋義
傳統主要用在鼻腔及口腔的外治法有：
1. 抹藥入鼻法：以手指沾取適量藥物細末抹入鼻腔。
2. 滴鼻法：將適量藥液滴入鼻內。
3. 吹喉法：將藥物粉末或藥液吹灑於咽喉部，以治療咽喉部疾病的方法。

功效 依使用的藥可芳香通竅、利咽止涕、清熱解毒、或涼血止血等。

芳療運用

1. 外感風熱的急性鼻咽炎，可使用滴鼻法，須躺著自鼻孔滴入精油調和油，並讓精油調和油緩緩流到咽喉處。

2. 注意自鼻孔滴入時，不可一次滴太多量（< 3cc）、速度不可太急，以免嗆到。

3. 使用在鼻腔及口腔等黏膜處，要避免使用容易刺激黏膜的精油，如胡椒薄荷、肉桂、丁香、檸檬、野馬鬱蘭、百里酚百里香等，如果必須要使用這些精油，需要以極低劑量（< 0.1%）稀釋在基底油中。

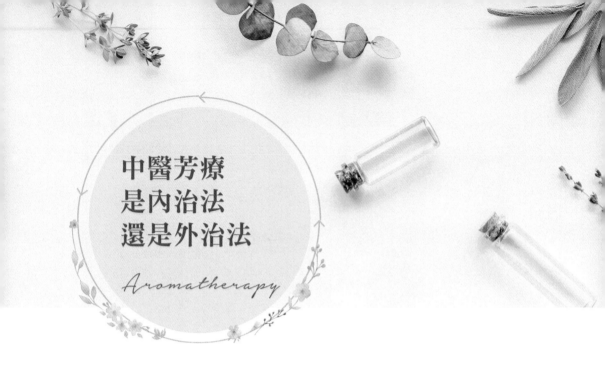

中醫芳療
是內治法
還是外治法

Aromatherapy

先認識中醫外科學的定義

現代西醫外科學以手術為主，處理急性創傷及必須以手術治療的疾病。中醫外科學，則是相對於中醫內科學而言。

中醫外科的定名，始於明朝的汪機《外科理例》序中提到：「以其癰疽、瘡瘍皆見於外，故以外科名之。」

因此凡生於人體「外部」，能夠用肉眼診察，有局部症狀存在，如皮膚疾患、周邊血管疾患、耳鼻喉疾患、口腔疾患、肛門疾患、乳房疾患、甲狀腺疾患、各種外傷等，都屬於中醫外科學的治療範圍。

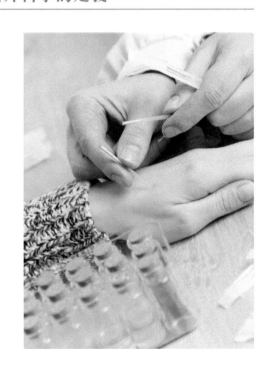

內治法、外治法的差異

中醫外科學強調「有諸內，必形諸外」、「治外必本諸內」。中醫的治法不外乎解表、通裡、清熱、溫通、化痰、袪濕、活血、行氣、和營、內托、補益等，想要取得療效，需考慮患者體質，詳查病因，辨別證型及決定施治經絡。

其實，無論是內科病或是外科病，辨證皆須整合「整體證型」與「局部辨證」，可用內治法、外治法、或內外同時施治，以內治法調理體質，外治法處理局部。

內治法一般都是指口服的方式，藥會隨著歸經而達到療效。外治法，就是將藥物製成不同劑型，施用於局部，使藥物直達病所，產生作用。

中醫芳療是外治法中的內治法

由於不建議民眾自行口服精油[1]，中醫芳療多是從外塗抹的方式，通過皮膚、黏膜、孔竅等處吸收而發揮作用，所以是外治法。

如果是肉眼可見的局部辨證而給予芳香療法調油，屬於「治標」，則是偏於單純的外治法；然而經由中醫整體辨證而給予芳香療法調油，並施用在問題經絡上，屬於「治本」。

所以，我提出了一個新觀點——中醫芳療可以歸類為「外治法中的內治法」。

外治法中的內治法還必須考慮精油分子走的方向與距離，這就取決於劑量、濃度或療程時間。

然而不是為了療效就可以無限制的加重劑量或濃度，這還牽涉到施治經絡或局部皮膚、黏膜、孔竅的耐受度，耐受度低的地方就需要降低劑量或濃度，並拉長治療時間。

此外，在治療過程中，應當注意飲食宜忌、生活作息、調和情志、釋放壓力，這些都是讓中醫芳療立竿見影的訣竅！

[1] 不建議口服的原因，可參考本書 Part 4〈安全使用精油的 Q&A〉。

調配與使用精油的注意事項

Essential oils safety precaution

對精油處方產生不良反應的常見原因：

1. 對於芳療沒有基本的常識。
2. 沒有辨別體質就使用精油。
3. 因高濃度精油具有腐蝕性，沒有用基底油稀釋精油、降低濃度的話，直接在肌膚上塗抹高濃度的純精油會造成皮膚受傷。
4. 沒有注意皮膚的特異性，在不同部位使用同樣濃度造成刺激。
5. 真的對某種精油過敏。

使用精油的安全守則：

1. **注意使用部位**：禁止直接將精油滴入耳朵與眼睛。
2. **注意光敏性**：芸香科柑橘類的精油具有光敏感性，如：佛手柑、檸檬、葡萄柚、甜橙、萊姆、苦橙、桔……等精油，使用後應避免日光及紫外線直射。
3. **注意腐蝕性**：如果將未經稀釋的純精油塗抹於皮膚上，可能造成嚴重的刺激，甚至灼傷。

香料類精油	如肉豆蔻、薑、胡椒、丁香、羅勒、肉桂皮、野馬鬱蘭（牛至）、百里酚百里香等。
針葉類精油	杜松、松樹、黃樺樹。
柑橘類精油	佛手柑、檸檬、甜橙、苦橙。

以上精油中，尤其以肉桂、檸檬、野馬鬱蘭、百里香（百里香有許多品種，其中百里酚百里香腐蝕性最強）等的腐蝕性最強，使用時應稀釋成極低濃度，避免刺激皮膚。

4. **注意皮膚刺激性**：除了上述腐蝕性精油外，還有酚類、醚類，含牻牛兒醇的玫瑰天竺葵也會刺激皮膚，濃度不可過高。

5. **注意黏膜刺激性**：除了上述具腐蝕性、皮膚刺激性的精油之外，薄荷類（包括胡椒薄荷）只要極低劑量 0.5～1% 就會嚴重刺激黏膜。如果想要通鼻竇、改善鼻塞可以塗抹在鼻孔周圍的肌膚避免刺激。氧化物的綠花白千層、尤加利類濃度過高也會刺激皮膚。如果用這些精油濃度太高造成黏膜受傷，可使用沙棘油強化修復黏膜。

6. **精油對皮膚黏膜的刺激性高低**：腐蝕性＞黏膜刺激＞皮膚刺激，所以往腐蝕性的方向濃度應愈低，同時這些精油混合在一起也需注意刺激性的加乘效果。

7. **任何精油都不建議單一長期使用**：因為精油使用過久會讓身體失去敏感度，而且體質隨著時間並非一成不變。

8. **接觸性敏感反應**：通常是使用錯誤的濃度或部位導致。

9. **交叉敏感反應**：通常與體質辨別錯誤有關。

10. **神經毒性**：含側柏酮、細辛醚、芹菜腦、驅回萜的精油。

11. **肝毒性**：酮類、酚類、醚類，由於不容易代謝，應避免使用過久。

12. **注意酒精類飲料**：飲酒前後數小時，避免使用快樂鼠尾草，因為它會使酒精發酵造成嚴重宿醉。

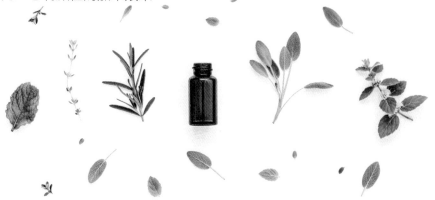

特殊疾病不可以使用及適合使用的精油

疾病	不可使用的精油	適合使用的精油
蠶豆症	1. 不可使用**含樟腦**的精油，應避免樟樹、樟腦迷迭香、芳樟、龍艾、肉桂、香茅、羅勒、穗花薰衣草、馬鬱蘭、松針、鼠尾草、百里香、丁香、馬鞭草，尤其是樟樹、樟腦迷迭香。 2. 避免使用**含甲基水楊酸**的精油，例如：黃樺、白珠樹（冬青）。白珠樹低劑量可止痛，第二次及過度頻繁使用效果不好。還有服用阿斯匹靈（Aspirin）時，不可使用白珠樹。 3. 避免使用**含薄荷醇**的精油，例如：胡椒薄荷、綠薄荷、尤加利、野生百里香、綠花白千層、松針等。	芸香科、花類、樹脂類
癲癇	1. 禁止使用單萜酮，樟樹、薄荷尤加利、多苞葉尤加利、肉豆蔻、牛膝草、樟腦迷迭香、鼠尾草、甜茴香、松脂、洋艾（單萜酮的側柏酮會結合包覆神經髓鞘的脂肪，對神經系統具刺激性，對癲癇患者具有誘發作用）。 2. 含側柏酮、薄荷酮、樟腦的精油具有神經毒性，IFA 將這些精油列為危險精油（香荊芥酮比較沒有神經毒性）。 3. 避免氧化物（個人認為癲癇還是要辨證論治，有些是陰血虧虛，若已無濕的體質，使用氧化物會加重陰血虧虛，此時就不可使用氧化物）。	1. 多數芳療書都會提到依蘭可以用於癲癇，因為依蘭含有大根老鸛草烯、苯甲酸卞酯、對甲酚甲醚，加起來對腦內啡具有激勵效果，腦內啡有止痛放鬆效果，所以對癲癇有效。 2. 如果是陰血虧虛，建議使用酯類或單萜醇類。 3. 如果是痰濕，建議使用柑橘類。 4. 如果是血瘀，建議使用活血類。

| 高血壓 | 1. 多數芳療書籍都記載高血壓患者禁止使用樟腦迷迭香、鼠尾草、百里香等。樟腦迷迭香、鼠尾草因為屬於單萜酮會刺激神經系統故避免在高血壓使用。
2. 百里香品種很多，功效也不同，而且要看高血壓是哪一種證型，如果是氣機阻滯，酌加百里香其實能夠幫助血液循環（氣行則血行），如果是虛證的高血壓使用百里香時就要注意劑量不要過重。 | 1. 如果是痰濕，建議使用柑橘類。
2. 如果是血瘀，建議使用活血類。
3. 如果是氣虛，建議使用單萜醇類。
4. 如果是腎虛，建議使用酯類及激勵荷爾蒙的精油。
5. 如果是脾陽虛，要加薑；如果是腎陽虛，要加肉桂或肉桂葉。
6. 如果是肝陽上亢，建議用疏肝的精油如玫瑰、佛手柑、莎草等，降氣的精油如檀香、岩蘭草等。
7. 也有可能陰虛陽亢，就要合併 4＋6。
8. 陽虛導致虛陽浮越的高血壓也是有，就要合併 5＋6。 |
| 慢性疾病 | 酚醚類其分子含 C_6H_6 苯環，親油性，不容易被分解，應低劑量使用，肝功能不佳、腎功能不佳、糖尿病、高血壓、高血脂等使用時要注意。 | |

芳療常用單位換算表

置放精油的瓶罐滴孔大小會影響精油用量的精準度，如果是少劑量調油，一般會用 1ml 相當於 20 滴計算；大劑量調油則最好使用量杯。

此外，如果在購買精油或精油瓶罐時，也可以請商家告知是哪一種滴孔，例如小滴孔 1ml=30 滴、中滴孔 1ml=12-15 滴、大滴孔 1ml=8-10 滴。

可以使用 100% 純劑精油的時機

多數芳療書記錄，可以 100% 純劑使用的精油，有茶樹、真正薰衣草等。

其實除了前述有腐蝕性的精油一定要稀釋，如果是其他非腐蝕性的安全精油，除了在較敏感的頭皮、臉部、黏膜以外，偶爾一兩次以純劑局部塗抹皮膚，對於皮膚不會有太大刺激，但是不了解精油特性的人不要輕易嘗試。

換言之，100% 純劑的精油，最好必須經過專業芳療師建議，並且為自己經常使用、熟悉的精油會比較安全。

如何決定調油濃度呢？以下提供幾個步驟給大家參考：

體質強弱→特殊族群→塗抹區域年齡→使用時間

1. **體質強弱**：體質虛弱一定是 < 1%。

2. **特殊族群**：孕婦 1～2%（並且選擇孕婦的安全精油）。

3. **全身塗抹**：
   ①成人建議 2～5%。
   ②1 歲以前 < 0.5%、1～3 歲 1%、3～12 歲 2%、12 歲以上等同成人劑量。
   ③65 歲以上老年人 1～2%。

4. **局部塗抹**：
   ①臉部、頭皮、黏膜：0.5～2%。
   ②特殊角質：如手掌、腳掌，以及肌膚甲錯、角質層變厚的皮膚 5～30%。

5. **使用時間**：短時間使用和長時間使用的差異性，在於接受精油的總劑量，以及疾病進展的程度。整體來說，短時間、急性病、體質壯實可用較高劑量，長時間、慢性病、體質虛弱則需使用低劑量。

6. 基劑是乳液、乳霜、沐浴乳，含介面活性劑。洗浴時，濃度應降低，成人濃度勿超過 1%，老人、嬰幼兒濃度 0.5% 就好。

1. 嬰幼兒（0～6 歲），肝腎系統及免疫系統還沒發展成熟，不適合使用高劑量，避免酚類、醚類及單萜酮類。

   酚類，例如：百里酚百里香、印度藏茴香、野馬鬱蘭、丁香花苞、神聖羅勒……。

   醚類，例如：歐芹、肉豆蔻、洋茴香、龍艾、熱帶羅勒、八角……。

   單萜酮類，例如：側柏、鼠尾草、艾草、本樟、頭狀薰衣草、牛膝草、藏茴香、蒔蘿籽、馬鞭草酮迷迭香、樟腦迷迭香……。

2. 老年人、身體虛弱者，不適合高劑量使用，避免酚醚類及單萜酮類。

3. 懷孕或哺乳中的婦女。

4. 多重健康問題及疾病者。

5. 酗酒及吸毒者。

- 苦杏仁：含 HCN 氫氰酸，具有輕微毒性。
- 波爾多葉：含驅回萜，會刺激腸胃，南美洲有一種波爾多茶就含有此成分。
- 土荊芥：含驅回萜。
- 菖蒲：含細辛醚。
- 黃樟：含樟腦、單萜酮。
- 辣根：芥末油的代替品。
- 芥末：含芥末油。
- 毛果芸香葉：含毛果芸香鹼。
- 芸香：毛果芸香鹼。
- 艾草：指的是苦艾（Mugwort），含單萜酮、側柏酮。
- 胡薄荷：胡薄荷酮具有神經毒性、薄荷呋喃有劇毒性。
- 番紅花（洋擦木）：含黃樟素，蠶豆症及神經系統疾患應避免使用，非一般食用的番紅花。
- 沙地柏：含乙酸酯。
- 苦艾、艾橘、北美側柏、洋艾：含側柏酮。
- 冬青（白珠樹）：含水楊酸甲酯，長期大量使用效果遞減，易造成肝腎負擔，具有抗凝血功效，同時使用抗凝血藥物的人應避免使用。

- 中國肉桂（*Cinnamomum cassia*）
- 錫蘭肉桂（*Cinnamomum zeylanicum*）
- 丁香花苞、丁香葉、丁香莖
- 顯脈鳳毛菊
- 土木香
- 甜茴香、洋茴香、龍艾
- 矮松：側柏酮
- 香薄荷：酚
- 檸檬馬鞭草、檸檬香茅：醛
- 香豆素，大分子，對肝腎造成負擔
- 甜樺樹：水楊酸甲酯
- 牛膝草、鼠尾草、山金車、白樟：單萜酮，神經毒性。
- 黑胡椒：因其熱性，發汗過多，水分流失造成脫水。
- 杜松：排水，對糖尿病造成肝腎負擔。

含呋喃香豆素的柑橘類，除了光敏性，還要注意藥物交互作用

若有服用西藥者，使用柑橘類精油，需特別注意可能的交互作用。尤其是葡萄柚含有類黃酮與呋喃香豆素（furanocoumarin），會抑制一種肝臟及腸道中的代謝酵素（細胞色素P450），使得某些必須依賴這種酵素進行代謝的口服藥物，在體內累積超過正常濃度而產生副作用及毒性。

這些藥物及交互作用包括：

1. **降血脂藥（statin 類）**：肌肉病變、橫紋肌溶解、急性腎衰竭。

2. **降血壓藥（鈣離子通道阻斷劑）**：頭痛、臉潮紅、血壓過低、心跳過快、缺血性心肌梗塞。

3. **鎮靜安眠藥**：增加嗜睡、眩暈

4. **免疫抑制劑（Cyclosporin）**：噁心、頭痛、麻痺、抽筋、腹痛、腎毒性。其他還有某些抗組織胺藥、抗心律不整藥、抗癲癇藥、茶鹼、咖啡因、雌激素、皮質類固醇、奎寧也都會受到影響，減緩藥物的代謝。

總之，有服用西藥需先詢問醫師是否可以使用，建議在服用特定藥物期間都要儘量避免使用柑橘類精油，以避免不必要的交互作用。

調油的保存

1. 瓶蓋要轉緊。
2. 要放入深色玻璃瓶。
3. 避免使用塑膠瓶。
4. 要放在陰暗處，避免高溫，不可放入冰箱。
5. 已加入基底油的精油應盡快使用，如出現油耗味不宜再使用。

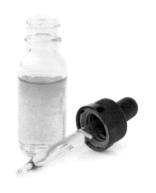

調香的步驟與訣竅
Perfume

調香的步驟

1. 先依個案需求辨別體質及證型後，將功效拉出來，一般選擇2～6種精油，再調味道。

2. 薰衣草、佛手柑、芸香科（如下一頁的「歡樂的芸香天堂」複方）可以調和氣味，若是氣味壓不過去，可加檸檬香桃木、檸檬馬鞭草、香蜂草或含苯基酯的花類精油（如茉莉類、玉蘭類、紅花緬梔）。

3. 定香：岩蘭草、檀香、廣藿香、乳香等可以幫助定香，作成香水或是大量製造的精油相關產品，如防曬、乳液、乳霜、油膏、滾珠瓶、擴香等較需要定香，香氣會保留較久。若只是單純調理油，不會存放太久，可以不加定香。

依功效選擇定香精油

定香的精油以分子大、低音調、樹脂類的為主，例如：

1. 岩蘭草：具有深沉的煙燻味，若有肝陽上亢（精神或情緒亢奮、頭目脹痛等），可加入岩蘭草以定香。

2. 檀香：具有神聖且平靜的氣味，若需寬胸理氣、安撫神經，可加入檀香以定香。

3. 廣藿香：具有獨特的東方情調，若需解表化濕，可加入廣藿香以定香。

4. 乳香：具有神秘安撫的氣味，從肺到皮膚的瘀滯非常適合乳香，若需活血止痛，可加入乳香以定香。

調香的訣竅

- 調香就是需要時間，等待精油與基底油「熟成」（彼此分子充分混合均勻及交互作用）。

- 不要輕易丟棄你的配油，調完放3～5天再聞，不好聞再加畫龍點睛的單方或複方精油。

- 如果想要馬上使用調油，需把不同精油一起調好再放入基底油會比較快速混合。**將精油個別滴入基底油效果會打折**，除非靜置幾天再使用，但還是不建議這種方式調油。

- 精油混合後與各自的精油效果不同。例如：檸檬香茅＋真正薰衣草，會緊實肌肉，但不會幫助睡眠。

- 沒藥、安息香、祕魯香脂、香草等香脂類精油無法溶解在植物油，可以先溶在其他精油內。

- 有些植物油或浸泡油本身具有濃郁植物味，調香時也應考慮，如杏桃油、芝麻油、玫瑰果油、橄欖油、瓊崖海棠（伊諾飛輪）油。

- 少量調配與大量調配的比例差異性很大，例如在 50ml 基底油只加一滴肉桂精油調成 0.1%，想要 10ml 基底油就無法調成同樣濃度的肉桂精油，因為滴數無法被分割成更小的單位，除非使用更精密的儀器。

調香最後的畫龍點睛

- 平日可以常備一些畫龍點睛的精油複方。

- 酯類精油多半都很適合調香。
  ① 含酯類的精油有永久花（雖然被分在倍半萜酮）、高地薰衣草、佛手柑、快樂鼠尾草、羅馬洋甘菊、檸檬薄荷。
  ② 特別注意酯類如「羅馬洋甘菊」要很謹慎，量太多味道會很難聞，少量卻有淡淡蘋果的香氣。

- 廣受歡迎的玫瑰香氣。
  ① 各種玫瑰＋花梨木＋玫瑰天竺葵。

- 歡樂的芸香天堂。
  ① 配方一：甜橙 6 滴、苦橙葉 2 滴、橙花 2 滴。
  ② 配方二：佛手柑 5 滴、紅葡萄柚 5 滴、紅桔 5 滴、甜橙 5 滴、苦橙葉 2 滴、橙花 1 滴。

- 木質調適合加上檸檬、萊姆、葡萄柚、檸檬香桃木、檸檬馬鞭草、香蜂草。

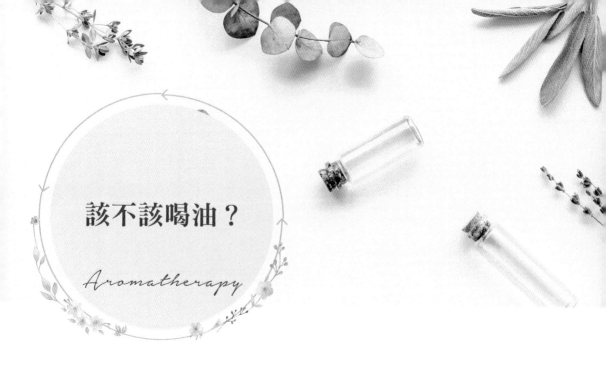

該不該喝油？

Aromatherapy

人體的溫度會影響飽和脂肪酸的利用

近年來因為印度阿育吠陀療法的傳入，「油漱及喝油」已蔚為風潮。前一陣子，甚至有雜誌以〈豬油回來了〉當作標題，認為動物性飽和脂肪酸沒有想像中的糟糕。的確，如果跟人體無法排出的反式脂肪酸相比，這種順式的飽和脂肪酸當然比較好，但這並不表示可以無限制攝取，**取決於人體的溫度是否能夠利用它。**

有洗過碗的人就會知道，除了洗碗精以外，溫水更能幫助洗淨油膩的碗；我曾經在寒冷的山上洗碗，發現就算加再多洗碗精，碗還是一樣很油膩，這就是溫度的影響。

同樣道理，因為某知名企業家提到可以改善老人失智症的中鏈飽和脂肪酸（椰子油的成分）也是一樣。椰子油非常營養，含有類似母乳成分的月桂酸。雖然是飽和脂肪酸，卻是中鏈的比較容易分解；然而它在 20 度以下會呈現固態。如果你有洗過裝母乳的奶瓶，就會知道奶瓶真的很難洗。所以，如果你的溫度不夠，一樣會造成阻塞，重點是人體的溫度是否界於油品在液態的溫度範圍。

為何有人喝油有效？有人喝油無效呢？

一般來說，不飽和脂肪酸比較不會因為人體溫度過低而產生問題，但是烹調就要注意其發煙點，過高則容易變質。然而有些患者因為胃泛酸、嘈雜的症狀，誤以為自己胃壁薄，又聽取錯誤的舊觀念喝苦茶油（屬於不飽和脂肪酸）來修補胃壁，反而加重症狀。

第一點錯誤的地方：不是所有油都能修補胃壁。有些油只是吸附在胃壁表面，讓已分泌出來的胃酸不會再刺激胃壁，但是久而久之，乳化不良及吸收困難，反而導致阻塞。

第二點錯誤的地方：喝油保護胃壁要看體質。

常看美食節目的人會知道有一種油醋醬，就是將酸性液體（如醋或果汁）與不飽和脂肪酸（如橄欖油）混合，仔細一看水和油還是分離的，喝油也是這個道理，只是懸浮在胃酸上，而非使胃酸消失。

懂料理的人就會知道如何讓水和油混合在一起，也就是加入乳化劑，這也是製作沙拉醬或蛋糕的原理，例如再加入蛋黃（含卵磷脂）幫助乳化油與水。

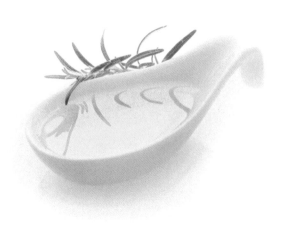

膽經阻塞的人不適合喝大量的油

在生物體內也有乳化作用的例子：在小腸中，脂肪能與膽汁經由乳化作用形成乳化液，即脂肪能被打散成小顆粒（脂肪酸），因而能增加總表面積而減少表面張力，使這些小顆粒不會溶合而易於被吸收。

膽鹽及卵磷脂是消化及吸收脂肪所必須的生化乳化劑。

喝油有效的人其中一種原因，就是因為他屬於營養不良型、胃黏膜比較薄（胃陰虛）、但是膽汁疏泄正常，可以幫助乳化；

喝油無效、甚至產生副作用的人多半是痰濕體質合併膽經阻塞、膽汁疏泄不正常，無法正常乳化。

水飲體質的人不適合喝大量的油

另一種喝油無效的人，是因為過多的不是真正的胃酸，而是水過多[1]。

有做過乳液、乳霜 DIY 就知道，原料需要水、油、乳化劑，但是即使經過乳化混合，水還是一樣多，因為被乳化的是油不是水，這種情形喝油過多卻沒有適當乳化，反而更加重胃的負擔，這一類型「水過多」的患者通常不會有胃或胸口的灼熱感，而治療方式則是應該健脾利水。

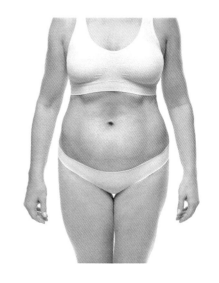

[1] 完整論述可請參考我的部落格「醫舞定情」〈對水的消化不良～水飲疾病的中醫治療與保健〉一文。

我對椰子油的看法

你以為很健康的椰子油，美國心臟協會不建議食用，因為椰子油有八成都是飽和脂肪酸，從嚴謹的臨床實驗和系統性分析發現，椰子油會使低密度膽固醇增加，雖然沒有直接證明椰子油與心血管疾病的因果關係，但是 LDL-C 與心血管疾病的關聯性是非常明確的。

我認為，如果你平常的飲食已經非常豐盛，實在不需要再食用椰子油，畢竟還是飽和脂肪。有些患者說我都已經買了怎麼辦？椰子油塗抹皮膚具有保濕潤膚的功效，尤其適合在冬天使用。但是，還真有些人很適合食用椰子油，因為這些人平常飲食非常清淡，少油少鹽幾乎到完全不添加，很少吃肉或是部分素食者，食用椰子油反而會讓他們比較有精神。

我一直覺得，中鏈以上的飽和脂肪酸，是否容易被分解，與溫度有關。你或許會說人體是恆溫動物，但那是核心溫度，周邊溫度在每個人的差異很大。你不會因為認為肉（長鏈）比椰子油（偏於中鏈）不健康而不去吃肉，除非是素食者。

相對來說，椰子油的脂肪酸至少比肉好。油品分為飽和、不飽和，長鏈、中鏈、短鏈，飽和脂肪酸雖然容易造成心血管的堵塞，但是至少比反式脂肪好，因為人體不容易分解及代謝反式脂肪。

到底該如何攝取油品？

1. 拌在食物中：

將不飽和脂肪酸的油品淋在食物（如飯、麵線、青菜等）攪拌均勻食用，而不建議直接用大量喝的方式攝取油脂。

2. 一次不宜大量飲用：

食用油品應以滴數計算，每天大約 10 ～ 50 滴。（沒錯，是滴數！不能一天喝 10 ～ 50cc！）

安全使用精油的 Q&A

Safe use of essential oils

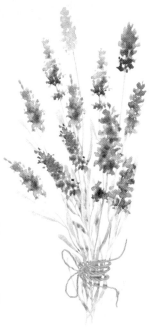

近年來在門診,除了保健食品、草藥、飲食認知、生活習慣會影響體質以外,精油使用也成為影響因素之一,尤其一般民眾對精油的認知只停留在:「聞起來香香的、反正用錯不會對健康造成危害、以為情緒問題就是用薰衣草、只是商人噱頭其實沒療效、喝精油來保健身體、就是用在 SPA 按摩」等概念。

請注意!以上都是錯誤認知!下面的安全守則是使用精油前的必讀指南,能夠讓你避免錯誤使用而導致傷害。

Q1 可不可以喝精油?

開立中醫芳療門診以來,最常聽到讓我震驚又訝異的精油使用方法,就是患者自行服用精油(與基底油不同)。有些人把檸檬精油滴在水裡當檸檬水喝,有些人喝乳香精油是為了抗腫瘤,有人喝精煉過的薄荷油(已經不是天然的精油而是化工產品)是為了改善脹氣。

精油到底可不可以加在水裡喝?

我非常不建議自行口服精油。

理由 1　精油並不溶於水,實際上是呈現油水分離的狀態。

理由 2　如果選錯精油,極有可能造成食道灼傷。

曾經有胃食道逆流的患者來就診,後來發現他有在喝精油,雖然不確定前因後果,但是停喝之後,症狀就改善很多。

在某些情況下,少量的精油內服是可以被允許的,例如:經過基底油稀釋的精油調和油使用滴鼻法時,少數經過鼻咽吞下。

我非常不建議自行口服精油,更不建議口服精煉過的薄荷油。在歐洲,精油內服必須經過醫生或專業芳療師的指導才可口服,並且內服量應低於每日 4 滴(加入 5ml 蜂蜜或植物油中)。此外,選擇值得信賴的品牌、確認口服的精油是有機精油、充分了解所服用的精油特性也是必須考量的。

Q2
精油使用為何一定要諮詢專業人士？

最近去餐廳吃飯，聽到小孩子（小學生）之間也流行使用精油，直讓人頭皮發麻。這個小孩子因為牙齒痛，同學給他喝了某個精油，改善了牙齒痛，然後呢？希望他沒事，也希望他是喝到有機且經過稀釋的精油，或只是可以喝的基礎油（但不是所有基礎油都可以喝），否則未經稀釋的精油很容易灼傷食道、胃、腸的黏膜，後果不堪設想！（如果你看過了小劉醫師[1] 撰寫鹼水灼傷食道的文章，相信你就不敢給小孩亂喝精油了。）。

千萬不要輕易地口服精油（很重要！很重要！很重要！講三次）

除非你有受過專業的芳療訓練，真正取得良好的高階芳療師認證，才能考慮口服精油的方式。好的芳療訓練須從了解人體生理、解剖、病理、疾病、體質開始，進而了解精油的使用安全、療效評估、香氣調配等，精油使用一定要諮詢專業人士，才不會在不了解的狀況下造成對芳療的誤解。

Q3
可不可以喝純露？

老實說，我還真不敢喝。除非是我親眼看到現場蒸餾出來的純露，或是有先進的設備可以確保製作過程的無菌狀態。不然含有這麼多有機物質是很容易感染細菌或黴菌；如果不易感染，必定加了抗菌劑或防腐劑，這樣你還敢喝嗎？

純露用於 DIY 保養品或是當作化妝水會比較安全，純露的性味和其精油還是不同，就分子大小、性味寒熱就有差異，使用純露就不能直接套用精油的思考模式。

Q4
芳香療法會經由嗅覺影響情緒及記憶？

香氣是因人而異的主觀感受，辛曉琪的歌曲中描述懷念的菸草香，咖啡愛好者喜愛沉浸在咖啡館的咖啡香，甚至還有新聞報導可以訂做逝去伴侶味的香水。如果某種味道給人是不好的記憶連結，使用了反而會加重負面情緒。所以，在調油前可以事先詢問有哪些喜愛或厭惡的香氣，或是在第二次回來諮詢時詢問患者對前一次調油的香氣感受，再加以調整配方。聞起來香香的精油，會經由嗅覺去影響你的情緒及記憶，一般嗅吸或擴香最好使用天然的精油，因為精油分子也是會經由嗅覺或吸附黏膜而進入人體。聞香時，盡量不要使用百分之百的濃度，最好加入基底油調成 10% 的濃度，滴在聞香紙上，才能避免嗅覺細胞被過度刺激而失去敏感度。

---

[1] 可參考小劉醫師於親子天下網站發表的〈小劉醫師：悲傷端午節〉一文，談到二歲幼兒因誤食具腐蝕性的鹼水而造成食道灼傷。

Q5 中醫芳療和一般芳香療法有什麼不同？

中醫芳療講求辨證論治。例如：我曾經調配針對體質的足癬用油（精油加基底油）給患者，患者一開始也是半信半疑，後來皮膚狀況改善許多。她跟我說：「從來沒有覺得精油會有效，以前都覺得只是商人噱頭，剛開始用時，並沒有信心，但現在是他的救命油。」

然而有時候我會建議患者可以使用芳香療法，患者經常會說家裡有精油了，有什麼精油也不是很了解，這回答真的讓人很無奈。

精油，並不代表芳香療法的全部，還需從身心狀態、體質（表裡、寒熱、虛實）去調配用油，而不是有一個症狀就用一組配方，有時候同病異治，有時候異病同治，這也是我投入芳香療法的初衷，一開始發現中醫、中草藥、芳香療法有其共通性，當然也有其異質性。

Q6 中藥與中藥精油的異質性？

芳香療法的精油萃取的多是小分子、比較輕盈的，偏向於性味有辛味（意指揮發性強）的中藥，當然還要看精油是前味、中味、後味，後味的精油雖然分子比較大，但仍不及質地重的中藥，因為有些質地重的中藥是無法產出精油的。

質地重的中藥通常有較佳的滋腎、養血、重鎮安神之功，所以如果你只想靠精油來滋腎、補血、重鎮安神，很抱歉要讓你失望了。

Q7 為什麼錯誤使用精油很嚴重？

曾有一患者來中醫門診調月經，吃中藥吃到後來月經竟然來超過一個星期不會停，我也覺得很奇怪，中藥處方應該沒有問題啊，後來患者才說使用了網路上宣稱有助孕、緩解痛經、溫暖子宮等療效的「暖宮精油」。業者說這商品可以幫助排除子宮瘀血，所以患者以為月經超過一個星期沒有停是正常的。患者的想法讓我大吃一驚。（這也絕對不是什麼排毒或是好轉反應！月經超過一個星期沒有停就是不正常！

所以，錯誤使用精油是很嚴重的問題，以這個案例來說，反而造成月經淋漓不止。另外，業者宣稱特殊療效也違反了醫療法（關於相關法令，可至衛福部查詢）。使用精油必須根據每個人的狀況去下處方，如果沒有經過芳療諮詢而任意使用不熟悉的商品，反而會危害身體。

Q8 精油可以用在體質虛的人身上嗎？

嚴重的腎虛、血虛之人，滋腎、補血的中藥，若是以科學藥粉仍須長期服用才能填補上去，想要加速療效還需使用湯劑、丸劑、膏方的形式，此外，虛不受補更是個大問題。

精油一樣也要注意虛不受補的問題，在體質虛弱的人身上，如果沒有經過稀釋、單次大量使用、或是使用走竄較強的精油，容易造成頭暈、甚至昏厥。

Q9 用熱性精油就能夠滋補腸胃嗎？

有些人腸胃吸收功能不是很好，全身肌肉消瘦，這類型的人大多對飲食已經非常謹慎，因為體虛就誤以為自己屬於冷底的體質，使用了熱性精油（如薑、肉桂、黑胡椒、丁香等），結果很容易把你剩下的陰血燒更乾、更加虧虛。

如果是陰虛內熱體質，更不應該使用熱性精油，這樣容易加重虛熱（手足心熱或背熱），這時候應該要用些健脾的中藥，如黨參、白朮等。

Q10 熱性精油可以減肥？

真相是，飲食控制加運動才是王道！真要說熱性精油可以減肥，大概只有常吃寒涼食物、喝冷飲的人會有一些療效吧！

教大家一個方法，如果肚子經常冷冷的（不是剛運動、洗澡、流汗後），可以嘗試塗抹熱性精油在腹部或下肢（一樣要注意歸經和稀釋），但是剛開始去掉的都是濕氣和水分，如果腹部回溫了，比較有可能會改善代謝，此時就不要繼續塗抹，否則容易上火。

Q11 居家配方適合你嗎？

多數居家配方是由專業芳療師調配，使用前請先諮詢專業芳療師，如果使用後有不舒服或疾病進展，千萬不要以為這是網路編造的好轉或排毒反應，請立即就醫！

Q12 精油沒有過敏問題？

當然錯誤！任何精油都有可能過敏，如果使用精油之後出現皮膚搔癢或是呼吸困難等反應，就要注意是過敏。過敏可分為立即性及延遲性，嚴重的可能要人命。

此外還必須釐清：是否使用比較劣質的精油？是否精油濃度太高？因為芳香療法的臨床使用，是看皮膚或黏膜的種類及厚度、正氣虛弱，來決定精油的劑量與濃度。

有一些未經稀釋的精油使用在皮膚上，就容易造成皮膚灼傷，如肉桂、野馬鬱蘭、百里香等；還有一些具有光敏性的柑橘類精油，如檸檬、甜橙、葡萄柚等，塗抹之後經太陽直射容易造成皮膚曬傷。

另外，同樣組成的精油使用一段時間後，最好再諮詢芳療師，因為精油分子同樣會有接受器飽和的問題，導致失去療效。

Q13 芳香療法無法完全取代任何一種醫療

前一陣子在網路上發現，原來已經有廠商將芳香療法包裝成「理療」的保健處方，甚至宣稱可以治療所有疾病。許多民眾紛紛在底下留言，造成對芳香療法的誤解和仇視。我看到覺得非常不可思議。我在臨床上使用芳香療法多年，深知芳香療法有其適應症，也有其侷限性。芳香療法無法完全取代任何一種醫療，但是可以作為輔助治療的方法之一。

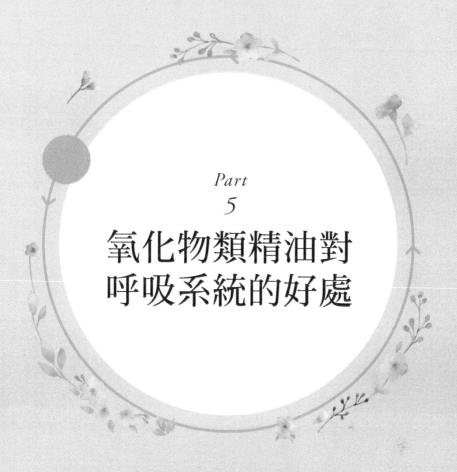

Part
5

氧化物類精油對
呼吸系統的好處

Aromatherapy

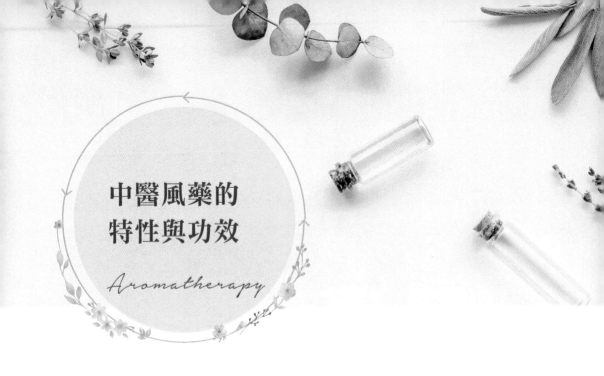

中醫風藥的
特性與功效

Aromatherapy

何謂風藥

　　風藥，以「風」冠名，具有類似「風」的特性。具有「辛散、升浮」之性，「質輕、氣盛」者，稱之為風藥。

風藥的特性與功效

特性	字義	釋義	作用	功效
升	升浮上行	風性輕揚，高巔之上，唯風藥可及	升發清氣	把精微物質帶至頭面部，提振精神（前提是經由食物轉化的精微物質足夠）
			升陽舉陷	把精微物質帶至頭面部，提振精神（前提是經由食物轉化的精微物質足夠；升陽的過程中如果因為濕阻清氣，風藥也可一併排除）
			升精至腦	把精微物質帶至頭面部，提振精神（前提是經由食物轉化的精微物質足夠，此處的精還包括先天的腎精）
			引經報使	把藥氣帶到上部、頭面或外部、體表

特性	字義	釋義	作用	功效
散	發散	解表祛邪	疏通腠理	疏通全身的孔隙，不單指體表肌膚而已
			祛風解表	藉由疏通全身的孔隙達到祛除外感風邪
			散津潤燥	把內部臟腑轉換的營養物質帶至上部、外部及體表
透	透泄	風性開泄，可開鬱暢氣，透絡開竅	疏肝解鬱	藉由疏通肺部皮毛的過程帶動氣機暢通
			發散鬱火	藉由疏通肺部皮毛的過程帶動氣機暢通而解熱
竄	走竄	走而不守	助氣行血	藉由暢通氣機而幫助血液循環
通	宣通	通陽化氣，通絡行經	散結通絡	藉由暢通氣機而幫助血液循環、通達脈絡
燥	乾燥	燥濕	風能勝濕	藉由疏通全身的孔隙及氣機而祛除濕邪
動	變動	風善行數變	配伍其他藥物以增加效果	把分子量比較大、走而不守的藥物帶到特定部位或全身

風藥在中醫臨床使用時，須注意幾點

1.「陽虛」者應小心使用：

風藥，為發汗解表之品，易使腠理開泄，汗出而損其陽氣，故「陽虛」者應小心使用。

2.「陰虛」者應小心使用：

風藥味辛，有燥金之特性（使肺金乾燥，廣義指含有水分的組織），易耗液、傷津、損血，故「陰虛」者

應小心使用。

3.「外感」者應中病即止：

風藥用在外感可以祛風解表，其劑量宜輕，時間宜短，最好中病即止。

4. 從蒸發及蒸散作用談風藥勝濕

蒸發是「液體表面」「氣化」的過程，與另外一個「沸騰」的氣化過

程不同，兩者不同的是，蒸發只會發生於液體的表面，而且可發生在任何溫度。蒸發是由於液體粒子流動時互相碰撞，使接近液體表面的粒子擁有足夠能量從液體中逃逸出去；蒸散是水經由植物體以水蒸氣的方式散失。

無論是蒸發或蒸散，水分由液體變成氣體皆需要能量，這能量稱為汽化熱，在大自然中是由太陽供應能量，在人體則是依賴陽氣。

如果人體的陽氣不足以及時排除體內的濕氣，則可運用風藥的開泄毛孔、通陽化氣、走竄燥濕等功用，進而排除濕氣、戰勝濕氣。

蒸發速度的決定因素與人體的對應

蒸發速度的決定因素	釋義	人體的對應
物質的溫度	物質的溫度愈高，蒸發愈快。	人體陽氣旺盛，愈不容易有濕氣的累積。
空氣的濕度	空氣的濕度愈高，蒸發愈慢。	環境的濕度高，人體祛除濕氣的速度愈慢。
大氣壓力	在氣壓較低的地方，粒子較容易逃逸，因此蒸發速率較高。	
物質的密度	物質的密度愈高，蒸發愈慢。	相反的道理，人體腠理愈疏鬆，愈容易怕風。
物質的表面積	物質的表面積愈大，粒子能從物質表面逃逸出去的愈多，因此蒸發愈快。	
空氣的流動速度	由於流動的空氣，使流體與蒸發物質之間保持著較大的濃度差距，因此流動速度愈高，蒸發愈快。	風速（風藥的劑量與濃度）決定排濕速度，但前提是人體可以承受的了。
物質的雜質濃度	若蒸發物質中存在其他雜質，蒸發會較慢。	如果人體不單純是濕氣，還有痰、濁、熱等，須一併清除。
空氣中其他物質的濃度	若空氣中已經充斥著愈多其他飽和物質，蒸發愈慢。	
空氣中是否已有其他物質在蒸發	若空氣中有一物質在蒸發，另一物質會蒸發得較慢。	

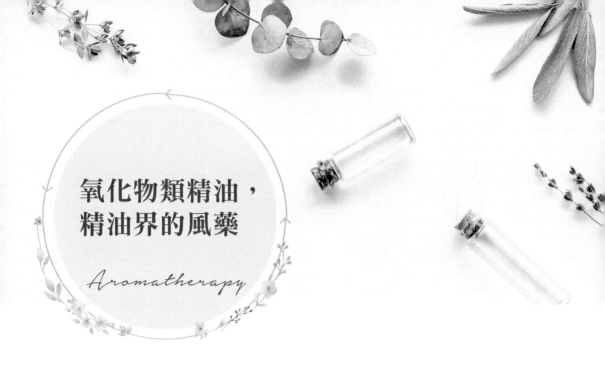

氧化物類精油，
精油界的風藥

Aromatherapy

精油與氧化物

被分類為氧化物類的精油，主成分主要是含有「1,8- 桉油醇」這個特殊分子，1,8- 桉油醇被歸類於氧化物，而不是醇類。

當然在其他分類的精油中也可能含有 1,8- 桉油醇這個分子，只要是含有 1,8- 桉油醇的精油，就有風藥的特性。依照1,8- 桉油醇在精油中的比例，發揮風藥的功效。此外，部分中藥風藥精油並非含有 1,8- 桉油醇，功效也不盡相同。

精油含有的氧化物並不單純只有 1,8- 桉油醇，也還包含丁香油烴氧化物、沒藥醇氧化物、沉香醇氧化物、檸檬烯氧化物、石竹烯氧化物等。

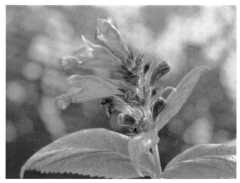

▲ 荊芥為「風藥中之潤劑」，用來治療感冒疾病效果不錯。

含有 1,8- 桉油醇的氧化物類精油

精油中文名	效果及適用症狀	1,8- 桉油醇	性味	歸經	體質
藍膠尤加利	祛風、解表、勝濕。 用於風熱型感冒，緩解陽暑症，化解呼吸道黏液，止咳祛痰。提振精神。抑制皮脂分泌。	70-85% （史密斯尤加利含72%）	辛，涼	肺	痰濕
澳洲尤加利	祛風、解表、勝濕、化瘀。 可用於風寒或風熱型感冒，化解呼吸道黏液。提振精神。抑制皮脂分泌。 因含氧化物及單萜酮，可改善痰瘀互結造成的蟹足腫、粟粒腫（眼周常見偏黃的小突起）。	60-70%	辛，平	肺	痰濕
穗花薰衣草	疏風清熱。 抗感染，抗病毒，抗菌，殺黴菌。 處理呼吸道，緩解風濕痠痛。	28-34%	辛，涼	肺	痰濕
桉油醇迷迭香	祛風勝濕，提振精神，清利頭目，通竅。 溫和抗菌，抗黴菌。 改善外感導致的短暫耳鳴。因含氧化物及單萜酮，可改善痰瘀互結造成的蟹足腫、粟粒腫（眼周常見偏黃的小突起）。	43%（另外含有丁香油烴氧化物4.25%）	辛，涼	肺、心、肝	痰濕
高地牛膝草	宣肺泄熱，行氣活血。 抗感染，抗病毒，溫和抗菌。 補身。 咽喉炎、鼻竇炎、支氣管炎。	53%	辛、甘，微涼	肺、脾	痰濕

精油中文名	效果及適用症狀	1,8-桉油醇	性味	歸經	體質
桉油樟 （舊稱羅文莎葉）	祛風，解表，化濕。 抗病毒，如單純皰疹病毒、帶狀皰疹病毒、水痘、泌尿道皰疹，流感病毒，諾羅病毒或輪狀病毒導致的腸胃型感冒。乾化皮膚，也可處理汗皰疹。	60-65%	辛，涼	肺	痰濕
莎羅葉	祛風，解表，勝濕。 抗病毒，抗菌。 用於風熱型感冒，化解呼吸道黏液，改善中耳炎。 亦可提振精神。	45-50%	辛，涼	肺	痰濕
綠花白千層	祛風，解表，勝濕。抗病毒，抗菌，用於感冒、呼吸道感染、生殖泌尿道感染，改善放射治療或曬傷導致的皮膚紅腫。	40-60%	辛，涼	肺	痰濕
白千層	祛風，解表，勝濕，清熱。 消炎，抗菌，激勵免疫系統。 提振精神。處理表皮及黏膜問題。 驅蟲。 會乾化皮膚，使用時須特別小心。白千層比茶樹的疏風散熱效果更強。	60-65%	辛、苦，涼	肺	濕熱
香桃木	宣肺，祛風，清熱，勝濕。 用於風熱型的感冒、鼻炎、咽炎、支氣管炎等。	40-45%	辛，涼	肺	痰濕
豆蔻	化濕行氣，溫中止嘔。 用於濕滯中焦及脾胃氣滯導致的胸悶、脘腹脹滿、噁心、嘔吐、不思飲食等。 可促進胃液分泌，增進胃腸蠕動，祛除胃腸積氣。	25-46%	辛，溫	肺、脾、胃	陽虛，痰濕
土良薑 （白草果）	燥濕散寒，除痰截瘧。 用於脾胃寒濕導致的腹脹、腹痛、噁心、嘔吐、腹瀉、消化不良、酒毒。	30%	辛，溫	脾、胃	陽虛
月桂	類似中醫辛溫解表的風藥，祛風、解表、勝濕、散寒，抗呼吸道感染，促進消化，緩解肌肉疼痛，促進血液循環。	35-45%	辛，微溫	肺、脾、胃、大腸	陽虛

非氧化物類，但含有 1,8- 桉油醇的精油

歸屬於單萜烯類

精油中文	效果及適用症狀	1,8- 桉油醇	性味	歸經	體質
花椒	溫中燥濕，散寒止痛。用於脾胃虛寒、脘腹冷痛、寒濕吐瀉，或濕疹瘙癢、女性陰癢。	4-9%	辛，熱	脾、胃、腎	陽虛
欖香脂	活血行氣止痛，消腫生肌。用於瘀血阻滯諸證。 促進傷口癒合。 改善血液循環不良導致的消化問題、呼吸道問題。抗腫瘤。	1-1.5%	辛、苦，平	心、肝、脾	血瘀

歸屬於單萜醇類

精油中文	效果及適用症狀	1,8- 桉油醇	性味	歸經	體質
甜羅勒	溫中，行氣，開胃。 溫暖滋補脾胃，改善胃寒導致的不思食。 促進血液循環。	7-7.5%	辛、甘，溫	肺、脾、胃、大腸	痰濕，陽虛
茶樹	祛風，解表，勝濕，清熱。 消炎，抗菌，激勵免疫系統。 提振精神。 處理表皮及黏膜問題。驅蟲。 會乾化皮膚，使用時須特別小心。	3-4%	辛，涼	肺	濕熱
胡椒薄荷	疏散風熱，清利頭目，利咽。 透疹止癢。疏肝解鬱。	3-8%	辛，涼	肺、肝	氣鬱，痰濕
甜馬鬱蘭	舒筋緩急，鎮攣止痛。 緩解因痙攣引起的疼痛，如經痛，肌肉疼痛等。	0.4%（另外含有丁香油烴氧化物0.9%）	辛、甘，平	肺、脾、肝	氣虛，陰虛
蜂香薄荷	解表散寒，激勵補身，提升免疫力。 外感風寒，促進循環。 抗感染、抗病毒、抗菌、抗黴菌（包括念珠菌）。解表散寒、提升免疫力、抗菌的效果勝於波旁天竺葵。	0.1%	辛、甘，平	脾、肝、腎	陰虛

歸屬於單萜酮類

精油中文	效果及適用症狀	1,8-桉油醇	性味	歸經	體質
中國艾葉	溫經止血、散寒調經、安胎、止咳平喘、去濕、抗過敏。中藥艾草的功效都是建立在的溫經散寒的特性上： 1. 用於虛寒出血，尤宜於崩漏，能溫經止血暖宮。 2. 加入涼血止血藥中，可防止藥物寒涼太過而留瘀，且可加強止血之效。 3. 用於下焦虛寒或寒客胞宮所致的月經不調、痛經、宮冷不孕、胎漏下血、胎動不安等。 4. 治寒性咳喘，可止咳、祛痰、平喘。 5. 煎湯泡澡或濕敷可治濕疹瘙癢。艾草精油應偏於生用或後下的價值，溫經散寒的功效沒有艾灸的力道強而明顯。溫經止血宜炒炭用；餘則生用。	25%（另外含有丁香油烴氧化物2.7%）	苦、辛，溫	脾、肝、腎	陽虛
頭狀薰衣草	活血，清熱，祛風，勝濕。促進傷口癒合，抗菌，消炎，化解黏液。處理骨盆腔發炎（瘀滯伴隨熱症）。	3.6%	辛、甘，涼	心、肺	血瘀
薰衣鼠尾草	活血，行氣，祛風。抗菌，消炎，祛痰。抗痙攣，止痛，鎮靜。略具雌激素作用，抑制乙醯膽鹼酯酶，強化記憶力，補身。	6-35%	辛、甘，平	心、肺、腎	血瘀，痰濕
鼠尾草	活血，行氣，祛風。類雌激素作用，催經，改善循環，促進傷口癒合，消炎，消解黏液。	14%	苦、辛，平	心、心包、肝	血瘀
馬鞭草酮迷迭香	化瘀散結，疏風清熱。補身，抗菌，化解黏液，促進傷口癒合，幫助循環。	3.4%	辛、苦，涼	心、肺、肝、膽	血瘀
綠薄荷	疏肝利膽。用於肝氣鬱滯、膽經瘀塞導致的口苦、消化不良、食慾不振。時常嘆氣、胸脅痛不能轉側。	1.5%	辛、苦，涼	肺、肝、膽	氣鬱，痰濕

歸屬於倍半萜烯類

精油中文名	效果及適用症狀	1,8-桉油醇	性味	歸經	體質
薑黃	活血行氣，通經止痛。 鬱金與薑黃的來源與功效相似，塊根作鬱金，根莖為薑黃。均有活血行氣止痛作用，但鬱金性寒，能清心涼血利膽；而薑黃性溫，能治寒痺臂痛。 用於血瘀氣滯的心、腹、胸、脅痛，經閉、產後腹痛、跌打損傷，及風濕臂痛。 亦可利膽，消炎。	1%	辛、苦，溫	肝、脾	氣鬱、血瘀、陽虛

歸屬於醛類

精油中文名	效果及適用症狀	1,8-桉油醇	性味	歸經	體質
檸檬尤加利	祛風、勝濕。 緩解關節及肌肉痠痛。 安撫鎮靜。 驅蚊。	3.5-4%	辛、酸，涼	肺、肝	痰濕，氣鬱
馬斯提其那百里香	祛風勝濕、理氣、活血通絡。 提高注意力、提振低落的情緒。 抗菌。	50-55%	辛、甘，平	肺、脾	氣虛，痰濕

歸屬於醚類

精油中文名	效果及適用症狀	1,8-桉油醇	性味	歸經	體質
熱帶羅勒	溫中開胃，疏風解表，化濕行氣，活血通經。 主治感冒，頭痛，中暑（「陰暑」，發病原因不只是暑邪，可兼有寒和濕），胃寒導致的不思食，風濕痺痛，月經失調，跌打損傷。氣虛血燥者慎服。	2.6-4.5%	辛、甘，溫	肺、脾、胃、大腸	痰濕、陽虛

精油中文名	效果及適用症狀	1,8- 桉油醇	性味	歸經	體質
甜茴香	散寒止痛；理氣調中。 改善脘腹冷痛；消化不良；寒疝腹痛（由脾胃虛寒，或產後血虛，復感風寒外邪，結聚於腹中而致）；月經不調。	4-4.5%	辛，溫	肝、腎、脾、胃	陽虛、氣鬱
粉紅蓮花	清熱補虛，潤燥除煩。 催眠，鎮靜，活化大腦的鴉片受體。止痛。 修護髮膚，抗老化。	4.5-5%	辛、甘，平	心、肝、腎	陰虛

歸屬於酚類

精油中文名	效果及適用症狀	1,8- 桉油醇	性味	歸經	體質
神聖羅勒	溫中散寒，溫腎助陽。 抗菌，抗病毒，提升免疫力。 用於脾胃虛寒導致的噁心、嘔吐、呃逆、腹痛、腹脹、腹瀉、食慾不振、口臭等。 亦用於腎陽不足導致的性機能低下、陽痿、子宮寒冷、腰膝痠軟等。	12.5-16.5%	辛，溫	脾、胃、腎	陽虛
多香果	功能相當於丁香＋肉桂＋百里酚。 補火助陽，散寒止痛，溫經通脈。 抗菌，抗壓，改善甲狀腺功能低下，緩解風濕痠痛，促進血液循環。	0.2-3%	辛，溫	脾、胃、腎	陽虛，痰濕
肉桂葉	補火助陽，散寒止痛，溫經通脈。 塗抹腎經，可用於腎陽虛的腹痛、腹瀉、經痛、怕冷，可壯陽、暖宮。 塗抹膀胱經及肺經，可用於風寒感冒。	0.4-1.3%（肉桂皮不含氧化物）	辛、甘，熱	脾、腎、心、肝	陽虛

歸屬於酯類

精油中文名	效果及適用症狀	1,8-桉油醇	性味	歸經	體質
真正薰衣草	養陰舒肝，祛風勝濕。 平衡身心，抗發炎，改善呼吸道炎症，殺菌。 鎮定、安撫。改善陰虛導致的失眠。 運用於各種皮膚疾病、平衡皮脂分泌、促進傷口癒合、皮膚再生、淡化疤痕。	2-2.5%	辛、甘，平	肺、肝、腎	陰虛
葛羅索醒目薰衣草	養陰舒肝，祛風勝濕。 平衡身心，抗發炎，改善呼吸道炎症，殺菌，運用於各種皮膚疾病、平衡皮脂分泌、促進傷口癒合、皮膚再生、淡化疤痕。 真正薰衣草養陰舒肝功效比葛羅索醒目薰衣草強，祛風勝濕功效較弱。	3.5-22%	辛、甘，平	肺、肝、腎	陰虛
檸檬薄荷	養陰疏肝，理氣祛瀅。 平衡身心、抗痙攣、調節皮脂分泌。	1.3%	辛、酸、甘，平	肺、肝、腎	陰虛、氣鬱、痰濕

歸屬於苯基酯類

精油中文名	效果及適用症狀	1,8-桉油醇	性味	歸經	體質
大高良薑	溫散寒邪，溫中止痛，和胃止嘔。 治脾胃受寒導致的腹痛、腹脹、噁心、嘔吐、腹瀉等。	20-50%	辛，熱	脾、胃	陽虛
山奈根 （卡普爾）	溫中散寒，開胃消食，理氣止痛。 治心腹冷痛，消化不良，胸膈脹滿。 改善跌打損傷。 舒緩牙痛。 陰虛血虧，胃有鬱火者忌用。	0.5-1.2%	辛，溫	脾、胃	陽虛

其他中藥風藥精油

精油中文名	效果及適用症狀	分類	性味	歸經	體質
廣藿香	芳香解表化濕要藥。用於濕滯中焦導致的脘腹悶脹、噁心、嘔吐、食欲不振、疲倦、腹瀉等症。 治夏天外感風寒、過食生冷導致的惡寒發熱、頭痛、上吐下瀉。可用於濕滯中焦的妊娠嘔吐，但需特別小心使用的劑量。 促進胃液分泌，改善消化功能，收斂止瀉，對胃腸有解痙作用。 改善有濕氣的皮膚疾病。亦可用於宿醉。	芳香化濕（歸屬於倍半萜醇類）	辛，微溫	脾、胃、肺	痰濕
荊芥	發表散風，祛風止癢，透疹消瘡。用於外感表證，風寒風熱皆可用。	祛風解表	辛，微溫	肺、肝	痰濕
蒼朮	燥濕健脾，祛風除濕。 用於因過食生冷導致濕滯中焦，症見脘腹脹悶、食慾不振、噁心嘔吐、腹瀉便溏等。 亦可用於風濕痺證、外感風寒挾濕之表證。	燥濕健脾	辛、苦，溫	脾、胃	痰濕
白芷	解表散風，通竅止痛，燥濕止帶，消腫排膿，美白祛斑。 用於外感風寒的頭痛、鼻塞，陽明頭痛、牙痛，鼻流濁涕、量多不止，風濕痺痛，寒濕帶下，乳癰腫痛。	解表通竅	辛，溫	肺、胃	痰濕
羌活	祛風勝濕，散寒止痛。 善治風寒濕邪襲表，症見惡寒發熱、頭痛、肢體痠痛者。通利關節而止痛，善治腰以上風寒濕痺，尤其是肩背肢節疼痛者佳。	祛風勝濕	辛、苦，溫	膀胱、腎	痰濕
辛夷	發散風寒，宣通鼻竅，通竅止痛。 用於鼻塞、頭痛，外感風寒或風熱，可隨證配伍。保護鼻粘膜，具收斂作用，能促進黏膜分泌物的吸收，減輕炎症，而使鼻腔通暢。	宣通鼻竅（含有 1-8 桉油醇 15%）	辛，溫	肺、胃	痰濕

精油中文名	效果及適用症狀	分類	性味	歸經	體質
紫蘇	發汗解表，行氣寬中。 用於風寒感冒，咳嗽痰多，可發汗解表，宣肺止咳。 用於脾胃氣滯導致的胸悶、嘔吐，為行氣止嘔良藥。用於情志鬱結、痰凝氣滯的梅核氣（咽喉感覺好像有梅核阻塞、咳不出來也吞不下去）。 用於魚蟹中毒導致的腹痛、嘔吐、腹瀉。 用於妊娠嘔吐，兼有理氣安胎之功。	芳香化濕	辛，溫	肺、脾	痰濕
厚朴	行氣燥濕，下氣平喘，為消除脹滿之要藥。 用於濕阻氣滯中焦導致的脘腹脹滿，腹悶腹痛，噯氣，嘔吐，喘咳等。 比起蒼朮，除了燥濕以外，還多了理氣之效。	理氣燥濕（含有丁香油烴氧化物5-5.5%）	苦、辛，溫	脾、胃、肺、大腸	痰濕、氣鬱

尤加利精油的比較

尤加利精油有很多品種：藍膠尤加利（Eucalyptus globulus）、澳洲尤加利（Eucalyptus radiata）、史密斯尤加利（Eucalyptus smithii）、薄荷尤加利（Eucalyptus dives）、史泰格尤加利（Eucalyptus staigeriana）、檸檬尤加利（Eucalyptus citriodora）、多苞葉尤加利（Eucalyptus polybractea）、赤葉尤加利（Eucalyptus camaldulensis）等。

藍膠尤加利、史密斯尤加利、薄荷尤加利、史泰格尤加利等聞起來呼吸道有清涼感，赤葉尤加利則是聞起來氣味香甜。

尤加利精油皆含單萜酮及 1,8- 桉油醇，單萜酮可以化瘀，1,8- 桉油醇可以祛風解表，功效可以抗菌、抗病毒、抗真菌、幫助皮膚再生，其中以藍膠尤加利所含的 1,8- 桉油醇比例較高。檸檬尤加利在肌肉骨骼方面效果較好，多苞葉尤加利則可用在生殖泌尿特殊感染。

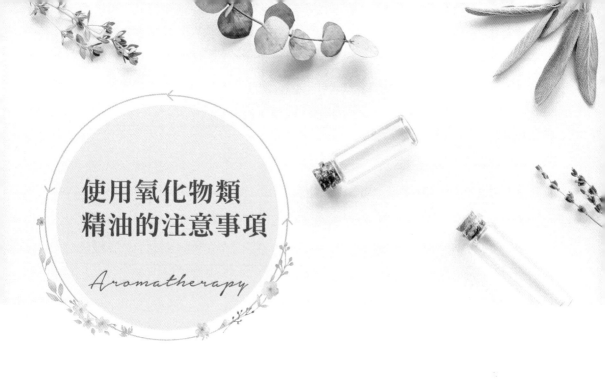

使用氧化物類
精油的注意事項

Aromatherapy

氧化物可能處理的常見問題

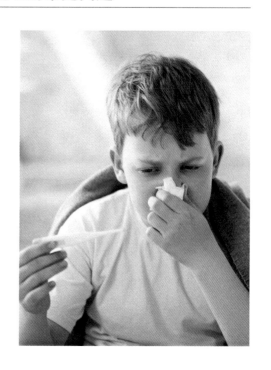

1. 呼吸道：感冒（一般感冒或流感）、咳嗽有痰（肺陰虛、咳嗽少痰或無痰者須小心使用）、噴嚏、鼻水、鼻塞。

2. 消化：腹瀉（包含腸胃型感冒、感染型腹瀉等）、脹氣。

3. 肌肉骨骼：促進循環、改善痠痛、緊繃、僵硬等。

4. 神經：激勵作用，澄清思緒、強化邏輯與理解力，改善精神萎靡不振、頭暈、頭痛。

5. 皮膚：強化皮膚代謝，促進皮膚更新。

氧化物運用在呼吸道

在中醫芳療臨床經驗上，氧化物之所以會有「清涼感」，並非因為他有清熱的功效，而是因為有「風藥的特性」，這個特性來自於氧化物中的「1,8-桉油醇」。

中醫認為「肺為嬌臟，喜潤而惡燥，最易受燥邪傷害」。有時候肺部疾病使用需要非常小心，尤其是肺陰虛的證型。

肺陰虛多由於燥熱之邪灼傷津液及肺陰導致，例如秋天主要節氣「燥」、PM2.5導致的空氣汙染、抽菸、電子菸、燒烤或油炸食物的熱油等，都是會直接影響呼吸道的燥邪。此外，痰濕火邪、或五志過極化火，也會灼傷津液及肺陰。肺臟陰虛津虧，久之損及於腎，進而導致肺腎陰虛。

肺陰虛症狀主要是乾咳無痰或痰少，痰黏難咳，或痰中帶血；肺陰虛損及其他臟腑的陰液，則症狀可見口燥咽乾、形體消瘦、午後潮熱、五心煩熱、盜汗、顴紅、聲音嘶啞、舌紅少津、脈細數。

氧化物適合使用的膚質

多數芳療書上會提到氧化物可以用在油性膚質，可以幫助收斂。氧化物對油性膚質到底有沒有幫助呢？

先說結論：**祛油不等於祛濕！**

我在前面有提到痰濕體質及濕熱體質。痰濕體質，應該還要再細分痰、寒濕、水飲等三種，因為風能勝濕，如果是寒濕體質，就非常適合使用氧化物；如果是痰體質，使用氧化物只會讓皮膚更乾，應該改用柑橘類精油，想要不怕因為曬太陽而皮膚變黑，可以選擇苦橙葉精油；如果是水飲體質，除了氧化物外，可以稍微加一些偏溫熱性的精油；如果是濕熱體

質，需要再加上清熱的精油。

除了體質及證型以外，另外一個要考慮的層面就是膚質，氧化物適合在油性膚質或混合性膚質的油性區域使用，但是其祛油的效果也是經過祛濕達成，效果沒有辦法持久，真正調整內分泌（養陰舒肝為主）才能達到調控皮膚油脂分泌。

如何避免氧化物乾化組織

很多書上都會指出──不當使用氧化物會有「乾化組織」的情形。原因在於：

1. 沒有辨別整體體質。
2. 沒有辨別局部組織的狀況。
3. 使用時間過久。
4. 使用劑量過重。
5. 沒有搭配較滋潤養陰的精油。
6. 濃度過重（包括基底油的選擇和基底油的比例）。

乾性膚質可以使用氧化物嗎？這就要考慮到使用氧化物的目的了。風藥在中醫還有「散津潤燥」的功效，這並非代表風藥本身可以達到散津潤燥，而是必須搭配滋養陰血的中藥，例如著名的方劑「當歸飲子」。所以乾性膚質還是可以使用大量滋養陰血的精油（高地薰衣草、玫瑰天竺葵）及潤膚成分，搭配極少量的氧化物精油，也有散津潤燥的功效。然而想要皮膚潤澤，除了避免讓皮膚乾燥的因素以外，消化功能轉化來的陰血才是最重要的。

氧化物對於暗沉、角質厚的皮膚有一定的幫助，多數人並不會將他拿來護膚，但或許可以試著以極低劑量的氧化物精油調和在礦泥當中做為敷面使用，對皮膚的煥然一新絕對有莫大幫助。如果想要改善暗沉，可以加上化瘀精油（永久花、岩玫瑰、乳香、沒藥）；想要改善角質過厚的狀況，可以加上酚類精油，加強行經走竄的效果。

氧化物能提振精神嗎？

很多書上都會指出：氧化物具有「提振精神」的效果。氧化物真能提振精神嗎？這跟喝咖啡或是喝茶的情形一樣，答案是不一定能提振精神，因為與每個人的體質差異有關。

氧化物能夠提振精神，主要是藉由風藥的兩個特性：風主升、風主燥。風主升有兩個方面，升發清氣、升陽舉陷，風主燥則是因為風能勝濕。

我們知道，腸胃把食物消化吸收後化成的精微物質，稱為清陽或清氣，清陽或清氣上升到頭面部可以讓頭面諸竅功能正常、眼神銳利、看起來精力充沛，升陽的過程中如果濕阻清氣，因為風能勝濕，風藥也可以一併排除濕氣。

如果是陰血虧虛或是沒有濕氣的體質，可能再怎麼使用氧化物精油，還是感到非常疲累。如果人的陰血營養物質足夠，或是體內有濕氣時，使用氧化物精油，才能達到「提振精神」的效果。

肝陽上亢用氧化物要小心

雖然說氧化物精油能讓人感到頭面清明舒暢，然而有些人用氧化物精油卻會頭脹、頭痛，或是血壓突然感到飆升，這也是體質及證型沒有辨別清楚。

如果肝氣鬱滯導致血瘀，稍微用一些氧化物，可以藉由風藥的「透泄」特性以疏肝解鬱、散氣行血。但是如果肝氣鬱滯已經演變成肝陽上亢，或是因為肝腎陰虛導致肝陽上亢（尤其是頭面部「發脹」的症狀）了，使用氧化物（尤其是過量時），會因為風藥「升浮」的特性把氣血更升發到頭面部，就會造成頭脹、頭痛，或是血壓突然飆升的困境。

肝陽上亢的症狀主要是頭目眩暈、脹痛，頭重腳輕，腰膝酸軟，舌紅少津，脈弦或弦細數。肝陽上亢的證型需要使用疏肝、降氣的精油，如果是因為肝腎陰虛導致肝陽上亢，則須再加上養陰舒肝的精油。

氧化物米克斯，
有中醫風藥複方的神奇功效
Oxide effects

流感剋星精油

精油配方

綠花白千層 2 滴

穗花薰衣草 1 滴

桉油樟 2 滴

沉香醇百里香 2 滴

蜂香薄荷 2 滴

檸檬 1 滴

＊以上比例可以按照個人
狀況略作微調，需要使
用時，再加入基底油

配方原理

綠花白千層、穗花薰衣草、桉油樟等精油為氧化物；沉香醇百里香精油含有沉香醇可以溫和抗菌；蜂香薄荷精油含有牻牛兒醇可以加強抗菌；檸檬精油疏肝，升清透表幫助祛風，屬於單萜烯幫助精油走竄，還有調香的功效，讓調油不會太過刺激嗅覺。

〈 使用方法 〉

1. 表肺症狀：建議嗅吸（加 5 滴在熱水中嗅吸），或加入基底油稀釋成 5% 塗抹肺經、肺俞穴或滴鼻法。

2. 表衛症狀：建議全身塗抹、泡澡，或加入基底油稀釋成 5% 塗抹膀胱經。

3. 流感剋星配方不是所有外感使用都會有效，而是需要辨別單純只是外感風邪，是否為寒證，是否化熱，有沒有伴隨暑邪、濕邪、燥邪，在下一章節會介紹如何運用。

氧化物米克斯

米克斯，即混合（mix）之意，主要是指混合含有「1,8- 桉油醇」的氧化物精油，有類似中藥風藥複方的神奇功效。

氧化物米克斯，以流感剋星配方為例，流感剋星配方是由 ALIZ 芳香學苑沈莉莎校長研發的配方，類似外感風寒濕邪的中藥複方「荊防敗毒散」。實際運用可以不必完全按照這個配方調油，你也可以選擇手邊的氧化物精油來混合調配。

荊防敗毒散

組成： 荊芥、防風、柴胡、前胡、茯苓、桔梗、川芎、羌活、獨活、枳殼、甘草、生薑、薄荷。

功效： 發汗解表、散風祛濕。

主治： 外感風寒濕邪。

症狀： 惡寒發熱、頭痛、頸部僵硬、肢體痠痛、無汗、鼻塞、咳嗽有痰、苔薄白、脈浮或浮緊。

方義： 荊芥、防風辛溫祛風解表；羌活、獨活、川芎、生薑發散風寒濕邪，祛除頭痛身痛；柴胡、薄荷，升清透表，能散肌表之熱；前胡、枳殼、桔梗下氣化痰，治療咳嗽胸悶；茯苓、甘草益氣健脾，能顧胃氣。

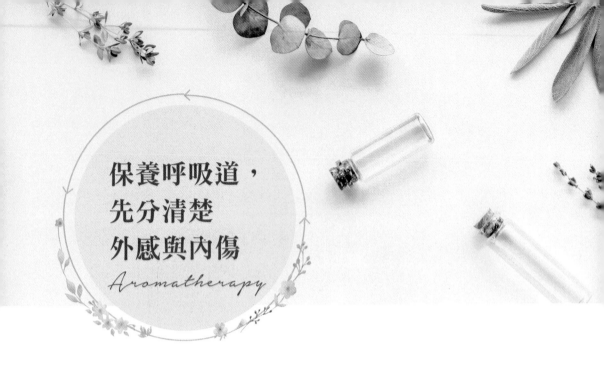

保養呼吸道，
先分清楚
外感與內傷
Aromatherapy

治標、治本精油運用在保養呼吸道的差異

保養呼吸道，需知道中醫如何調整免疫力，中醫從「營衛功能」、「氣血陰陽平衡」來調整免疫力，也就是調整體質。

營衛的概念來自於〈黃帝內經·經脈別論〉：「食氣入胃，散精於肝，淫氣於筋。食氣入胃，濁氣歸心，淫精於脈；脈氣流經，經氣歸於肺，肺朝百脈，輸精於皮毛；毛脈合精，行氣於腑，腑精神明，留於四藏，氣歸於權衡，權衡以平，氣口成寸，以決死生。」

「飲入於胃，游溢精氣上輸於脾；脾氣散精，上歸於肺；通調水道，下輸膀胱；水精四布，五經並行。合於四時，五臟陰陽，揆度以為常也。」

簡而言之，營氣，起源於中焦，入心化赤為血，即由脾胃運化的水穀精微之氣而來，入心化生為血液；衛氣，根源於下焦（腎），起源於中焦（脾胃），開發於上焦（心肺）；在營衛的調節中，肝（這裡指的是自律神經功能，與西醫的肝臟不同）主氣的疏發，幫助脾氣散精上歸於肺。

所以，保養呼吸道與五臟六腑皆可能有關，營衛的調節以調節肺、脾、腎、心、肝為主，氣血陰陽的虧虛也應適當矯正。

呈上觀念，保養呼吸道可分為治標及治本的精油。治標精油多用於急性、外感，使用時須注意全身或局部使用的差異性，即辨別表肺及表衛。治本精油用於慢性、內傷，使用時須辨別病位及經絡，選對精油，塗抹在對的經絡上，才能改善體質、調整免疫力。

治療感冒前需先分辨表肺及表衛

感冒（一般稱為外感），除了有風、寒、暑、濕、燥、火的區別，在治療前會先分辨表症（分為表衛及表肺）。

表衛症	如身體痠痛、頭痛、發燒、惡寒、流汗。
表肺症	如噴嚏、鼻水、鼻塞、咽癢、咽痛、咳嗽、呼吸喘促。

但是，有這些症狀也不一定代表是外感，如過敏性鼻炎是因為過敏而有鼻子的症狀，臨床上還需依症狀出現的時間先後順序及中醫四診作為辨別。

寒性、熱性精油在外感運用的差異

無論表衛或表肺症狀，一般首選就是氧化物的混合物，例如流感剋星配方。

表衛

表衛症狀建議**全身塗抹、泡澡或塗抹膀胱經**[1]。

風寒束表（表衛）時，如果寒證明顯，尤其是惡寒、發抖的症狀出現（與怕冷、比一般人穿更多衣服不同，怕冷是屬於陽虛），可選熱性精油（如脾經精油配方[2]），全身塗抹、泡澡或塗抹膀胱經。

表衛之症有化熱（風熱、風寒化熱、或寒鬱化熱）時，僅限於中藥口

服才可加寒藥，但因為精油是外用，須以疏散風邪的氧化物，甚至偏熱性可以擴張表皮微血管的精油如肉桂、薑、川芎，透過張開毛孔來降低溫度，也稱為「透熱」。此時絕對不可以使用寒性精油全身塗抹或泡澡！否則容易造成「涼遏、寒凝、冰伏」而加重病情！

表肺

表肺症狀建議**塗抹肺經**[3]、**肺俞穴**[4]或滴鼻法。

風寒束肺（表肺）時，如果寒證明顯，可能出現鼻流清涕，或咳嗽、呼吸喘促因為吸到冷空氣而加重，可選熱性精油（如薑、沉香醇百里香等精油），塗抹肺經、肺俞穴或滴鼻法。

表肺之症有化熱[5]時，可在基礎配方上，搭配寒性精油（如摩洛哥藍艾菊、德國洋甘菊、岩蘭草、忍冬等精油），塗抹肺經、肺俞穴或滴鼻法。

中藥與精油在內服與外用的差異

同樣熱性的物質，內服比較有明顯的歸經，外用可能先從使用處開始產生熱感及血管擴張，之後在歸經的路徑上慢慢消耗，最後剩下一些慢慢地歸經。

以**肉桂精油為例，調合基底油外用塗抹全身皮膚**[6]，有類似桂枝的功效，加上薑精油，則類似中藥的桂枝湯（桂枝、白芍、生薑、紅棗、炙甘草）可解風寒感冒，但是如果塗抹足底則偏走於腎經，塗抹其他經絡雖然也有溫熱其經絡的效果，但最後還是會走到腎經，因為肉桂本來就是歸於腎經，所有熱性精油也可如此延伸。

---

[1] 膀胱經全圖，請參考2-3經絡學說（P.66-67）。
[2] 脾經精油配方，請參考P.204。
[3] 肺經全圖，請參考2-3經絡學說（P.59）。
[4] 肺俞穴屬於膀胱經，位於人體背部的第三胸椎棘突下，左右約1.5寸（二指寬）處。
[5] 化熱：指外感表證初期階段，多有畏寒、苔薄白等表寒症狀；若病邪化熱入裡，則會出現不惡寒反惡熱，出現口渴唇乾、心煩、舌紅苔黃、脈數，或便秘，尿黃赤等症狀。
[6] 成人全身塗抹，但用量必須非常低，避免刺激黏膜。此配方兒童劑量需比成人再降低或是改用肉桂葉。

Part
6

呼吸系統的
精油應用

臨床個案分析

Aromatherapy

臨床案例

流鼻涕發燒的小朋友，症狀消失了！

個案年齡、現病史（病症狀況）、理學檢查、中醫四診

性別	男
年齡	2歲8個月
系統檢視	食慾變差
舌診	舌色淡紅、苔白薄膩、邊尖少苔、邊尖微朱點、舌津可
脈診	脈浮、細、滑

主訴（症狀）

流黃鼻涕、輕微發燒 37.5℃。

精油配方／劑量

永久花 1 滴	沈香醇百里香 1 滴
岩玫瑰 1 滴	檸檬 1 滴
高地薰衣草 2 滴	蜂香薄荷 1 滴
摩洛哥藍艾菊 1 滴	穗花薰衣草 1 滴
綠花白千層 2 滴	羅文莎葉 1 滴
松紅梅 1 滴	基底油 10㎖

製作方法

把精油配方混合好再加入基底油裡，攪拌均勻即可。

建議使用方式

趁小孩睡著（熟睡期），各滴 3-5 滴入雙側鼻腔。

配方原理

永久花、岩玫瑰、高地薰衣草、摩洛哥藍艾菊，是**肌膚急救配方**（請參考 P.211）在呼吸道的變異版本，如果沒有摩洛哥藍艾菊，也可以用德國洋甘菊，只是比較偏於清熱解毒（德國洋甘菊），而非疏風解熱（摩洛哥藍艾菊）。

松紅梅活血化瘀、消炎、抗組織胺，**沈香醇百里香**可以溫和抗菌，**檸檬**屬於單萜烯，**綠花白千層、蜂香薄荷、穗花薰衣草、羅文莎葉**屬於氧化物，可以疏風解表。

使用後心得追蹤

當天使用兩次後鼻涕停止，發燒緩。三天後鼻涕又作，再度使用，鼻涕緩解，也沒有再發燒。

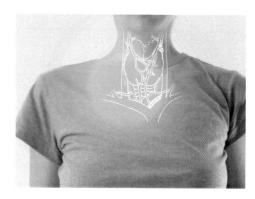

—————— 中醫芳療診療室 ——————
關於急性鼻咽炎的經驗談

1. 小小孩通常不太會擤鼻涕，也不太會咳痰。經常是流鼻涕後，鼻涕倒流至咽喉，造成咽喉也受到刺激，衍生咳嗽。如果鼻涕變黃表示已經化熱，咽喉也容易跟著紅腫疼痛。如果能在鼻涕出現時就改善流鼻涕，比較不會出現更嚴重的狀況，如果變嚴重了，還是應趕快找醫生診治。

2. 使用滴鼻法時，需特別小心不要讓個案嗆到，每次緩慢滴入，並且須平躺（仰躺），才能讓配方緩慢由鼻腔進到咽喉。

3. 大人也可以考慮在配方中加入印蒿精油1滴，印蒿是菊科植物，可以化瘀、化痰、化解黏液；外用可以入肝經、去肝火，激勵膽汁分泌，助消化，緩解莫名的焦慮緊張。類似中藥的普濟消毒飲、板藍根、黃芩、青蒿、龍膽瀉肝湯等。

4. 急性鼻咽炎如果有影響耳朵，可以加上玫瑰天竺葵，其抗菌範圍與此配方不同。

5. 口腔或咽喉有潰瘍，建議在配方中加入沙棘油1～5滴，或是直接30滴含漱再喝下去。

6. 此配方偏於疏風解熱，若風寒正在化熱，還有風寒的狀態下，可酌加肉桂、肉桂葉、薑等較熱性的精油，但用量必須非常低，避免刺激黏膜。

7. 若單純風寒感冒，流清鼻涕，可混合不同氧化物精油，並酌量添加肉桂葉、薑等較熱性的精油調和成3%濃度，取3~5滴調和油滴入鼻腔。

臨床案例

得流感的李小姐，快速緩解症狀！

個案年齡、現病史（病症狀況）、理學檢查、中醫四診

性別	女
年齡	36 歲
系統檢視	食慾變差，吃東西會覺得胃絞痛
舌診	舌色微紅、苔白膩、邊尖少苔、邊尖微朱點、舌津可
脈診	脈浮緊，弦滑，左寸及雙尺稍不足

主訴（症狀）

發燒、惡寒、全身痠痛、無力，已一天。

精油配方／劑量

肉桂葉 2 滴	
薑 1 滴	川芎 1 滴
甜馬鬱蘭 2 滴	高地薰衣草 5 滴
桉油樟 2 滴	歐洲赤松 1 滴
永久花 2 滴	紅桔 2 滴
索馬利亞乳香 2 滴	基底油 20㎖

製作方法

把精油混合好再加入基底油裡，攪拌均勻即可。

建議使用方式

全身塗抹，加強膀胱經。

◎ 配方原理

肉桂葉、薑合用外有類似桂枝湯的功效，桂枝湯在中醫運用的範圍很廣泛，對於風寒邪氣入侵人體，桂枝湯經常是首選方劑。

甜馬鬱蘭是芳療界的肌肉鬆弛劑，可以緩解緊繃造成的肌肉痠痛。

桉油樟屬於氧化物，可以疏風解表，也是抗病毒的首選精油。

永久花、乳香、川芎可化瘀止痛，其中以乳香的止痛較佳。

高地薰衣草是酯類，可以滋補肝腎、舒緩肌肉痠痛，含有少量的氧化物，亦可疏風解表。

歐洲赤松可以激勵腎精。

紅桔可以化痰理氣，由於是小分子的單萜烯類，還能幫助帶動大分子的**肉桂**運轉全身。

使用後心得追蹤

第一天全身塗抹後，第二天發燒、惡寒、全身痠痛、無力緩解。

第二天全身塗抹後，第三天胃痛緩解，食慾恢復正常。

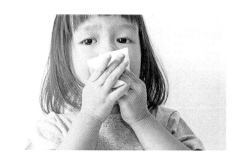

中醫芳療診療室

關於流感病毒的經驗談

傷寒論首卷是太陽病篇，太陽病的提綱：「**太陽之為病，脈浮，頭項強痛而惡寒。**」紀錄了人體受到風寒邪氣的病理變化，並探討治療方法。

1. 一般感冒就是打噴嚏、流鼻水等出現「表肺」症狀。但是太陽病感冒更深入，會出現頭痛項強、畏寒怕風等「表衛」症狀，此時風寒邪氣已經入侵足太陽膀胱經了。

2. 流感在西醫的病因主要是由病毒造成，但是流感的症狀對中醫來說，主要是風寒邪氣入侵人體，桂枝湯則是常用解表散寒的重要方劑。

3. 依照這個流感配方的比例可以調成一罐流感複方精油，利於保存、比較穩定、不易有油耗味，需要按摩時再加入基底油調成適當濃度。基底油可以使用芝麻油、甜杏仁油或向日葵油。一般大人可以調 3 ～ 5% 的濃度，小兒及老年人需 0.5 ～ 1%。

4. 一定要全身塗抹，尤其是足底、下肢及背部的膀胱經區域！

5. 這個配方用於提升免疫力，緩解流感痠痛，不能完全替代藥物治療。

6. 得流感的當下，通常體力會非常虛弱，如果沒有人幫你全身塗抹，就用泡澡的方式，把配方滴在泡澡的溫熱水裡，並加入幾滴沐浴乳當界面活性劑。

◎自身案例

用流感配方泡澡，迅速改善症狀

有一次，我的胸腔科醫師先生和小孩也同時得了流感，我運用同樣的配方，調了一罐給小孩，一罐給先生用（大人和小孩的濃度不同），也是獲得迅速改善。後來，他們更愛上精油泡澡，感冒或是流感的時候，總是主動要求我加一些精油讓他們泡澡呢。

腺病毒

臨床案例

得腺病毒的小朋友，發燒頻率逐漸減少！

主訴（症狀）

發燒、惡寒、無力，已一天。

精油配方／劑量

脾經複方油 5 滴

羅文莎葉 2 滴

Sama 油 3㎖

個案年齡、現病史（病症狀況）、理學檢查、中醫四診

性別	男
年齡	5 歲 10 月
系統檢視	食慾變差
舌診	舌色淡紅、苔白薄膩、邊尖少苔、邊前根尖微朱點、舌津可
脈診	脈浮、細、滑

製作方法

把精油配方混合好再加入 Sama 油裡，攪拌均勻即可。

建議使用方式

有發燒、惡寒的症狀當天，每天塗抹全身，加強膀胱經。

◎ 配方原理

脾經配方內含肉桂、云木香、厚朴、紅桔、桔葉、阿拉伯茉莉、松針（或雲杉、黑雲杉、西伯利亞冷杉）等精油，請參閱「Part 3 剖析調養身體的 50 種精油」的中國肉桂章節（P.202~205）。當風寒外感時，塗抹膀胱經、肺經，或塗抹全身，或泡澡，有桂枝湯之意，可以解肌祛風，調和營衛。

脾經配方的變方調配精油：肉桂葉、薑、真正薰衣草、花梨木或白玉蘭葉。

肉桂葉、薑合用外有類似桂枝湯的功效，桂枝湯在中醫運用的範圍很廣泛，對於風寒邪氣入侵人體，桂枝湯經常是首選方劑。

羅文莎葉屬於氧化物，可以疏風解表，也是抗病毒的首選精油。

Sama 油是精油調和油，內含白蓮花、粉紅蓮花、青蓮花、紅花緬梔、玫瑰 Attar、檀

香等精油，由沈莉莎老師研發調配而成，可以徐徐地透散上焦熱及心包熱。

Sama 油，各精油功效如下：

1. 紅花緬梔性味辛、甘、平，入心、肝、腎經，適用陰虛體質，可以鎮定中樞神經，並具有緊緻肌膚及淡斑的功效。

2. 白蓮花、青蓮花、粉紅蓮花，性味辛、甘、平，入心、肝、腎經，適用陰虛體質，可以清熱補虛，潤燥除煩。

3. 紅玉蘭，性味辛、甘、微涼，入心、肺、肝經，適用陰虛體質，可以滋陰清虛熱。

4. 大馬士革玫瑰，性味甘、微苦、溫，入肝、脾經，適用氣鬱、氣虛、陰虛體質，可以疏肝解鬱、醒脾和胃，氣行則血行，故可間接活血散瘀。

5. 檀香，性味苦、溫，入脾、胃、肺經，適用氣鬱體質，可以行氣止痛、利膈寬胸。

6. 如果不容易取得紅花緬梔、白蓮花、青蓮花、粉紅蓮花、紅玉蘭等比較稀有的精油，可以用白玉蘭葉取代，與玫瑰、檀香精油調合，但是效果沒有這些綜合花朵精油來的全面。

使用後心得追蹤

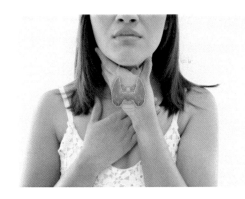

全身塗抹後，第二天發燒、惡寒的頻率降低、時間縮短，第三天食慾改善，第四天已無惡寒、仍偶低燒，第五天發燒、惡寒、無力緩解、食慾恢復正常。後來幾天有輕微咳嗽，在頸部有發現明顯的淋巴結腫大。

關於腺病毒的經驗談

1. 雖然個案沒有作流感快篩或是病毒培養，但是從發燒、惡寒時程比較久，沒有全身痠痛、呼吸喘促、氣喘、腸胃道症狀等情況研判，應是腺病毒感染造成，尤其後來還出現輕微咳嗽及頸部淋巴結腫大的症狀。

2. 過去有熱痙攣病史的小兒，發燒 > 38℃ 時，應立刻給予西藥適當退燒，不要猶豫。

3. 小兒在外感風寒有發燒時，絕對不可以使用寒涼性的精油，包括泡澡或是全身塗抹，否則會造成寒凝、涼遏、冰伏的狀況，導致體熱不易透散而發燒溫度更高。

4. 小兒外感風熱或外感風寒化熱時（舌前方的朱點較之前明顯），沒有風寒的症狀時（已無惡寒），才能在局部使用寒涼精油，如滴鼻法或塗抹心經、心包經、肺經等經絡。

5. 兒童常見的呼吸道病毒感染有四種：（表一）

6. 小兒高燒不退，特別注意是否出現以下缺水現象：
   - 嘴唇乾裂，口乾舌燥。
   - 排尿量減少，8 至 12 小時未排尿，或尿液呈深色。
   - 虛弱、異常疲倦、嗜睡或煩躁不安。
   - 皮膚發冷或乾燥。
   - 哭泣時沒有流眼淚。
   - 雙眼凹陷，或嬰兒頭頂囟門凹陷。

7. 衡量孩子的脫水程度：臨床脫水評分表（Goldman, 2008）（表二）

8. 何時應立即就醫？
   - 中重度脫水。
   - 脫水情況加重、不見好轉
   - 腹瀉物或嘔吐物中帶血，或嘔吐物呈綠色。
   - 孩子無法攝入足夠液體。
   - 幼童超過 6 小時沒有排尿，或嬰兒超過 12 小時沒有排尿。
   - 孩子非常困倦或異常煩躁。

病毒	別名	一般症狀	特殊症狀	治療
腺病毒	燒久姬	發高燒、輕微咳嗽。	眼睛泛紅、結膜炎、扁桃腺化膿、頸部淋巴結腫大。	症狀治療。
流感病毒	冬日殺手	發燒、咳嗽、流鼻水。	B 型流感容易全身肌肉酸痛。	唯一有口服藥物「克流感」可以治療。另外還可接種預防性的流感疫苗。
副流感病毒	鎖喉王	發燒、咳嗽、鎖喉。	哮吼（咳起來像狗吠），聲音沙啞，呼吸困難。	症狀治療。
呼吸道融合病毒	哮喘製造機	發燒、咳嗽、呼吸喘促。	氣喘、久咳不癒。	症狀治療。

▲ 表一　兒童常見的四種呼吸道病毒感染

	0	1	2
整體外觀	正常	口渴躁動、疲倦嗜睡	肢冷汗出、昏睡不醒
雙眼	正常	輕微凹陷	嚴重凹陷
黏膜	濕潤	黏膩	乾燥
眼淚	有眼淚	眼淚變少	沒有眼淚

▲ 表二　衡量孩子的脫水程度：臨床脫水評分表（Goldman, 2008）
（總計 0 分 = 未脫水；1 至 4 分 = 輕度脫水；5 至 8 分 = 中度至重度脫水）

腸病毒

臨床案例

紓解腸病毒帶來的不適，大人、小孩的精油配方分析！

個案年齡、現病史（病症狀況）、理學檢查、中醫四診

性別	男
年齡	1 歲 10 月
系統檢視	食慾不振、食量少、不知飢，二便可，活力差、嗜睡，語音無力
舌診	舌色淡紅，苔薄膩，邊尖少苔朱點，齒痕，津可
脈診	弦、細、濡、軟、澀

製作方法

把精油配方混合好再加入精油瓶裡，攪拌均勻即可。

建議使用方式

泡澡，加入幾滴沐浴乳當界面活性劑。

主訴（症狀）

發燒、惡寒、無力、咽痛，已一天，經診斷為腸病毒。

精油配方 / 劑量

泡澡配方一	泡澡配方二
肉桂 1 滴	阿拉伯茉莉 2 滴
薑 1 滴	德國洋甘菊 2 滴
岩玫瑰 2 滴	花梨木 2 滴
高地薰衣草 2 滴	廣藿香 1 滴
歐洲赤松 2 滴	檸檬 1 滴
花梨木 2 滴	蜂香薄荷 1 滴
紅桔 2 滴	羅文莎葉 1 滴
佛手柑 2 滴	穗花薰衣草 1 滴
	沉香醇百里香 1 滴

● 配方原理

1. **配方一**：主要是用肉桂及薑來解表透熱，預期腸病毒會有皮膚問題，所以加上岩玫瑰、高地薰衣草，歐洲赤松激勵腎經、花梨木強心以增強免疫力，紅桔、佛手柑疏肝理氣、促進消化，泡澡後有退燒。因隔天又再發燒，故變方為配方二（這是比較早的個案，很可惜沒有守方）。

2. **配方二**：主要都是用偏涼的精油，阿拉伯茉莉滋腎陰偏涼補，德國洋甘菊清熱解毒，花梨木強心以增強免疫力，廣藿香芳香化濕，檸檬破肝氣，蜂香薄荷、羅文莎葉、穗花薰衣草為氧化物（風藥）可疏散風邪，沉香醇百里香溫和抗菌亦偏涼性，整體方向偏寒，涼過導致熱散不出來，體熱升高反而熱痙攣。

使用後心得追蹤

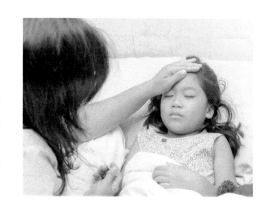

這個案其實是我的小孩，**配方一**發燒容易退，**配方二**反而產生熱痙攣。

第一天精油泡澡用溫性的，讓血液流到末稍，發燒比較容易退，後來幾天的低燒也是用精油泡澡加按摩好了。

那為什麼會出現熱痙攣呢？第二天用比較涼的精油（流感剋星＋阿拉伯茉莉＋德國洋甘菊＋花梨木＋廣藿香），推測是因為**德國洋甘菊太過寒涼，四肢冷把熱趕上頭部**，發生熱痙攣，這類似白虎湯的熱厥，如果是吃清氣分熱的藥不會有問題，但是你如果是泡澡、從皮膚角度就不能清熱，而是要透熱。

（**請繼續看下一頁的改良配方**）

─────── 中醫芳療診療室 ───────

關於腸病毒的經驗談

1. **腸病毒是一群病毒的總稱**：可細分為伊科病毒（echovirus）、腸病毒（enterovirus）、A 型及 B 型克沙奇病毒（coxsackievirus）、小兒麻痺病毒（poliovirus）等。在台灣，因為普遍施打小兒麻痺病毒的疫苗，不太會再發生小兒麻痺病毒的感染。

2. **腸病毒的傳染途徑**：腸胃道傳染（如口水、糞便、被污染的食物）、呼吸道傳染（如打噴嚏或咳嗽）、接觸體液（如皮膚水泡裡的液體）。

3. **典型的腸病毒高峰期出現在夏秋兩季**：台灣因四季較不明顯，所以全年都有感染的機會。通常腸病毒在症狀出現後的一週內傳染力最高，此時應勤加洗手，做好約一週左右的隔離防護。而且腸病毒從患者身上被釋出的時間很長，最長可達 8 週。

4. **腸病毒的常見症狀，以兩大類型表現**：手足口病（主要由 A 型克沙奇病毒及腸病毒 71 型引起）、皰疹性咽峽炎（主要由 A 型克沙奇病毒引起）

   - 發燒。
   - 食慾不振、嘔吐、腹痛。
   - 身體虛弱。
   - 喉嚨痛、吞嚥困難、流口水。
   - 咽峽部（口腔與喉嚨交界處）、口腔黏膜、舌頭或嘴唇出現水泡或潰瘍。

- 四肢及臀部皮膚會產生小水泡。

5. **重症腸病毒類型**
   - 新生兒感染克沙奇 B 型病毒及伊科病毒，可導致肝臟壞死，引起瀰漫性凝血，甚至引發敗血症致死。
   - 腸病毒 71 型，可能會入侵心臟、腦部，產生呼吸急促、心跳加快、中樞神經的併發症，嚴重致死。
   - 腸病毒 D68 型如果發生重症，可能導致肺炎或肢體麻痺，如果傷及神經系統，可能影響孩子的呼吸能力，嚴重致死。

6. **腸病毒出現以下症狀應緊急送醫**
   - 中重度脫水（脫水指數評估，參考腺病毒章節）。
   - 持續嘔吐。
   - 胸痛、呼吸急促或心跳加速。
   - 頭痛、頸部僵硬、意識不清、躁動不安。
   - 嗜睡、手腳無力、活力不佳。
   - 肌躍型抽搐（出現突發性全身肌肉收縮的動作）。
   - 肢體麻痺。

7. **腸病毒目前並無任何的特效藥。**
   - 急性期以症狀支持療法為主，同時也要注意脫水及熱痙攣的處理。芳療對於腸病毒是屬於輔助的症狀支持療法，該注意的事項（何時該緊急送醫、隔離措施）也是要注意。

8. **改善腸病毒吞嚥疼痛的方式**
   - 喝常溫水補充水分，可避免脫水的情形。
   - 食用流質或容易咀嚼的食物（冰淇淋、布丁、豆花等）。
   - 避免辛辣刺激的食物。

9. **如何預防腸病毒**
   - 確實洗手，保持良好衛生習慣。
   - 避免與腸病毒患者接觸，不玩診所前的遊樂設施。
   - 避免出入人潮擁擠、空氣不流通的場所。
   - 大人回到家要先盥洗更衣。
   - 高溫環境：腸病毒「怕熱不怕冷」，食物經過加熱處理，衣物可浸泡熱水。
   - 乾燥環境：可降低病毒在室溫下存活的時間。
   - 紫外線：清洗過的衣物、玩偶或傢俱，接受陽光照射，腸病毒也會降低活性。
   - 環境消毒：一般清潔劑及酒精無法有效殺死腸病毒，可自製調和漂白水（100cc 的市售濃度 5～6% 的含氯漂白水加入 10 公升的水混合），重點清潔擦拭常接觸的物體表面，如桌椅、門把、孩童玩具、寢具及書本等，清潔後可移至陽光下接受紫外線照射。更多內容可參閱衛生福利部疾病管制署網頁。

腸病毒的改良處方

回想起來，以這幾年累積下來的臨床經驗，當初的精油配方可以改良如下：

精油配方 / 劑量

1. 發燒、惡寒、無力：可以用腺病毒的配方加上廣藿香。	2. 咽痛：可以喝沙棘油，或以滴鼻法使用肌膚急救配方。
脾經複方油 5 滴	德國洋甘菊 3 滴
羅文莎葉 2 滴	高地薰衣草 3 滴
Sama 油 3㎖	永久花 2 滴
廣藿香 1 滴	岩玫瑰 2 滴
	基底油 20㎖

使用方式	**使用方式**
泡澡，加入幾滴沐浴乳當界面活性劑。	平躺（仰躺）時，複方油各滴 3～5 滴入雙側鼻腔。

3. 皮膚水泡、發癢：可以使用真正薰衣草，加岩玫瑰或乳香處理。

◉ 自身案例

我體驗腸病毒的病程記錄

我為了體驗腸病毒，吃了兒子吃過的食物，後來也得了腸病毒。基本上，我用中藥內服，搭配精油泡澡度過這幾天。以下是我的病程紀錄：

1. **腸病毒第一天**：喉嚨痛、耳痛、肩膀痛、發燒（大約 38～39℃）。

2. **腸病毒第二天**：嚴重咽喉異物感及咽痛，因為咽痛部位太深了使用吹喉散效果不好，口腔黏膜止痛噴劑對我無效；凌晨開始惡寒發抖，蓋被子只能稍微緩解，手足末梢都是冷的（除了病毒感染導致末梢血管收縮外，退燒導致毛孔太開也有可能），而且有陣發的刺痛感，摸到冷水更嚴重（跟剛生產過後有點像），據說這是要起水泡的前兆，泡精油澡（配方一）不舒服有改善，再加上電暖器。

3. **腸病毒第三天**：脅肋和胸口微痛，手好像有水泡又不明顯，舌頭非常胖大，有欲裂感。

4. **腸病毒第四天**：嘴巴和咽痛大致緩解，再拿起吹喉散噴收效甚好，原來要已潰時用才有效，還在泡泡階段無效，當然加吃中藥果真有效。手足長了一些水泡，不是很痛，但是超癢的，半夜癢醒，早上起來走路會覺得腳底下有異物感，覺得腳皮要分離的感覺，很像穿了一層塑膠袋。臉也有些微水泡，耳朵及鼻孔也有（本來以為是鼻屎，結果摳掉後又再長回泡泡狀）。

5. **腸病毒第五天**：幾乎痊癒，沒有痛苦的感覺了。

腸胃型感冒　　　　　Viral gastroenteritis

臨床案例

腸胃型感冒的薛先生，當日退燒，3日內緩解腹瀉！

個案年齡、現病史（病症狀況）、理學檢查、中醫四診

性別	男
年齡	57 歲
系統檢視	腹脹、消化不良
舌診	舌色黯紅、苔白膩、邊尖少苔、微齒痕、微質裂、舌津可、舌下絡脈怒張
脈診	脈浮、弦（夾濁飲）、滑、彎、澀、關滑鼓、稍覆、左寸不足
腹診	心下陷，兩脅及上腹脹、叩診鼓音、觸之冷

主訴（症狀）

腹瀉已一日；伴隨發燒、畏寒、腹絞痛。

精油配方 / 劑量

廣藿香 2 滴	
豆蔻 2 滴	佛手柑 2 滴
桉油樟 2 滴	胡蘿蔔籽 2 滴
紅桔 2 滴	基底油 10㎖

製作方法

把精油配方混合好再加入基底油裡，攪拌均勻即可。

建議使用方式

塗抹腹部，一天三次。

◎ 配方原理

個案從腹瀉、腹絞痛、發燒、畏寒等症狀，診斷為「腸胃型感冒」，「腸胃型感冒」一般病因多是「外感夾濕」，中醫最常使用的方劑就是「藿香正氣散」，藿香正氣散，適用於「外感風寒、內傷飲食、濕滯證」，主治發熱惡寒、頭痛、胸腹脹滿、腹部絞痛、噁心、嘔吐、腹瀉等，功效可解表化濕、理氣和中。

芳香療法，可以選擇氧化物類精油祛風邪，加上**廣藿香**、**豆蔻**（或紫蘇、厚朴）等精油芳香化濕；另外如果家裡的人都有類似的腸胃道症狀，會比較像是病毒感染，可以選用桉油樟精油，是抗病毒的首選精油。

個案體型壯碩，脈象滑，表示為「痰」體質，加**紅桔**精油以化痰理氣。腹診兩脅及上腹脹，兩脅屬肝，表示有肝氣鬱滯，加**佛手柑**精油以舒肝理氣。經常容易腹脹、消化不良，脈象右關滑鼓表示有食積，加**胡蘿蔔籽**精油以消食化積。

使用後心得追蹤

發燒、畏寒當天即緩解，搭配三天的中藥，腹瀉已緩解，大便已成形。

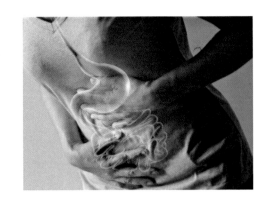

<hr>

中醫芳療診療室

關於腸胃型感冒的經驗談

1. 通常臨床看到感冒伴隨著拉肚子或嘔吐症狀時，就會聯想到「腸胃型感冒」，「腸胃型感冒」是醫生向病人解釋病情時的説法。然而現代醫學的教科書上並沒有「腸胃型感冒」這個診斷病名，只有「感冒」與「腸胃炎」兩種病名。「感冒」是病毒侵犯上呼吸道而引起呼吸道的症狀。「病毒性腸胃炎」是病毒侵犯腸胃道黏膜，造成噁心、嘔吐、腹瀉與腹痛。

2. 引起「病毒性腸胃炎」的病毒包括輪狀病毒、諾羅病毒與腺病毒 40 型、41 型等。除了腹痛、噁心、嘔吐與腹瀉外，也會有發燒、疲倦、肌肉痠痛的症狀。若是感染腺病毒或輪狀病毒，可能會同時侵犯呼吸道，引起呼吸道症狀。

3. 「病毒性腸胃炎」最重要的原則就是要預防脱水和補充電解質，食物也要盡量清淡，但並不需要禁食。此類患者體質多有

寒濕，注意不可以再吃流質食物。可選擇清淡、容易消化吸收的食物。如：米飯、饅頭、吐司等。

4. 如果是病毒感染導致的腸胃型感冒，一定要做好「洗手」的工作！尤其是要用肥皂或洗手乳洗手，如果有上呼吸道的症狀，也要戴上口罩，避免病毒傳染給其他人。

5. 廣藿香精油非常適合溼冷的冬季，也很適合夏天梅雨季。廣藿香精油應用於香水的調配中，屬於後味，通常拿來做為「定香」，有特殊的「東方情調」。廣藿香在中醫的功效為發表解暑、化濕開胃、理氣止嘔，用於夏傷暑溼、寒熱頭痛胸悶、腹痛吐瀉、消化不良、胃腸型感冒、妊娠惡阻，為夏季治療暑溼的常用藥。

6. 如何使用廣藿香精油呢？
   • 除了茶樹、薰衣草精油可以直接擦在皮

膚上，一般其他精油多數需要稀釋，否則可能會過度刺激皮膚，通常可稀釋成 1～5%，2～10 滴的純精油加入 10ml 基底油，基底油可使用甜杏仁油或荷荷巴油。若使用於臉部一定要稀釋成 0.5～2.5%。

- 孕婦也可以使用這支精油，使用濃度約 1%。
- 幼童使用濃度則應依年齡分等，0～3 個月 0.1%，3 個月～1 歲 0.3%，1 歲～3 歲 1%，3 歲～10 歲 2%，10 歲以上等同成人劑量。

- 但是，我在使用廣藿香精油時沒有稀釋，一次使用 1～3 滴，滴在手上攪和開來，塗抹在需要的地方，並不會有特別刺激皮膚的感覺。

7. 什麼時候應該停止使用廣藿香精油呢？
- 廣藿香在中醫屬於祛風藥，風能勝濕，使用後如果有身體發熱、頭暈、心悸、大便乾硬，表示寒濕已除甚至傷陰，應停止使用。

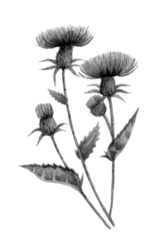

臨床案例

痰濕體質的王小姐，不再半夜咳醒！

個案年齡、現病史（病症狀況）、理學檢查、中醫四診

性別	女
年齡	50 歲
過去病史	支氣管擴張、慢性支氣管炎；高血脂（三酸甘油脂、總膽固醇）。
系統檢視	大便 2-3 日一行，軟散。
舌診	舌色微紅黯，苔白膩、邊尖少苔，邊前根尖微朱點，微齒痕，舌津可，舌下絡脈粗、長、怒張。
脈診	脈弦、細、滑、澀、關滑鼓、左寸及雙尺不足。

主訴（症狀）

咳嗽痰多，色黃質稠。

精油配方／劑量

	檸檬馬鞭草 2 滴
	喀什米爾薰衣草 2 滴
永久花 2 滴	歐洲赤松 2 滴
岩玫瑰 2 滴	西伯利亞冷杉 2 滴
乳香 3 滴	摩洛哥藍艾菊 2 滴
甜橙 3 滴	花梨木 3 滴
胡蘿蔔籽 2 滴	基底油 10㎖

製作方法

把精油配方混合好再加入基底油裡，攪拌均勻即可。

建議使用方式

塗抹頸部（咽喉外部）、胸部、背部（尤其是肺俞附近）、肺經，一日 3 次。

配方原理

個案有支氣管擴張及慢性支氣管炎等過去病史，屬於器質性病變，也就是瘀阻肺絡，所以選擇**永久花、岩玫瑰、乳香**精油以化瘀通絡。

個案脈滑，屬痰濕體質中的「痰」體質，加**甜橙**以化痰理氣；右關滑鼓，表示有食積，加**胡蘿蔔籽**精油以消食化積；左關滑鼓為膽經阻塞，加**檸檬馬鞭草**精油以疏肝利膽；無論食積或膽經阻塞都容易造成痰凝不化，故一併治療。

個案雙側尺脈皆不足，表示腎陰陽皆虛。喀什米爾薰衣草與高地薰衣草同樣是酯類，可以滋補肝腎，但**喀什米爾薰衣草**精油有成分稍高的氧化物，加強疏風解表、宣肺止咳。**歐洲赤松、西伯利亞冷杉**精油可以激勵腎經，西伯利亞冷杉還可輕微利水幫助排痰。

個案舌前方有朱點，表示上焦有熱，用**摩洛哥藍艾菊**精油清上焦之熱。

個案左寸不足，表示心氣陰虛，用**花梨木**精油幫助強心。

使用後心得追蹤

晚上不會睡到一半咳醒，還是有痰，但痰量減少很多。

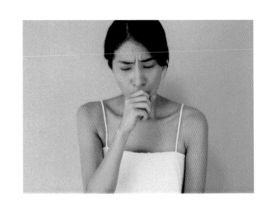

─────────── 中醫芳療診療室 ───────────
關於咳嗽的經驗談

1. 從這一個案就可知道，**咳嗽絕對不是用氧化物精油（祛風）就可以解決！**

2. 治療咳嗽時，首先需辨別急性、亞急性、慢性咳嗽的原因以外，第二步就是辨別寒熱以及是否為器質性病變，最後則是處理痰的部分。

3. 咳嗽調節寒熱時，常須「中病即止」，意思就是剛好就好，太過則傷身，不及則難治癒。

4. 有些「隱藏的血瘀症」並未被診斷出器質性病變，但如果有全身血瘀的表現時，瘀阻肺絡的機率是很高的。

5. 咳嗽較嚴重時，可能會咳到胸痛或脅肋痛，可加上**甜馬鬱蘭精油**舒緩肌肉緊繃，**百里酚百里香精油**理氣散結，**檀香精油**寬胸行氣。

6. 很多人會認為咳嗽就是一種發炎，基本上，炎在這個字是火熱的意思，表面上你會以為就是用清熱解毒藥，但是中醫可不是這麼想，仍然需要辨證論治才可達到消炎的功效，也就是說**寒熱皆有可能導致發炎，非寒非熱的痰濕、氣滯、血瘀也可導致發炎。**

7. 如果你是寒證的發炎，反而需用熱藥去消炎，例如：**有些人吸到冷空氣容易咳嗽，穿高領的衣服、頸部繫條絲巾、戴口罩（減少吸入冷空氣）、喝溫水會比較緩解，你就是要用溫藥來消炎！**
此時中醫會用「乾薑系列」去處理（由於醫師會視狀況調整劑量，一般民眾不建議自行服用）。有一些研究顯示小青龍湯可以改善氣喘的發炎情形（很多人家裡經常備有小青龍湯，但是不懂體質、不懂搭配其他藥物，多是吃到身體化熱或是津傷才來看診）。

不同層次的乾薑系列對應精油配方

乾薑系列層次	中藥舉例	精油舉例
單純乾薑系列	乾薑，乾薑、細辛、五味子，小青龍湯，苓薑味辛湯等	**溫肺**：薑、沉香醇百里香、肉桂葉、肉桂等精油。
寒熱夾雜的乾薑系列	麻杏甘石加乾薑，小青龍湯加石膏。辨證方向對，也可用小青龍湯加普濟消毒飲。	**清熱**：摩洛哥藍艾菊、德國洋甘菊、印蒿等精油，或者聖約翰草油。
寒熱夾雜的溫潤系列	射干麻黃湯（喝溫水才能改善就必須加上溫潤的藥物如紫菀、款冬花），但此方用生薑不是乾薑。辨證方向對，也可用小青龍湯加百合固金湯。	**滋陰**：苯基酯（茉莉類、玉蘭類）、花類（依蘭、橙花、玫瑰等），酯類等精油。 註：芳療少見可以同時溫潤的單方精油，除了野薑花精油以外。
活血加上溫潤	李可的小青龍虛化湯，就是無血無以補陽的概念啦，血液循環不好當然沒辦法帶來溫度，血虛（用當歸）或是血瘀（活血用藥也分寒熱）都有可能溫度不夠。	**養血活血**：當歸、玫瑰天竺葵等精油。 **化瘀活血**：川芎、乳香、沒藥、鬱金、薑黃、永久花、岩玫瑰、薰陸香等精油。 註：單純用精油補血效果不佳，想要補血，一定要改善脾腎功能。 註：化瘀類精油也必須分寒熱。

8. 發炎也是有寒熱夾雜的（單純夾雜、寒包火、寒鬱化火等），血液循環不好也是會發炎的。

9. 最後要看發炎是全身性還是局部的，但是很多發炎經常是全身性、或是其他臟腑引起的，這時候就要一併處理了。

10. 如果只是單純熱證、局部喉嚨發炎，中藥常會有引經藥，多數走肺經或是上行的藥，甚至更精準的一類藥是利咽（散結）藥，如桔梗、射干、馬勃等。此時可選擇清熱的精油調和油，使用滴鼻法或塗抹肺經。

久咳不癒，用熱性精油塗肺經

某一年秋冬，我曾經斷斷續續咳嗽咳了兩個月，排除家中小孩反覆感染的因素外，秋天剛開始喉嚨痛、痰黃、鼻涕黃，屬於風熱咳嗽。吃了一陣子清熱解毒、宣肺化痰的中藥後，到了冬天殘餘一些零星的咳嗽。冬天冷氣團來了，我發現在深吸一口冷空氣時喉嚨特別癢、咳嗽更嚴重。

我靈機一動，先不要吃中藥，試試熱性精油，我把從沈莉莎老師[1]那裡取得的「脾經精油」配方（類似桂枝湯、小青龍虛化湯之意）用 2-3 滴 100% 純精油擦在「左右前臂的肺經」。當下咽喉感到一陣暖意，竟然不會想咳了，還得到一整晚好眠。雖然隔天還是偶爾咳嗽，但是持續使用一週後，冬季咳嗽就這樣緩解了。

那期間我也有試過沈莉莎老師的「胃經精油」，雖然也是熱性精油，但是歸經不同，效果並不顯著。需要特別注意的是，脾經精油含有肉桂這個具有皮膚刺激性的熱性精油，不可長期使用 100% 濃度，否則容易造成接觸性皮膚炎。

---

[1] 沈莉莎老師為《24節氣‧經絡芳療自癒全書》一書作者，也是我的芳療導師。

過敏性鼻炎

臨床案例

鼻子過敏的林小姐，鼻涕不再狂流

個案年齡、現病史（病症狀況）、理學檢查、中醫四診

性別	女
年齡	33
舌診	舌色微紅、苔白膩、邊尖少苔、微齒痕、邊前尖微朱點、津可、舌下絡脈怒張、肉阜膨大
脈診	脈弦、細、滑、軟、澀，關稍滑鼓，左寸及雙尺稍不足

主訴（症狀）

鼻涕倒流已 1 年，發作時伴隨頭痛、耳塞、咳嗽，咳得很嚴重時會咳到吐。

精油配方 / 劑量

永久花 1 滴	沉香醇百里香 1 滴
高地薰衣草 2 滴	玫瑰天竺葵 2 滴
摩洛哥藍艾菊 1 滴	佛手柑 1 滴
綠花白千層 3 滴	西伯利亞冷杉 2 滴
松紅梅 1 滴	沙棘油 2 滴
	基底油 10ml

製作方法

把精油配方混合好再加入基底油裡，攪拌均勻即可。

建議使用方式

滴入鼻腔，後仰讓用油流至咽喉，早晚各一次。

配方原理

個案舌前方有朱點，表示有肺熱，**摩洛哥藍艾菊**是首選。邊少苔表示肝陰虛，脈弦表示肝氣鬱滯，尺脈稍不足表示有輕微腎虛。

永久花、**高地薰衣草**、**摩洛哥藍艾菊**是肌膚急救配方在呼吸道的變異版本。如果沒有摩洛哥藍艾菊，也可以用德國洋甘菊，只是比較偏於清熱解毒（德國洋甘菊），而非疏風解熱（摩洛哥藍艾菊）。

松紅梅活血化瘀、消炎、抗組織胺，**沉香醇百里香**可以溫和抗菌，**綠花白千層**屬於氧化物、可以疏風解表，**玫瑰天竺葵**可以滋養肝陰、溫和抗菌，**佛手柑**疏肝理氣，**西伯利亞冷杉**可以激勵腎經。

使用後心得追蹤

　　覺得鼻子比較濕潤，鼻寶早上起床不會有異物感了，也沒有鼻水。

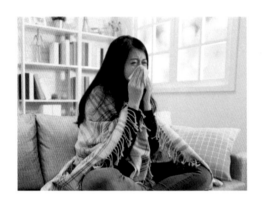

---------------- 中醫芳療診療室 ----------------
關於過敏性鼻炎的經驗談

　　有一類型過敏性鼻炎（不是感冒）的人，鼻子遇到冷風容易打噴嚏，屬於「血管運動性鼻過敏」，對於溫度（變低）較敏感，可選擇熱性精油混合氧化物精油，塗抹肺經、肺俞或滴鼻法。

　　此外，需注意是否同時伴隨肺熱體質（舌前朱點、鼻涕黃或鼻黏膜紅腫），有肺熱還需另外加上寒性精油，如摩洛哥藍艾菊或德國洋甘菊。此原理類似中藥複方「清鼻湯」，用於肺熱兼風寒束表（表衛）的證型，可以外散風寒、內清裡熱、通利鼻竅。

局部診察建議用油

症狀／徵候	證型	治則	建議精油[1]	建議額外添加的基底油或浸泡油
鼻涕黃色或綠色	已化熱	清熱解毒	連翹、忍冬花	聖約翰草浸泡油、金盞菊浸泡油
鼻涕白色或透明	暫時無化熱傾向	祛風	氧化物類	
鼻乾、口乾、咽乾、舌津少	津液虧損或陰血虧虛	養陰	酯類	沙棘油數滴
遇到冷空氣比較容易打噴嚏、流鼻水	陽虛表衛不固，中醫一般會用桂枝湯或小青龍湯	溫陽固表	加熱性精油，如丁香、肉桂、肉桂葉、薑、沉香醇百里香，須注意熱性精油濃度不可過高，以免過度刺激鼻黏膜。此外，丁香、肉桂的濃度需小於 1%。	
鼻塞		通竅	胡椒薄荷與其他精油製作成滾珠瓶，嗅吸或塗抹鼻旁。勿直接滴入鼻腔，容易造成鼻黏膜過度刺激。氧化物中的藍膠尤加利具有良好的通鼻竅功效，比起胡椒薄荷，比較不會引起鼻黏膜刺激。	
鼻息肉、鼻黏膜腫脹	痰濕、血瘀	化痰、祛瘀	**化痰**：柑橘類 **祛瘀**：永久花、岩玫瑰、乳香、沒藥等。	
舌前方朱點	上焦有火	清上焦火	摩洛哥藍艾菊、連翹	聖約翰草浸泡油、金盞菊浸泡油

[1] 精油需加入基底油調合，成人濃度約在 1～5%。

氣喘 Asthma

臨床案例

小朋友咳嗽引發氣喘，呼吸已正常。

個案年齡、現病史（病症狀況）、理學檢查、中醫四診

性別	男
年齡	4 歲 6 個月
系統檢視	食慾變差
舌診	舌色淡紅、苔白薄膩、邊尖少苔、邊尖微朱點、舌津可
脈診	脈浮、細、緊、滑

主訴（症狀）

呼吸有哮鳴聲，咳嗽有痰，發燒 38.5℃

精油配方 / 劑量

永久花 3 滴	
岩玫瑰 3 滴	德國洋甘菊 1 滴
高地薰衣草 3 滴	基底油 10㎖

製作方法

把精油配方混合好再加入基底油裡，攪拌均勻即可。

建議使用方式

塗抹胸部、背部（尤其是肺俞附近）、肺經，一日 3 次。

◎ 配方原理

個案男童原本早上只有咳嗽，並未出現氣喘的哮鳴聲（wheezing），所以我看診下的中藥處方沒有加上活血化瘀類的藥物。男童媽媽說，當天晚上開始出現哮鳴聲。

由於氣喘屬於可逆性[1]的器質性病變，也就是出現瘀阻肺絡的證型。由於她手邊沒有單方精油，只有肌膚急救調和油，我心想成分中含有**永久花**、**岩玫瑰精油**可以化痰通絡，請她姑且一試。

使用後心得追蹤

　　睡前塗抹一次，男童的哮鳴聲漸緩，隔日呼吸音已恢復正常。仍繼續塗抹一日。

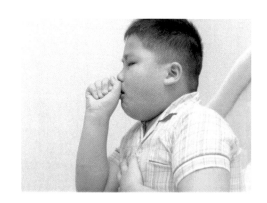

中醫芳療診療室

關於氣喘的經驗談

1. 本節談論的氣喘主要指的是支氣管哮喘，心因性還需另外治療心臟問題。

2. 支氣管哮喘通常有三大分類，通常分成「免疫性外因型氣喘」（過敏性氣喘）、「非免疫性內因型氣喘」（可能因感染、運動、污染、冷空氣或情緒變化等所誘發）、「混合型氣喘」（前述兩者特點皆有）。

3. 過去 30 年對於氣喘的治療有一系列的演進，從早期認為支氣管痙攣（bronchospasm），到中期發炎反應（inflammation），到近期呼吸道重塑（remodeling）及其他免疫因子的發現。

4. 中醫對於「呼吸道重塑」的概念就是「瘀」，至於瘀從何來，可能是因為發炎反應導致纖維化反應，或是氣血虧虛導致血液循環不良，或是在發作期有些微出血等。

5. 某些具有宣肺及通肺絡的中藥可以鬆弛氣管平滑肌、緩解支氣管痙攣，芳療也可以依此原則選擇精油。

6. 有器質性病變的肺病，必須活血通絡才能幫助清除肺部的痰。肺部的痰要稀釋到適當大小，血液循環變好，才能經由血液循環排出痰。不是僅僅是「化痰」而已。我們可以思考一下，以前年輕身強體壯，有良好的血液循環，咳嗽有痰時，哪一次是把痰全部咳出來病才好啊？當然沒有，它莫名其妙就不見了，從哪不見？主要從血液啊！

7. 「肺能助心行血」，慢性肺病也要注意調理心臟功能，否則容易進一步產生肺心症、右心衰竭。

---

[1] 可逆性的意思指的是，如果治療得宜，瘀阻肺絡會消除的情況。

8. 治廣義的痰濕水飲，從調節水液代謝的臟腑處理（一般人常說：「水腫就是腰子壞掉了。」但是，中醫認為水腫和肺、脾、腎、膀胱、心、肝、三焦都有關係）。

9. 避免生痰之源，就是少攝取甜食及油膩食物，土能生金，改善肺部功能還須消化功能的支持，健脾也少不了。

10. 氣喘正在發作時，不可以用精油擴香，避免刺激呼吸道，因而加重病情。

11. 長年的氣喘或慢性阻塞性肺病等慢性肺病，要注意他的喘可能不單純是支氣管哮喘的喘，而是腎不納氣的喘（呼吸困難）。什麼是「腎不納氣的喘」呢？如果「呼吸使用呼吸輔助肌，動則易喘，呼多吸少」，就是腎不納氣的喘（腎虛的人可能以其他症狀、徵候表現，不一定會出現腎不納氣的喘），中醫會加上補腎納氣之品，如胡桃、蛤蚧、冬蟲夏草等。芳療主要是使用可以「激勵腎經」的精油，如**歐洲赤松**、**西伯利亞冷杉**等松柏科精油，但要注意的是，激勵腎經不等於補腎填精，要補腎還是需要從食物、藥材攝取。

12. 如果是過敏導致的氣喘，一定要做好「預防勝於治療」的工作！

    • 改善居家環境，避免接觸過敏原：儘量不使用地毯、動物皮毛製品、厚重的布質窗簾，避免放置容易堆積灰塵的裝飾品。

    • 避免會引起過敏的食物：避免再次食用曾經引起過敏的食物，可在發生過敏的現象之後再嘗試一至二次，確認是否真的是因為此食物導致過敏，或者也可以

到醫院請醫師針對某些可疑的食物做抽血檢查。一般而言，牛奶、黃豆、蛋、堅果類、魚、蝦蟹等是最常見引起過敏的食物，每個人體質不同，出現過敏的症狀也不同，也有許多其他常見食物使人過敏的記錄。

• 避免食用溫度冰冷、偏寒涼、烤炸辣、過甜、過於精緻的食物：低溫易誘發呼吸道不適，偏寒涼、烤炸辣、過甜的食物可導致痰濕蘊積在人體，過於精緻的食物可能含有其他化學合成品妨礙消化吸收功能。

• 適當的運動：運動前要先做暖身，並避免在乾冷的環境下劇烈運動。游泳是很好的選擇。

• 養成良好生活作息，三餐規律，儘量在晚上 11 點前就寢。

• 養成良好的排便習慣：腸道是人體第三大的免疫系統，內有豐富的淋巴及血液循環，經由排便可以排除毒素及代謝產物。

鼻出血

臨床案例

女童用錯精油，反而鼻出血不止

個案年齡、現病史（病症狀況）、理學檢查、中醫四診

性別	女
年齡	11
舌診	舌色微紅暗、苔白膩、邊尖少苔、微齒痕、邊前根尖微朱點、津可。
脈診	脈浮（氣血兩燔），弦黏滑澀，關稍滑鼓。
望診	鼻黏膜薄、咽稍紅增生。

主訴（症狀）

流鼻血，症狀反覆已持續三個月，每次持續約 30 ～ 40 分鐘。

精油配方 / 劑量

真正薰衣草 1 滴	岩玫瑰 2 滴
白玉蘭葉 1 滴	乳香 1 滴
德國洋甘菊 2 滴	沙棘油 5 滴
摩洛哥藍艾菊 2 滴	基底油 10㎖
岩蘭草忍冬 1 滴	

製作方法

把精油配方混合好再加入基底油裡，攪拌均勻即可。

建議使用方式

建議滴鼻法（滴入鼻腔，後仰讓用油流至咽喉，早晚各一次），或塗抹肝經、肺經、心經、心包經。

◎ 配方原理

個案舌前方（肺區）及舌尖（心區）有朱點，表示心肺有熱，**摩洛哥藍艾菊**是清肺熱首選，**白玉蘭葉**可以強心並徐徐地清心經、心包經的熱。

舌邊朱點，表示肝鬱化火；脈浮勢旺盛，表示氣血兩燔；故加重**德國洋甘菊**、**岩蘭草忍冬**清熱。

舌色微紅暗、鼻血夾雜血塊，表示有血瘀，使用**岩玫瑰**、**乳香**活血，岩玫瑰還可以幫助止血。

高地薰衣草、**岩玫瑰**、**德國洋甘菊**、**摩洛哥藍艾菊**，是肌膚急救配方在呼吸道的變異版本，德國洋甘菊偏於清熱解毒，而摩洛哥藍艾菊偏於疏風解熱。

使用後心得追蹤

一週後：每天流鼻血，時間縮短約 10 ～ 20
　　　　分鐘，鮮紅，血塊。

二週後：一週流一次鼻血，時間縮短，鮮紅，
　　　　血塊。

四週後：二週流一次鼻血，時間縮短約 5 分
　　　　鐘，鮮紅，微血塊。

五週後：吃麥當勞後連續 2 天各流一次鼻血，
　　　　時間約 5 ～ 10 分鐘，鮮紅，微血塊。

六週後：一週流一次鼻血，時間約 5 ～ 10
　　　　分鐘，鮮紅，微血塊。

八週後：鼻癢、擤鼻涕後流鼻血，時間約 5 ～
　　　　10 分鐘，鮮紅，微血塊。

九週後：鼻癢、抓鼻子後流鼻血，時間約 5 ～
　　　　10 分鐘，鮮紅，微血塊。

十一週後：鼻癢、抓鼻子後自動流出 1 次鼻
　　　　　血，時間約 5 ～ 10 分鐘，鮮紅，
　　　　　微血塊，鼻血後頭暈。

十四週後：擤鼻涕後流鼻血，時間約 5 ～ 10
　　　　　分鐘，鮮紅，微血塊。

十六週後：近 2 天流鼻血，鼻癢抓鼻子後自
　　　　　動流出 1 次，時間約 5 ～ 10 分鐘，
　　　　　鮮紅，微血塊

十八週後：鼻癢、挖鼻子後流鼻血，時間約
　　　　　5-10 分鐘，鮮紅，微血塊。此外，
　　　　　本週咳嗽有痰，咽紅，鼻涕。

十九週後：鼻血緩。

延伸

1. 鼻出血的精油配方可參考過敏性鼻炎章
   節。

2. 本個案因家長本身也有在研究芳療，但誤
   以為鼻出血是虛症，而讓個案使用熱性用
   油，加上長輩常給予炸物、熱性食物等，
   更加重其鼻出血的病程而不癒，來到我的
   門診諮詢後，除了服用中藥以外，我建議
   了針對其證型的精油方向，並叮囑飲食衛
   教一定要忌烤、炸、辣、熱性食物，過了
   四個月左右，流鼻血的情況從頻率降低、
   時間縮短到終於穩定不再流鼻血。

3. 鼻出血在古代稱為「鼻衄」。鼻腔正中間
   稱為鼻中隔，是由軟骨、骨板和粘膜組
   成，它將兩側鼻腔分開，其覆蓋的表面粘
   膜有豐富的血管，尤其是李特氏（little）
   區，其位於鼻中隔前下方，有多條較大的
   血管交匯成網，是易出血區，稍有不慎便
   會出血。一般在年齡較小的患者，傾向在
   鼻前部出血，即李特氏區；年齡較大的患
   者，傾向在鼻後部出血，即下鼻甲下方。

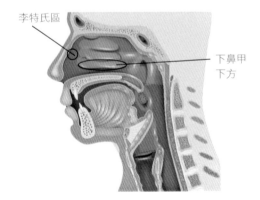

李特氏區

下鼻甲
下方

4. 鼻出血的西醫常見原因：
   - 鼻外傷：最常見。包括愛挖鼻孔。
   - 鼻黏膜乾燥：乾冷天氣或氣候炎熱，工作或生活環境乾燥多粉塵。
   - 劇烈活動後使血壓暫時升高。
   - 大氣壓力急速變化（高空飛行、潛水）。
   - 情緒不穩定、副交感神經功能紊亂，導致血管擴張。
   - 鼻中隔彎曲、鼻竇炎、鼻炎、鼻腔特殊性傳染病、鼻腔異物及腫瘤（應特別注意鼻咽癌的可能性）。
   - 全身性因素：如高血壓、急性發熱性傳染病、心臟及循環系統疾病、出血傾向、營養障礙或維生素缺乏、肝脾疾病及風濕病等。
   - 婦女倒經（部分子宮內膜異位症會同時伴隨鼻出血）。

5. 鼻出血的中醫證型：
   - 虛：脾不統血、陰虛肺燥、肝腎陰虛等。
   - 熱：肺經熱盛、胃熱熾盛、肝火上逆、心火亢盛等。
   - 瘀：由於瘀血停滯不去，新血難安，血不歸經而動血。

6. 在家發生鼻出血該怎麼辦？
   - 放鬆心情，消除緊張。
   - 適當休息，頭部應保持直立位，不可以往後仰。
   - 可用手指壓著鼻子中部，利用鼻翼壓迫易出血區。
   - 血液流到咽部應該將口中的血液吐出，以免吞下刺激胃部引起嘔吐。
   - 高血壓患者，應適當服用降壓藥，將血壓控制在正常範圍。
   - 若無法在十至十五分鐘內止血，仍須立刻就醫。

7. 鼻出血可按壓哪些穴位？
   - 主穴取上星、迎香、太淵。
   - 肺經蘊熱加合谷、少商、風池。
   - 胃火熾盛加內庭。
   - 陰虛火旺加太谿、太衝。

8. 鼻出血的治療原則
   - 止住正在發生的鼻出血。
   - 防止再度出血。
   - 找出鼻出血的原因，作根本性治療。

9. 鼻出血：預防勝於治療
   - 室內應經常灑水或放置一杯水以保持一定濕度。
   - 鼻腔乾燥時，不要用手挖，多喝開水，可塗些藥膏（如紫雲膏、肌膚急救油膏、沙棘油膏等）。

10. 鼻出血的食療：
   - 屬熱證者，可用白茅根、藕節燉瘦肉。
   - 屬氣虛、脾不統血者，可用黨參、山藥、藕節燉瘦肉。
   - 不確定鼻出血的證型時，最好的方法還是諮詢中醫師，辨別證型才能得到良好的治療。

鼻出血可按壓哪些穴位

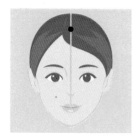

上星穴

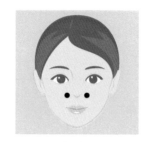

迎香穴

太淵穴

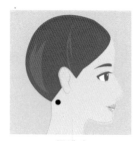

風池穴

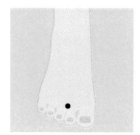

內庭穴

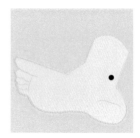

太谿穴

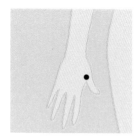

合谷穴

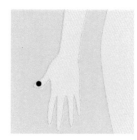

少商穴

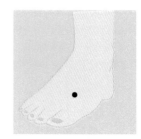

太衝穴

中醫飲食觀念

節制飲食

- 適當地補充營養，對治療有利，但進食過量，則反而有害。
- 疾病初癒，更不能驟然暴食，否則容易造成食復，使疾病再次復發。

選擇飲食

- 藥食同源。
- 除根據病情選配流質、半流質、軟食和普通飲食之外，還應根據辨證選擇飲食，即所謂「辨證施食」。
- 一般寒證宜溫，熱證宜涼，陽虛宜厚味溫補，陰虛宜淡薄滋養。

飲食宜忌總論

1. 飲食禁忌總的原則是忌食生冷、油膩、腥羶及有刺激性的食物。
2. 根據病情不同，飲食禁忌又有區別：
   - 寒性疾病忌食瓜果生冷食物。
   - 熱性疾病忌食辛辣油膩食物。
   - 虛性疾病禁食清泄寒滑食物。
   - 實性疾病禁食溫補固澀食物。
   - 肝陽上亢、煩躁眩暈者忌胡椒、辣椒、大蒜、白酒等辛熱助陽之品。
   - 痰濕體質忌食油膩食物，如蛋糕、麵包、甜點、零食、肥肉、勾芡、起司、焗烤之品。

寒涼、冰冷食物

- 任何冰品。
- 西瓜、香瓜、哈密瓜、水梨、葡萄柚、柚子、椰子、橘子、硬柿子、山竹、蓮藕、綠豆、白蘿蔔、大白菜、苦瓜、黃瓜、絲瓜、冬瓜。
- 番茄（寒涼食物中，唯一煮熟後變成不寒涼的食物）。
- 瓜類除了木瓜、南瓜、地瓜外，皆是寒涼食物。

辛辣、燥熱、燒烤、油炸食物

- 辛辣物：辣椒、大蒜、芫荽、老薑、蔥、沙茶醬。
- 燥熱物：茴香、韭菜、肉桂、羊肉。
- 熱性水果：龍眼、荔枝、芒果、榴槤。
- 刺激性食物：醃漬品、咖啡、咖哩。

清淡甘平易吸收食物

- 芭樂、蘋果、葡萄、柳橙、木瓜、草莓、櫻桃、桑椹。
- 空心菜、菠菜、紅蘿蔔、茼蒿、花椰菜。
- 雞肉、魚肉、豬肉、排骨、豬小腸、雞蛋、牛奶、豆漿、米飯。

富含膠質的食物

- 植物性膠質：地瓜葉、皇宮菜、黑木耳、白木耳、秋葵、紫菜、海帶、紅鳳菜。
- 動物性膠質：雞爪、海參。

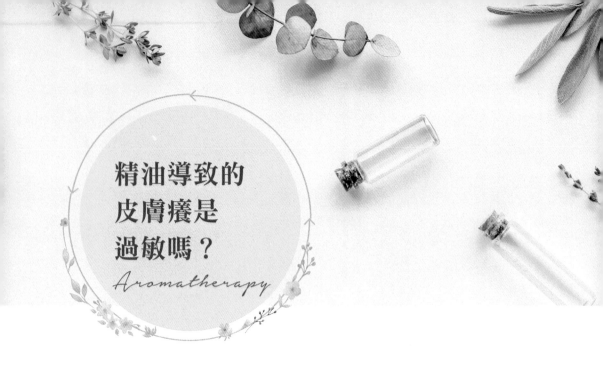

精油導致的皮膚癢是過敏嗎？
Aromatherapy

　　精油是濃縮萃取的植物精華，應該小心使用，**特別是在嬰兒、兒童、孕婦、哺乳期母親、容易過敏、體質虛弱、老人等族群。當然，使用不適當，即使健康的成年人也可能對精油有不良反應。**

對精油過敏的案例原來是用法不正確

　　我曾經接受一位芳療新手的詢問，她一開始先問我：「使用精油後，皮膚起紅疹、癢、類似蕁麻疹的狀態，這算是精油作用的『好轉反應』嗎？」

　　我回答：「看是使用什麼精油？有沒有稀釋？濃度多少？比例多少？用在哪個部位？也有可能是過敏，不要輕易相信『好轉反應』這種商業說詞。」（當然某些藥物為了治療會危及生命的腫瘤或特殊疾病，產生無法避免的副作用，不能和這個案例相提並論，因為那些副作用是已知、已有紀錄，而且為了保命不得已使用，**如果你的治療沒有改善症狀又出現副作用就是有問題。**）

　　原來她為了緩解親人因為工作長期站立導致的腳底疼痛，可能**把芳療書上所有可以緩解肌肉痠痛的精油混合在一起，抹在全身。請注意這是「芳療初學者常犯的錯誤」**，因為沒有弄清楚使用者痠痛的證型。

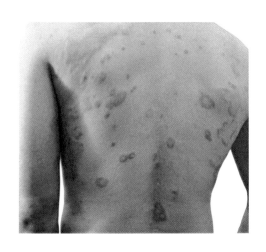

案例調的精油配方

迷迭香 3 滴	馬鬱蘭 3 滴
薰衣草 3 滴	薑 3 滴
杜松 3 滴	聖約翰草油調製
絲柏 4 滴	（按摩油）30㎖

〈使用方法〉

其調製處方：3%。搭配聖約翰草油調製，塗抹在全身。

這配方只擦了三次，就開始有起疹子過敏等現象。過程中也有泡腳 2 次，每次大約 15 分鐘，也是有加薑。

你看出哪裡有問題嗎？整體濃度沒有太大問題，也沒有用在比較敏感的皮膚，但是比例幾乎都是 1:1 地平均分配滴數，還有品種沒有記載清楚。

我跟她要了使用者的照片，發現其體型壯實，後背皮膚是很明顯的過敏反應，也沒有特別怕冷。我告訴她：「有可能是薑濃度過高。」**沒有寒，就不要用薑。**

當然造成痠痛的原因也很重要，我在門診曾經遇到一位患者，她一整天幾乎都在冷凍庫工作，所以肌肉痠痛緊繃很嚴重，**遇冷加重、遇熱緩解**（問診很重要的加重緩解因子），這種情況下就**可以使用薑精油來緩解痠痛。**

她又問：「跟杜松無關嗎？他不是排毒用油嗎？」

我回答：「杜松、絲柏很少過敏，多是熱性精油、刺激性精油導致。」**（雖然芳療書紀錄許多精油都有排毒的功效，但是你知道排的是什麼毒嗎？）**

對精油處方產生不良反應的常見原因

1. 沒有熟悉芳療的基本常識。
2. 沒有辨別體質就使用精油。
3. 沒有注意稀釋濃度，使用具腐蝕性的精油。
4. 沒有注意皮膚的特異性，在不同部位使用同樣濃度造成刺激。
5. 真的是對某種精油過敏。

檢測你是否對精油過敏

由於精油有數百種，你不可能每一種都去測試，所以為了知道你是否對某一種精油過敏，可以使用醫學常用的**肌膚過敏測試（patch test）**，如果真的發生過敏，可以把處方記錄下來，一一測試。

肌膚過敏測試步驟

1. 將 5 滴精油混合在 5ml 的基底油中。
2. 將其滴在皮膚特別敏感的手腕內側。
3. 等待 2 ～ 6 小時檢查是否有任何不良反應，如發紅，發癢或皮疹。

對精油過敏該怎麼辦？（如同上述案例）

肌膚急救精油調整配方

精油配方

德國洋甘菊 3 滴	
高地薰衣草 3 滴	岩玫瑰 2 滴
永久花 2 滴	基底油 20㎖

〈製作方法〉

把精油配方混合好再加入基底油裡，攪拌均勻即可。

〈使用方法〉

塗抹患處。其中，特地提高了德國洋甘菊（清熱解毒、抗組織胺）的比例。

特別注意！

當然，**最好還是去看醫師**，只是多數醫師不太了解精油的運作模式，但會先建議停用原本的精油處方，加上口服或局部塗抹抗過敏的藥物。

需要特別注意的是，有些人的過敏不單單只出現在皮膚，有時候會有呼吸困難和休克的情形，此時需立即就醫。

新型冠狀病毒肺炎「防疫對策」

COVID-19、2019 新型冠狀病毒

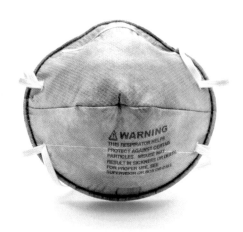

新型冠狀病毒肺炎介紹

正式名稱

2019 新型冠狀病毒肺炎，也就是俗稱的「武漢肺炎」，2020 年 1 月 12 日，世界衛生組織 WHO 將造成疫情的新型冠狀病毒命名為「2019 新型冠狀病毒」(2019 novel coronavirus, 2019-nCoV)。2020 年 2 月 11 日，世界衛生組織宣布，2019 新型冠狀病毒感染正式命名為「COVID-19」(Coronavirus disease 2019)，強調這個名稱能顯示疾病，又避免指涉特定地點、動物物種和人群，避免汙名化。

傳播途徑

飛沫傳染（呼吸道）、接觸傳染（眼睛黏膜）、垂直傳染。

冠狀病毒可以在糞便中檢出，但目前沒有這些病毒經由「糞口傳染」給人的證據。

目前仍沒有 COVID-19 會經由「氣溶膠傳染」（飛沫混合在空氣中形成氣溶膠，經人體吸入後導致感染）的確切證據。

有些無症狀患者在潛伏期就有傳染性，因此存在「沉默的傳播者」。

潛伏期

約為 10 天，平均 2-10 天，最短 1 天，最長 14 天，最新報導顯示可能長達 24 天。

診斷

冠狀病毒不容易以組織培養方式分離出來。以 RT-PCR（Reverse transcription-Polymerase chain reaction）聚合酶連鎖反應為人類冠狀病毒之檢驗首選，可同時檢驗出是否有 A 型流感或 B 型流感，也可採行免疫螢光抗原染色法。

治療

多為採用支持性療法。

目前無任何抗新型冠狀病毒藥物可以使用。

2020 年 1 月美國實驗發現 Remdesivir（瑞得西韋）對於新型冠狀病毒有明顯療效，相關數據仍在蒐集中。

目前尚未有疫苗可用來預防冠狀病毒感染，但已在研發中。

預防

- 勤洗手:使用肥皂或抗菌洗手液，牢記「濕、搓、沖、捧、擦」5 步驟，並落實「內、外、夾、弓、大、立、腕」口訣，確實搓揉手掌、手背、指縫、指背與指節、大拇指及虎口、指尖、手腕，最後將雙手用乾淨紙巾擦乾。
- 戴口罩：醫療級外科口罩才能有效隔絕病菌病毒及 90% 以上的飛沫，慢性疾病患者、有呼吸道症狀者、出入人潮眾多或特殊場所（如醫療院所）時必須正確戴好口罩。
- 減少觸摸眼、鼻、口。

- 儘量避免出入人潮擁擠、空氣不流通的公共場所。
- 減少社交聚會，保持室內空氣流通。
- 第一線醫療及防疫人員需穿防護衣、戴 N95 口罩、戴面罩或護目鏡。
- 避免接觸急性呼吸道感染患者。
- 避免接觸野生動物與禽類。
- 避免食用生食或未煮熟的動物製品。
- 注意個人咳嗽、噴嚏的禮節。
- 做好居家消毒，管理個人衛生。
- 誠實不隱瞞病情：發病前 14 日旅遊史、職業別、接觸史、是否群聚（TOCC），若有可疑症狀請打疾病管制署防疫專線 1922，讓政府協助治療。

症狀

- 感染者可能症狀輕微甚至無症狀，也可能症狀嚴重甚至瀕死。
- 一般分為呼吸道症狀及非呼吸道症狀。
- 呼吸道症狀：包括鼻塞、鼻水、咽痛、咳嗽、痰、呼吸喘促、肺炎、咳血等。
- 非呼吸道症狀：包括發燒、惡寒（寒顫）、痠痛、四肢無力、疲倦、消化系統症狀（如食慾不振、噁心嘔吐、腹痛、腹瀉）、神經系統症狀（如頭痛、腦炎）、心血管系統症狀（如心悸、胸悶、心肌損傷、心律不整）、眼科症狀（如結膜炎）、腎衰竭、繼發感染等。

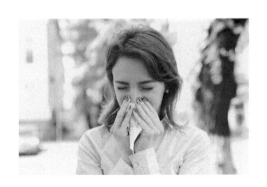

新型冠狀病毒屬於中醫疫病範疇

疫病，也就是瘟疫，病因為感受疫戾之氣，病位在肺，病機特點為「濕、熱、毒、瘀」。

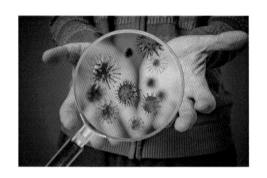

明朝吳又可《溫疫論》：夫溫疫之為病，非風、非寒、非暑、非濕，乃天地間別有一種異氣所感。其傳有九，此治疫緊要關節。

仲景雖有《傷寒論》，然其法始自太陽，或傳陽明，或傳少陽，或三陽竟自傳胃。蓋為外感風寒而設，故其傳法與溫疫自是迴別。

傷寒必在冬時。然歷年較之，溫疫四時皆有。及究傷寒，每至嚴寒，雖有頭疼、身痛、惡寒、無汗、發熱，總似太陽証，至六七日失治，未嘗傳經。

每用發散之劑，一汗即解。間有不藥亦自解者，並未嘗因失汗以致發黃、譫語、狂亂、苔刺等証。此皆感冒膚淺之病，非真傷寒也。

新型冠狀病毒的傳染力及傳變力近似溫疫，溫疫的傳變方法與傷寒不同，傷寒是六經傳變，溫疫則是走衛氣營血辨證。如果因為冠狀病毒怕熱的特性，每年冬天會再席捲而來的話，又有部分類似傷寒的特性。但是在氣候炎熱的東南亞也有許多病例確診，除了不排除有超級傳播者以外，是不是到了夏天疫情就會消失還很難說。

《黃帝內經》：「冬傷於寒，春必病溫」。
「夫精者，身之本也，故藏於精者，春不病溫」。
「冬不藏精，春必病溫」。

溫病，從現代醫學的角度來看屬急性傳染病和感染性疾病，大多發病急驟，發展迅速，變化多端，病情較重，易在群眾中擴散傳染。

由於冬天感受寒邪，寒邪伏藏於體內、日久化熱，到了春天陽氣外發之時，邪氣隨著陽氣外出，因而發生溫病。或冬天寒邪損傷正氣、正氣不足，當人體的抵抗力、免疫力變差，就會導致溫病的發生。

氧化物精油不是絕對能保護呼吸道

有一個患者曾經在門診詢問我，要怎樣使用芳療保護呼吸道才不會太常感冒？我說：「要看體質選擇精油，才能調節免疫力，妳是陰虛體質，陰液非常不足，不能單用氧化物，要用也是養陰的酯類、單萜醇等加上極少量的氧化物，而且一定要調和基底油稀釋。」她聽了非常驚訝，因為她真的只是使用氧化物精油，她說：「難怪我會頭暈。」陰血不足的體質，使用氧化物只會加強祛風勝濕的功能，如果你本身濕氣不重，就會耗損妳的陰血。

氧化物精油對抗外感不是絕對，一定要搭配體質精油，否則長期使用會損傷陰液。中醫認為「肺為嬌臟，喜潤而惡燥，最易受燥邪傷害」。有肺部疾病或是想要預防感冒，使用氧化物需要非常小心，尤其是肺陰虛的證型。

「保津存陰」的概念，在瘟疫的治療是最重要的，如果你一開始就只用氧化物或用高濃度的氧化物精油預防感冒或病毒感染，導致呼吸道黏膜

乾燥,損傷肺陰,肺的宣發肅降失常,產生病理產物如痰、瘀等,最終也可能產生肺部的器質性病變。

過早使用熱性精油,只會先上火免疫失調

一般來說,病毒不耐高溫,但是病毒到了人體就很難說,尤其是在氣候炎熱的東南亞也有發生新型冠狀病毒的案例。況且,人類是恆溫的動物,你吃一堆熱性食物(例如薑、酒、麻油、濃大蒜水、咖哩、薑黃、辛辣食物等),只會先上火免疫失調。一旦感染病毒,高溫、發燒只會讓病毒和人體兩敗俱傷。

很多人看到家人身體虛弱,就煮麻油爆薑料理,但是陰血不足的體質吃了只會讓陰血燒得更乾,身體虛虛更加嚴重,尤其一旦陰血虧虛是最難補起來的。同樣道理,使用熱性的精油在陰血不足的體質更要小心,有寒氣、有陽虛才可以使用,但必須是中醫認為的真寒、真的陽虛,例如手腳冰冷不一定就是陽虛(一定要鑑別診斷)。所以不是所有人都可以使用熱性精油來預防病毒感染。

在病毒還沒進入人體,還沒有惡寒症狀時,只有真寒、真的陽虛體質可以使用肉桂、薑等熱性精油;如果病毒已經進入人體產生惡寒症狀時,也可以使用肉桂、薑等熱性精油;當瘟疫疾病已經走到氣分熱證時,就絕對不可以使用熱性精油助長熱勢,否則會無法保津存陰。

使用寒性精油要小心寒凝及濕邪

中國的新型冠狀病毒中醫四診資料釋出後,許多案例記載著濕邪,也有許多宣稱可以治癒新型冠狀病毒的配方,我們不必全然否定或採信這些配方,但是可以從這些配方不同的治療方向獲得資訊,也就是病毒在瘟疫發展的不同階段,必然需要使用不同藥物。

治癒新型冠狀病毒的配方中,最為人知的報導就是雙黃連口服液可抑制新型冠狀病毒。雙黃連口服液由金

銀花、黃芩、連翹三味中藥組成。中醫認為，這三味中藥具有清熱解毒、表裡雙清的作用。現代醫學研究認為，雙黃連口服液具有廣譜抗病毒、抑菌、提高機體免疫功能的作用，是目前有效的廣譜抗病毒藥物之一。然而這只是運用於細胞實驗，沒有真正進入人體試驗，而且每個人的體質及疾病發展階段不會完全一樣，在錯誤的體質或錯誤的疾病階段使用，可能造成反效果。

黃帝內經：「衛氣者，所以溫分肉，充皮膚，肥腠理，司開闔者也。」如果在表衛階段單純使用寒性精油全身塗抹或泡澡，沒有達到苦寒直折的效果，反而成為另一種形式的**寒邪束表**，造成「涼遏、寒凝、冰伏」，毛孔緊縮而熱勢更盛、加重病情。

此外，**瘟疫常伴隨濕熱邪毒**，濕為陰邪，熱為陽邪，二者常互結而膠著難解。

濕熱病的轉歸，大致可分為從陽化熱或從陰化寒兩種情況。

從陽化熱：平素體質陽氣旺盛，或證型是熱重於濕，或過用溫燥之品治療，以致濕漸退而熱漸盛，最終化為燥熱體質。需要用透的方式去除熱，內外分層或是上中下焦去排痰濕瘀毒。

從陰化寒：平素體質陽氣虧虛，或證型是濕重於熱，或過用苦寒之品治療，攻伐陽氣，導致濕停滯而熱漸退，最後化為寒濕體質。使用寒性、清熱解毒的治療就要特別小心劑量及部位，避免人體走向寒濕體質。

濕熱病往往在中焦停滯時間最長，避免膏粱厚味、大量飲酒、油膩食物、寒涼冰冷食物、辛辣燥熱食物、燒烤油炸食物，以免加重體內鬱熱。

改善肺部血液循環最重要

2020 年 The Lancet 雜誌發現 2019 新型冠狀病毒可與人類血管收縮素轉化酶 2（Angiotensin-converting enzyme 2, ACE2）結合，於肺內上皮細胞大量複製。血管收縮素轉化酶 2，是一種能催化血管收縮素 I 轉化為血管收縮素 -（1-9）

或血管收縮素 II 轉化為血管收縮素 -（1-7）的外肽酶。

我的推論是血管張力素 II 型受體一旦被活化，轉化為血管緊張素，引起血管收縮，進而產生**血瘀的相關因子**。如果本身的血液循環不好，加上感染新型冠狀病毒，很容易就會變成肺炎重症，例如：發展成急性呼吸窘迫症候 群（Acute Respiratory Distress Syndrome，簡稱 ARDS）或是肺部纖維化，而有呼吸喘促的情況。

中醫臨床對於肺部有器質病變，如慢性支氣管炎、肺氣腫、支氣管擴張、氣喘等，需考慮肺部的血液循環問題，在肺血瘀阻的情況需加上活血化瘀通絡之品，才能將痰飲或組織滲透液藉由血液排出。

千金葦莖湯，是中醫在處理肺癰（例如肺膿瘍、支氣管炎、支氣管擴張、大葉性肺炎等）的重要處方，這個處方除了把痰稀釋成容易排除的濃度及黏度以外，最重要的地方是活血化瘀的桃仁。

這一波冬天（2019-2020 年）的流感咳嗽幾乎不用活血化瘀中藥很難痊癒，因為多數人喜食肥甘厚味又缺乏運動習慣，再加上壓力、空氣汙染等因素，多有一定程度的血瘀。

小兒的血瘀普遍沒有大人累積的嚴重，這也可能是剛開始小兒被發現不容易得到新型冠狀病毒的原因，隨著疾病進展才被發現小兒也是會得到新型冠狀病毒。

新型冠狀病毒的胸部 X 光表現以兩側瀰漫的毛玻璃浸潤為主，也是要盡早處理肺血瘀阻的問題，活血類精油不可少，更重要的是養成規律運動的習慣，改善全身血液循環，肺部的血液循環才會暢通。

注意伴隨的心臟問題

一般在外感，尤其是咳嗽患者，中藥可能會使用麻黃，西藥可能會使用麻黃素或支氣管擴張劑。麻黃是外感常用藥，在中醫具有發汗解表、宣肺平喘、利水消腫、通鼻竅、透疹、止癢的功效。

麻黃含麻黃素，藥理機轉有：

增加心肌收縮力和心輸出量、興奮心臟、收縮血管、升高血壓，興奮中樞神經而引起興奮、失眠、不安，緩解支氣管平滑肌痙攣，還有發汗、解熱、利尿作用。

常見某些心肺功能不佳的患者，如果平素容易自汗、心悸，或有高血壓、糖尿病、心腎疾病等，在感冒後服西藥（麻黃素類藥物）會有呼吸變得喘促，或水腫、心悸、心臟無力感、失眠、精神倦怠、全身乏力等情形。中醫在治療這類患者時，秉持著『急則治其標，緩則治其本，治標不傷本』的原則，如果在下處方時會使用麻黃，就會先加上護心的藥物。

前一陣子流感大流行，有患者服西藥後未適當休息加上熬夜，來就診的時候，在診間心律過速幾近昏厥，我立刻請同事叫救護車，用花梨木100% 滴 2 ～ 3 滴在他的膻中穴上，加上頸動脈竇按摩（Carotid Sinus Massage，CSM），救護車來之前就已經甦醒並恢復正常心跳速率。

頸動脈竇位於甲狀腺軟骨上方、稍微偏左右兩側的凹陷處，也是頸動脈內、外血管的交接處，可以刺激迷走神經，降低血壓和心率。在急救時力道要輕微，不是急救的時候千萬不可以亂按，如果按壓過度可能會導致頭暈或暈厥等症狀，嚴重的會造成暫時性腦缺血、腦缺氧甚至意識喪失。

中醫認為「肺能助心行血」，若已產生肺血瘀阻，肺部血液循環不佳，常會併發肺心症，甚至心臟衰竭、呼吸衰竭，而有動則喘促、心悸、失眠、水腫、食慾不振、小便不利等問題。

芳療雖然不會使用麻黃，但是也要注意原本心臟功能不佳或是因為病毒衍生的病毒性心肌炎、心肌損傷、心律不整等問題。而本身若是陰血不足的體質，過用氧化物或熱性精油也會耗傷陰血，導致心跳過速才能代償組織缺氧。

治療要分清楚階段，善用衛氣營血辨証

衛氣營血辨證，是清代葉天士總結前人理論，而創立的溫病辨證方法。

	病位	病機	治療原則	注意事項	禁忌
衛分證：外感熱病的最初階段。	衛表（體表皮毛）或肺衛（上呼吸道）。	衛氣被鬱或邪傷肺衛。	宜辛涼解表，透邪外出。	兼濕邪則需宣化表濕。	忌用辛溫發汗解表和寒涼鬱遏之品。
氣分證：陽氣未衰、邪氣旺盛的激烈情況。	胸膈、肺（下呼吸道）、腸、脾、胃、膽等臟腑組織。	邪入氣分，裡熱熾盛，臟腑氣傷，正邪劇烈交爭。	宜清熱解毒兼以生津。	若已裡結陽明、大便秘結，則宜攻下實熱。濕熱鬱蒸氣分，則宜清氣化濕，分消濕熱。	忌純用苦寒之劑，以免苦寒化燥傷陰。
營分證	營分（血中之氣）、心臟、心包（包含神識）。	營熱熾盛，營陰消灼，營熱擾心，或熱閉包絡。	宜清營洩熱、透熱轉氣。	若熱陷心包、神明阻閉，宜清營透絡、清心開竅。	
血分證	血分。	熱盛動血、熱盛血瘀。	宜涼血散血。	熱勝動風，需涼肝息風。陰虛動風，需養陰潛鎮。	如氣陰衰竭而脫（休克）者，須益氣救陰，回陽固脫。

清朝吳鞠通《溫病條辨》：「溫病由口鼻而入，鼻氣通於肺，口氣通於胃，肺病逆傳心包；上焦病不治則傳中焦，胃與脾也；中焦病不治則傳肝與腎也；始上焦，終下焦。」

溫病，是指由熱邪、或寒濕等陰邪化熱，所引起的外感疾病，以急性發熱表現為主。病邪從口鼻而入，循序漸進開始衛、氣、營、血四個層次傳變。但是溫病複雜多變，衛、氣、營、血四個階段可能互相兼併而非截然分開。這些傳變的表現，與新型冠狀病毒的表現極為相似。

瘟疫屬於溫病範疇，**溫病的傳變，決定治療的方向。衛氣營血的辨證意義，主要在於辨識病位之深淺、病勢之順逆和病情之輕重。**

葉天士也同時提出了溫病的治療原則：「在衛汗之可也，到氣才可清氣，入營猶可透熱轉氣，入血直須涼血散血。」這些治療，無不著重在使邪有出路和養陰保津。這也是為什麼**不建議一開始只用氧化物和熱性精油來預防，氧化物和熱性精油容易損傷陰血，一旦遇上瘟疫熱邪，只會讓已損傷的陰血無法填補回來而加重病情。**

新型冠狀病毒的衛氣營血辨證及建議精油

	病位	新型冠狀病毒症狀	基礎精油配方	精油變方
衛分證	表衛（或稱衛表，指體表皮毛）。	表衛：發燒、（37.4 和 38 ℃ 或許是衛分和氣分的差異）、惡寒（寒顫）、痠痛、頭痛、四肢無力、疲倦。	表衛：疏風的氧化物，稀釋 3 ～ 5%，全身塗抹、泡澡或塗抹膀胱經。	風寒束表（表衛有惡寒），加上熱性精油（如肉桂、薑等）。表衛化熱，加上「透熱」的精油如白玉蘭葉、紅玉蘭、粉紅蓮花等。絕對不可以使用寒性精油全身塗抹或泡澡！否則容易造成「涼遏、寒凝、冰伏」而加重病情！疲倦：加上松科、酯類、單萜醇類精油，個人偏好歐洲赤松、真正薰衣草、花梨木。
	表肺（或稱肺衛，指上呼吸道）。	表肺：上呼吸道症狀，如鼻塞、鼻水、咽痛、咳嗽。眼科症狀：如結膜炎（肺主皮毛，鼻淚管相通）。	表肺：疏風的氧化物，嗅吸（加 5 滴在熱水中嗅吸），或加入基底油稀釋成 5% 塗抹肺經、肺俞穴或滴鼻法。	風寒束肺（表肺）時，加上熱性精油（如薑、沉香醇百里香等精油）。表肺化熱時，加上寒性精油（如摩洛哥藍艾菊、德國洋甘菊、岩蘭草忍冬等精油）。眼科症狀：可將調油稀釋後塗抹於迎香穴及印堂穴。
氣分證	胸膈、肺（下呼吸道）。	下呼吸道症狀：咳嗽、痰、呼吸喘促、肺炎、咳血（需辨別熱盛動血）。	下呼吸道症狀：**疏風**（氧化物）、**解毒**（寒性）、**透熱、養陰、化瘀**，加入基底油稀釋成 5% 塗抹肺經、肺俞穴。	化瘀：乳香、沒藥、永久花、岩玫瑰。（氣分熱不用熱性化瘀精油。）滋陰：苯基酯（茉莉類、玉蘭類）、花類（依蘭、橙花、玫瑰等），酯類。

	病位	新型冠狀病毒症狀	基礎精油配方	精油變方
氣分證	脾、胃、腸、膽。	消化系統症狀（如食慾不振、噁心嘔吐、腹痛、腹瀉）。	痰濕：芸香科，如甜橙、紅桔、葡萄柚。寒濕：廣藿香、豆蔻、肉豆蔻、厚朴。	食積：胡蘿蔔籽。膽鬱：檸檬馬鞭草、檸檬香茅、山雞椒。
營分證	營分（血中之氣）、心臟、心包（包含神識）。	心血管系統症狀（如心悸、胸悶、心肌損傷、心律不整）。神經系統症狀（如腦炎、意識混亂）。	**強心、透熱、養陰、化瘀。**	強心：花梨木。
血分證	血分（肝腎嚴重耗損）。	腎衰竭、出血、休克。	**強心、透熱、養陰、化瘀、健脾、激勵腎精。**	健脾：玫瑰天竺葵、檸檬香茅。激勵腎精：歐洲赤松、歐洲冷杉、膠冷杉、黑雲杉、西伯利亞冷杉。

防疫淨化配方思路公開

以下 10 種精油皆為 1：1 等比例調和，需事先混合均勻成為複方再使用。

擴香：加 5 滴複方精油至擴香儀，擴香時注意濃度不要讓呼吸道感到刺激。

全身按摩：成人 3%——複方精油 18 滴，混合基底油 30ml。

小孩 1%——複方精油 6 滴，混合基底油 30ml。

洗澡：加 1 滴複方精油至沐浴乳。

泡澡：成人——共加入 15 滴精油，與沐浴乳或浴鹽混合後，加入泡澡水中。

小孩——共加入 5 滴精油，與沐浴乳或浴鹽混合後，加入泡澡水中。

百里酚百里香	酚類，行氣走竄，幫助血液循環，強效抗菌，提升免疫力。是次於熱性的溫性精油，讓身體保持溫暖而不上火。
桉油樟	屬於氧化物，可以疏風解表，也是抗病毒的首選精油。
印度乳香	促進肺部血液循環，印度乳香還可以安撫焦慮不安的心。
玫瑰天竺葵	養陰舒肝，健脾，激勵補身，抗感染、抗菌、抗黴菌。
花梨木	強化心肺功能，抗疲勞。
白玉蘭葉	透熱滋陰，提振元氣。
高地薰衣草	酯類，可以滋補肝腎、舒緩肌肉痠痛，含有少量的氧化物，亦可疏風解表。
歐洲赤松	可以激勵內分泌，強化腎經，振奮精神。
紅桔	可以化痰理氣，由於是小分子的單萜烯類，可以幫助帶動整個精油配方運轉全身。
月桂	祛風解表、勝濕散寒。抗呼吸道感染，促進血液循環。是次於熱性的溫性精油，讓身體保持溫暖而不上火。

防疫時延伸的精油議題

芳香療法對抗瘟疫的歷史

　　許多文獻記載，瘟疫蔓延之時，在香水工廠工作的人、園丁、製革工人，因為時常接觸芳香植物萃取的精油，居然能獲得免疫逃過一劫，證明了芳香植物確實可以保護人體，因此芳香療法開始在歐洲盛行。

　　在芳香療法對於瘟疫的歷史中，一定要認識「瘟疫醫生」（Plague doctor）這個職業，他們是中世紀時期在歐洲負責治療黑死病患者的醫

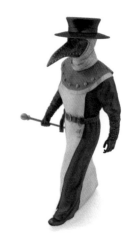

師。

部分瘟疫醫生會穿著特殊服裝，這種特殊服裝最早可追溯到 1619 年，由一位法國醫生查爾斯・德洛姆 Charles de Lorme 發明了一套外型特殊又具有保護作用的服裝，包含六個部分：黑色寬沿帽、鳥嘴面罩、黑色長袍、皮革馬褲、皮手套及手杖。

黑色長袍、皮革馬褲、皮手套，是由多層布料編織而成，外層塗滿厚重的蠟，可以保護醫生不會直接碰觸到患者或吸附沾染患者血液在衣服上，類似現在的隔離衣及手套。

瘟疫醫生最引人注目的，就是那個像鳥嘴一樣的面罩，這個面罩叫做 Medico della Peste。黑色寬沿帽，可以屏蔽流體，減少頭部感染。黑色寬沿帽加上鳥嘴面罩，類似現在的防護面罩或護目鏡加上口罩。

特殊的鳥嘴面罩在眼睛處裝有透明玻璃，可以阻隔患者與屍體的組織液、血液或飛沫。面罩前端還有一個像鳥嘴的凸起，可以填充芳香植物或香料，包含鼠尾草、百里香、薰衣草、香蜂草、薄荷葉、樟腦、丁香、沒藥、玫瑰、龍涎香以及蘇合香等等，能減緩屍體與病患壞死組織發出的惡臭，還能避免當時鼠疫的飛沫傳染風險，與西藏的藏香有異曲同工之妙。

有時鳥嘴的前端還會裝上白銀，可以探測毒物（其實只能測含硫物質），所以也被視為具有消毒效果（現代則是製成「奈米銀」的抗菌產品）。

瘟疫醫生也會隨身帶著一根棍子來檢查患者狀況，避免直接接觸感染源。此外，棍子有時也用來驅趕靠他太近的人。

不要把精油滴在口罩上

還記得前面提到瘟疫醫生的特殊面罩，為什麼面罩需做成鳥嘴的形狀呢？除了可以填充芳香植物或香料以外，也為了不讓這些芳香植物或香料直接或過度刺激鼻腔、呼吸道及臉部皮膚，所以需要做成鳥嘴的形狀，而且那並非是以精油的形式直接滴注在面罩上。

一般醫用外科口罩分為 3 層：最

外層為防水的不織布，能把細菌、病毒附著的小水珠隔絕在口罩外達到過濾；中間層是過濾層，是經靜電處理的熔噴不織布，靜電作用可將病毒吸附住，而熔噴製成的不織布可過濾小顆粒；最內層是具吸濕成分的不織布，可以吸附配戴者呼出的熱氣，使接觸面乾爽舒適。不論你是滴在口罩正中間或是外側，不建議把精油滴在口罩上的第一個原因是，精油可能會影響防水層和靜電棉的靜電強度，**降低口罩阻隔細菌和病毒的品質。**

學過芳療的人都應該知道，一般在進行品聞精油時，都會稀釋 10% 左右再聞香，比較不會造成呼吸道及神經的過度刺激。沒有稀釋而品聞精油時，聞了幾種氣味之後，鼻子就好像失靈了一般，這是因為精油氣味分子已經佔領了你的接受器，如果沒有等到完全作用完畢是無法接續下來的嗅覺。不建議把精油滴在口罩上的第二個原因是，精油濃度太高，長時間配戴，不是只有影響鼻黏膜，還會影響嗅覺神經、嗅腦、邊緣系統和情緒，讓**神經鈍化。**

滴在面紙上再放到口罩內配戴不會比較好，理由同樣是會影響神經以外，不建議把精油滴在口罩上的第三個原因是，沒有經過稀釋的精油直接滴在口罩上，與皮膚接觸久了，也會容易**造成刺激性皮膚炎。**

有人會說，滴在口罩後，精油會揮發而香精不會揮發，所以選擇品質好的精油滴在口罩上就不會有問題，但是你在精油揮發前就已經吸入很多了，更別提是不是有一直補充了。那麼精油滴在衣領，或是製成精油項鍊，這樣長時間的嗅吸其實也一樣不建議嗎？離鼻子遠一些是比較好的作法，但也不建議長時間嗅吸，**主要是看濃度和劑量。**

精油擴香的注意事項

如果真的想要用精油防疫，我比較建議用擴香、調油按摩、洗澡或泡澡的方式。

- 嗅吸精油到底可不可以消除病毒、細菌？其實不論是熱性、寒性

的精油，因為精油濃度高的關係，多數精油都有抗菌功效。在疫情的預防期，與其選擇號稱可以消除病毒、細菌的精油嗅吸，**不如選用可以增強免疫力的精油。**

- 使用精油擴香時，可以使用霧化機、水氧機、擴香儀、精油噴霧、或空氣清淨機的附加功能，除了適當選擇增強免疫力的精油配方以外，最重要的是注意**不要讓呼吸道感到刺激的濃度**，如果你已經感覺刺鼻了，就應該先暫停擴香的動作。**如果已經有呼吸道症狀時，擴香反而造成呼吸道過度刺激而加重病情。**

防疫消毒產品添加精油會增加抗菌效果嗎？

- 不論是噴霧、泡沫慕斯、凝膠、乳液劑型的防疫消毒產品，其主要的殺菌內容物大致以酒精和次氯酸水為主。
- 酒精的有效殺菌濃度是 70 ～

78%，可以破壞細胞膜、進入細菌內部，使細胞脫水、蛋白質凝結，進而殺死細菌，也能溶解病毒含脂質的外套膜。但要注意的是，酒精可以消滅具有外套膜的冠狀病毒，但是對於沒有外套膜的病毒則無效，例如腸病毒、腺病毒、諾羅病毒。

- 次氯酸水的原理為改變蛋白質結構、使細菌和病毒失去活性，雖然可殺死大多數細菌和病毒，但是由於不耐儲存，在陽光照射下很容易出現氧化還原反應而失去殺菌功效。此外，次氯酸水不可直接噴在肌膚上或用於霧化機，更不可食用。

- 70 ～ 78% 酒精本身就可以對抗冠狀病毒及細菌，額外添加精油在含酒精的乾洗手中，並不會增加抗菌的能力，大部分代工廠都使用已添加精油的固定配方，倒是精油可以減少酒精帶來的刺鼻感，緩和氣味。

防疫時衍生的皮膚問題

減少頻繁洗手消毒造成的手部皮膚問題

1. 頻繁洗手會使手部皮膚乾裂，酒精乾洗手則可能會導致刺激性皮膚炎。

2. 使用手部清潔產品的優先順序為：洗手乳＞肥皂＞酒精乾洗手。

3. 酒精乾洗手雖然方便但仍有刺激性，不應用來取代清潔洗手。

4. 洗完手後，視情況擦護手霜，可加入肌膚急救配方。

5. 因工作需求，雙手必須反覆消毒清潔時，可戴防水手套隔絕接觸，直接清潔消毒手套外部。

6. 注意防水手套的悶熱問題，或是乳膠手套的過敏問題。

減少戴口罩造成的臉部及耳朵皮膚問題

1. 必要情形才配戴口罩，例如在人潮眾多或特殊場所（如醫療院所）。

2. 長時間戴口罩時儘量素顏，縮短帶妝時間。

3. 找時機適度摘除口罩，讓臉部暫時通風透氣。

4. 回家後趕快摘除口罩，並做好臉部清潔及保養。

5. 因為口罩耳掛彈力帶長時間壓迫造成不適，可用化妝棉墊在耳後再戴。

6. 出入醫院者、有發燒或呼吸道症狀者、免疫較差者、近距離或密閉空間長時間接觸人群者，配戴一般醫療用口罩即可。

7. N95 口罩請留給第一線醫療及防疫人員。

8. 長時間戴口罩很容易造成臉部原本的皮膚問題惡化，請趕快找醫師確認治療很重要，可以選擇肌膚急救精油配方加在無香保濕品乳液或乳霜使用。

臺灣彰化基督教醫院將痊癒個案的治療經驗刊登在國際頂尖期刊《新英格蘭醫學期刊》，主要是使用抗流感藥物「克流感」主成分「奧司他韋」（Oseltamivir）與抗生素「左氧氟沙星」（Levofloxacin）。這位主治醫師的思路很精準，對應於中醫臨床，Oseltamivir 對衛分證、風寒束表有效，一旦化熱進入到氣分證則用抗生素 Levofloxacin。

美國實驗雖然發現 Remdesivir（瑞得西韋）對於新型冠狀病毒有明顯療效，然而是否會跟治療流感一樣，吃了克流感後，最初的寒顫、發燒、身體痠痛等表衛症狀得以緩解，表肺症狀或是其他臟腑器官的症狀仍然存在，也就是說病毒所帶來的免疫機轉及身體損壞已經造成，如果本身免疫力不佳，只靠特效藥恐怕也無法安然度過。

全球已有得到新型冠狀病毒而痊癒、驗不到病毒量的案例，其中有單純支持性療法而沒有使用美國實驗有療效的 Remdesivir（瑞得西韋），這也是證實人體免疫力可以對抗新型冠狀病毒。

中醫從營衛功能、氣血陰陽平衡來調整免疫力，也就是調整體質。免疫力與五臟六腑皆可能有關，營衛的調節以調節肺、脾、腎、心、肝為主，氣血陰陽的虧虛也應適當矯正。

中醫應用於新型冠狀病毒的臨床思路，會分成「預防期、流感期、肺炎期、恢復期」。流感期、肺炎期可依照前述的衛氣營血辨證論治，恢復期則是針對已經損傷的氣血陰陽去調整。預防期則是需要增強免疫力，最好的方式，就是培養良好的飲食習慣、正常的生活作息、心情穩定、持續運動，維持良好的血液循環。當疫毒還沒入侵人體時，過早使用抗病毒的風藥、熱藥、清熱解毒藥，只會讓人體的免疫力失衡。雖說「正氣存內，邪不可侵」，但是再怎麼健康的身體

遇到頑強的病菌仍可能受到攻擊，所以做好基礎的防疫工作是最重要的。

孫子兵法：「無恃其不來，恃吾有以待之；無恃其不攻，恃吾有所不可攻也。」

疾病對社會的衝擊，往往不只是身體的，也包含心理層面，恐慌、焦慮、緊張、埋怨、憤恨、歧視等都是負面的情緒，也會影響免疫力。寫這篇預防專欄，不是跟你說不用預防，而是心裡有底，有備無患，知道如何應對就不是製造恐慌，當疫情還在蔓延時，多一些認識就少一些恐懼，多一些善念既利他又助己。

新型冠狀病毒起初的報導顯示重症多落在原本免疫狀況不佳的患者身上，直到大量患者產生後，沒有足夠的醫療資源救助，導致醫療崩壞，才會產生更多不明狀況的死亡。防疫視同作戰，我們也要守護醫療資源，知道最正確的防疫資訊來源，確實執行，才能真正守護大家的健康。

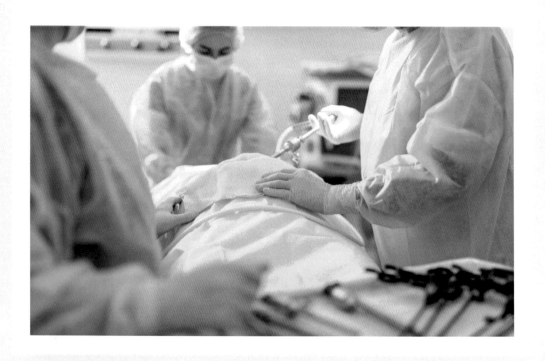

諮詢紀錄表

Consultation Form

填表日期：　　年　　月　　日

<table>
<tr><td rowspan="10">基本資料</td><td colspan="2">姓名：</td><td>年齡：</td><td>性別：□男　□女</td></tr>
<tr><td colspan="2">電話：</td><td>生日：　　年　　月　　日</td><td>職業：</td></tr>
<tr><td colspan="4">婚姻：□已婚　□未婚　□其他_____</td></tr>
<tr><td colspan="4">地址：</td></tr>
<tr><td colspan="4">居住狀況：□獨居　□與家人同住　□與朋友同住　□其他_____</td></tr>
<tr><td colspan="4">家庭經濟來源：□自己　□父母　□子女　□其他_____</td></tr>
<tr><td colspan="4">活動能力：□可自行活動　□需依賴輔助器移位　□需依賴他人移位</td></tr>
<tr><td colspan="4">心智功能：□可正常表達人時地　□人時地表達紊亂　□無自我表達能力</td></tr>
</table>

<table>
<tr><td rowspan="8">個人史</td><td>飲食習慣：□素食　□葷食　□烤炸辣　□冷飲　□甜食
□三餐定時　□三餐不定時　□應酬　□宵夜　□其他_____</td></tr>
<tr><td>抽菸：□無　□有____包／天，____年</td></tr>
<tr><td>喝酒：□無　□有____瓶／天，____年（酒類：_____）</td></tr>
<tr><td>檳榔：□無　□有，_____年</td></tr>
<tr><td>過敏：□無　□有　□藥物_____□食物_____</td></tr>
<tr><td>作息：□正常　□輪班　□熬夜</td></tr>
<tr><td>運動習慣：</td></tr>
<tr><td>旅遊史：</td></tr>
</table>

<table>
<tr><td rowspan="8">過去病史</td><td>糖尿病　□有　□無</td><td>高血壓　□有　□無</td><td>冠心病　□有　□無</td></tr>
<tr><td>慢性阻塞性肺病　□有　□無</td><td>肺結核　□有　□無</td><td>腦中風　□有　□無</td></tr>
<tr><td>高血脂　□有　□無</td><td>癌症　　□有　□無</td><td>其他：</td></tr>
<tr><td colspan="3">手術史：</td></tr>
<tr><td colspan="3">外傷史：</td></tr>
<tr><td colspan="3">曾受過的身心創傷：</td></tr>
<tr><td colspan="3">目前服用藥物：</td></tr>
</table>

家族史	糖尿病　□有　□無	高血壓　□有　□無	冠心病　□有　□無
	腦中風　□有　□無	癌症　　□有　□無　種類：＿＿＿＿＿＿＿＿	
	氣喘　　□有　□無	鼻過敏　□有　□無	異位性皮膚炎　□有　□無
	其他：		

主訴：＿＿＿＿＿＿＿＿＿＿＿＿＿＿（症狀）已＿＿＿＿＿＿＿＿＿＿＿＿＿＿（時間）

現病史：

（1）起病情況：何時？＿＿＿＿＿＿＿＿如何開始？＿＿＿＿＿＿＿＿位置？＿＿＿＿

型式？＿＿＿＿＿＿持續時間？＿＿＿＿＿＿＿＿突發或漸發？＿＿＿＿＿＿

緩解及誘發因素？＿＿＿＿＿＿＿＿＿＿＿發作時的伴隨症狀＿＿＿＿＿＿＿＿＿＿＿

（2）病情的發展與變化。（按時間次序描述）

（3）曾否到醫院就診，作過那些檢查，診斷為何？

（4）治療經過，曾用藥物，劑量，使用多久及療效。

（5）為何尋求芳療？

病史獲取對象：□本人　□家人　□朋友　□其他＿＿＿＿＿＿＿＿＿＿＿＿＿＿＿

身高：	體重：	BMI：
體溫：	脈搏：	血壓：

您對芳香療法的經驗為何？

療程同意書

　　我瞭解我的健康歷史及目前的健康狀況等資訊，對於指引芳療師選擇對我的舒適感與健康有幫助的精油來說是必要的。我們瞭解這裡的資料都會保密。簽下此同意書時，我同時給予芳療師我個人的允許去建議以及 / 或調配精油，以用於身體塗敷、吸入或薰香用。假如療程中有按摩，我也給予芳療師我個人允許替我進行按摩療程。如果療程中包括了建議我自己回家後使用精油，我也將會依循芳療師給我的產品使用指南。假如我有任何負面的反應，我會告知芳療師。我明白並接受芳香療法並不能治癒疾病，但是它可能協助自然的療癒過程。

顧客簽名：＿＿＿＿＿＿＿＿　日期：＿＿＿＿＿＿＿＿　芳療師：＿＿＿＿＿＿＿＿

系統檢視

全身	□疲倦　□身重　□怕風　□惡寒　□怕冷　□怕熱　□自汗　□盜汗
情志	□平常　□煩躁　□易怒　□思慮多　□易緊張　□壓力大 □善喜　□恐懼　□易驚　□情緒低落　□其他＿＿＿＿＿＿＿＿＿＿＿
睡眠	□平常　□晚睡　□不易入睡　□淺眠　□多夢　□易醒　□早醒 □驚醒　□徹夜不眠　□嗜睡　□睡眠時間不足　□醒來疲倦 □服用助眠藥　□其他＿＿＿＿＿＿＿＿＿＿＿＿＿＿＿＿＿＿＿＿＿
頭項	□無不適　□頭痛（部位：＿＿＿＿＿＿＿＿性質：＿＿＿＿＿＿＿） □頭暈　□眩暈　□頭重　□健忘　□項緊　□其他＿＿＿＿＿＿＿
五官	□無不適 □眼癢　□眼睛乾澀　□視物模糊　□目油　□其他＿＿＿＿＿＿＿＿ □鼻癢　□鼻塞　□鼻乾　□鼻涕　□噴嚏　□其他＿＿＿＿＿＿＿＿ □耳癢　□耳痛　□耳塞　□耳鳴　□耳聾　□重聽　□其他＿＿＿＿＿ □口苦　□口淡　□口甜　□口酸　□口鹹 □口乾　□口黏　□口瘡　□口臭　□其他＿＿＿＿＿＿＿＿＿＿＿＿ □咽乾　□咽癢　□咽痛　□咽異物感　□其他＿＿＿＿＿＿＿＿＿
呼吸系統	□無不適　□胸悶　□胸痛（部位：＿＿＿＿＿＿＿＿性質：＿＿＿＿＿＿＿） □胸脅不舒　□咳嗽　□咳血　□喘　□痰（色＿＿＿＿＿質＿＿＿＿量＿＿＿）
循環系統	□無不適　□心悸　□心臟無力
消化系統	□無不適 食慾（□亢進　□正常　□不佳） 食量（□少　□正常　□多）　飢餓感（□不知飢　□知飢　□易飢） □泛酸　□胃酸逆流　□胃脘灼熱　□噯氣　□打嗝　□噁心　□嘔吐 □矢氣多　□腹脹　□消化不良 □腹痛（部位：＿＿＿＿＿性質：＿＿＿＿＿□喜按　□拒按　□喜熱敷）
大便	□大便正常（＿＿＿＿日＿＿＿＿行）□質硬　□顆粒　□軟散　□黏滯 □色黑　□出血　□排不乾淨　□解便疼痛　□異味　□泡沫　□失禁
小便	□小便正常　□頻尿　□不利　□疼痛　□餘尿　□尿急　□尿熱 □出血　□異味　□泡沫　□失禁　□遺尿　□夜尿（＿＿＿＿＿＿＿＿次／夜）
肌肉骨骼	□痛　□痠　□麻木　□腫脹　□萎縮　□僵硬　□重著　□無力 □抽搐　□震顫　□發紅　□發熱　□發冷部位：＿＿＿＿＿＿＿＿＿＿

生殖系統	**女性：** （1）月經初經：_____歲／停經：_____歲 LMP：_____ I/D：_____ 經量_____ 經色_____ 質地_____ 伴隨症狀_____ （2）白帶 時間_____、色_____、性狀、_____氣味的變化_____。 （3）胎產 □懷孕（_____週）G_____ P_____ A_____（AA_____ SA_____） □哺乳懷孕不適症狀_____，子女健康情況_____。 **男性：**□陽萎 □早洩 □滑精 □夢遺 □其他_____

理學檢查

整體	意識：　　　　　　　　精神：　　　　　　　　面色： 形體：　　　　　　　　姿態：　　　　　　　　皮膚：
局部	頭　　項： 胸　腹　部： 泌尿生殖： 腰背四肢：
疼痛指數	 0　1　2　3　4　5　6　7　8　9　10
聽聲音	語音：□有力　□無力　□沙啞　呼吸：□氣粗　□氣微 咳聲：□重濁　清高　肺音：_____ 腸音：_____
聞味道	□口臭　□痰臭　□大便臭　□小便臭　□汗臭　□體臭 □肝病特殊氣味　□腎病特殊氣味　□其他_____
舌診	舌質：舌色 □淡紅　□微紅　□紅　□絳　□青紫　□黯　□染 舌形：　□胖　□正常　□瘦 齒痕：　□無　□輕微　□嚴重 舌態：　□正常　□偏斜 質裂：　□無　□輕微　□嚴重 朱點：　□無　□滿布　□邊　□中　□根　□前　□尖 瘀點：　□無　□滿布　□邊　□中　□根　□前　□尖 舌苔：苔色 □白　□黃　□染

舌診	苔質：□薄膩　□膩　□厚 　　　　□少苔（部位：□邊　□中　□根　□前　□尖）　□剝苔 舌津：□乾　□少津　□平津　□有津　□多津 舌下絡脈：□粗　□長　□怒張　□曲張　□瘀血絲 肉阜：□正常　□膨大
脈診	□弦　□細　□濡　□黏　□滑　□軟　□澀　□硬化　□其他＿＿＿＿＿＿
腹診	

疼痛、創傷、感染、靜脈曲張、疤痕等分佈的位置：

實驗室檢查

其他問題／值得關切的要點：

精油調配紀錄表

Essential Oil Sheet

顧客姓名＿＿＿＿＿＿＿＿檔案編號＿＿＿＿＿＿＿＿

處理症狀	
精油配方 / 劑量	
建議使用方式	
使用後心得追蹤	
註記	

373

國家圖書館出版品預行編目 (CIP) 資料

中醫芳療診察室：中醫師教你用對精油對抗呼吸道疾病，感冒、
腸病毒、肺炎快快好！/ 李嘉菱著 . -- 初版 . -- 新北市：大樹林，
2020.03　面；公分 . -- (自然生活；36)
ISBN 978-986-6005-95-4 (平裝)
1. 芳香療法 2. 香精油 3. 中醫理論
418.995　　　　　　　　　　　　　　　　109001332

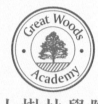

大樹林學院
www.gwclass.com

最新課程 New!
公布於以下官方網站

大树林学苑—微信

課程與商品諮詢

大樹林學院 — LINE

Natural Life 自然生活 36

中醫芳療診察室
中醫師教你用對精油對抗呼吸道疾病，感冒、腸病毒、肺炎快快好！

作　　者／李嘉菱
總 編 輯／彭文富
執行編輯／黃懿慧
美術編輯／April（apriloxo.com）
插　　畫／洪湘紜、April
封面設計／葉馥儀
校　　對／謝采蓁、李純瑩、李蕙如

出 版 者／大樹林出版社
營業地址／ 23357 新北市中和區中山路 2 段 530 號 6 樓之 1
通訊地址／ 23586 新北市中和區中正路 872 號 6 樓之 2
　　　　　電話／ (02) 2222-7270　傳真／ (02) 2222-1270
　　　　　E- mail ／ notime.chung@msa.hinet.net
官　　網／ www.gwclass.com
Facebook ／ www.facebook.com/bigtreebook

發 行 人／彭文富
劃撥帳號／ 18746459　戶名／大樹林出版社
總 經 銷／知遠文化事業有限公司
地　　址／新北市深坑區北深路 3 段 155 巷 25 號 5 樓
　　　　　電話／ 02-2664-8800　傳真／ 02-2664-8801
本版印刷／ 2024 年 8 月

定價：560 元 / 港幣：187 元　ISBN /978-986-6005-95-4

馥芊中醫診所
Aroma TCM Clinic

門診時間

【上午】**08:30～12:00**
【下午】**14:00～17:30**
【晚上】**18:00～21:30**

※周五下午3點-晚上8點為預約門診，
　請於一天前預約掛號。
※各門診時段結束前30分鐘即停止掛號。

門診專線：(04)2265-9530

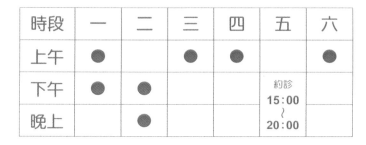

時段	一	二	三	四	五	六
上午	●		●	●		●
下午	●	●			約診 15:00 ～ 20:00	
晚上		●				

用中醫印證
健康與美麗可以同時並存

❄ 內婦兒針灸科
❄ 嚴選道地藥材
❄ 美顏緊緻療程
❄ 埋線雕塑減重
❄ 產後調理套組
❄ 量身訂製飲品
❄ 中醫芳香療法
❄ 養生系列課程

歡迎至粉絲專業按讚
掌握最新資訊 👍

F 　　馥芊中醫診所
❄ 季節養生門診情報 ❄
身體糾察隊，調整體質健康養生

F 　　中醫師 李嘉菱
❄ 掌握醫學健康永續 ❄
中醫大補帖，專業中醫資訊分享

F Herb Republic大地之子
❄ 中醫芳療平台匯通 ❄
肌膚金鐘罩，護理膚質細緻柔嫩

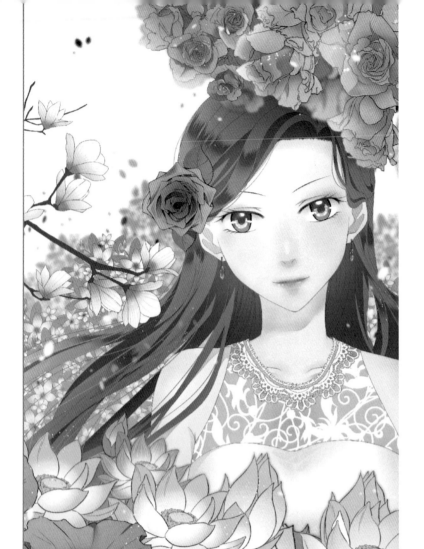

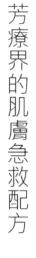

芳療界的肌膚急救配方

手足歡聚 修護霜

Happy Touching Hands and Feet Cream

5 種奢華精油
專業芳療中醫師嚴選
有機高地薰衣草、永久花、德國洋甘菊、岩玫瑰、橙花

4 種護膚因子
讓您隨時都能享有SPA級的保養
維他命E、乳油木果脂、玻尿酸、有機甜杏仁油

✕ 不添加人工色素
✕ 不添加人工香精及定香劑，您聞到的都是天然精油散發的香氣
✕ 不添加含paraben等類賀爾蒙抗菌劑
✕ 不添加容易阻塞毛孔的礦物油、Petrolatum(凡士林)、Dimethicone(矽靈)
✕ 不添加動物性基底油

大地之子官方LINE

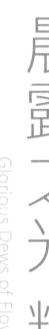

灌溉靈魂的保濕聖品

晨露之光 精萃

Glorious Dews of Flower Essence

專業芳療中醫師嚴選 2 種奢華精油

全新體驗 3 段漸進式滲透

滋養呵護-先以乳液型態攜帶精華成分滲入肌膚
水潤柔嫩-推開後如水般清爽好吸收
潤澤修護-後以油相的狀態鎖住精華形成肌膚保護膜

檀香玫瑰精油 保濕舒緩放鬆心情 / 苦橙葉精油 平衡油脂延緩老化

※堅持不添加人工色素/人工香精及定香劑/paraben等類質爾蒙抗菌劑/礦物油/凡士林※

大地之子FB

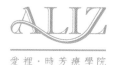

亞洲地區頂尖英國IFA與美國NAHA國際雙授權芳療學院。
由沈莉莎校長帶領國際專業級師資，與多間大學合作授課。
從入門講座、主題課程、至國際專業證照培訓，歷時二十年之久，
培育超過千名國際專業芳療師，華人芳療界最完善的教育系統！

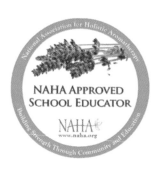

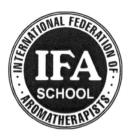

IFA Course Reg：11/09/233

美國NAHA初階芳療認證課程

北美最大芳療教育機構。沿襲英國倫敦芳香
療法學苑(LSA)的教育系統與精神，制定一套
完整而詳盡的課程計畫與培訓標準。

英國IFA高階芳療認證課程

全球最具權威芳療協會。三大必備訓練：芳療
理論、手法按摩、生理解剖，制度嚴格、標準
極高，成為從業芳療師必備證書。

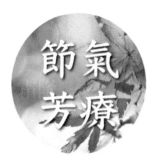

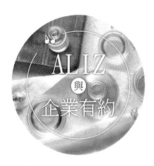

二十四節氣芳療課程

融會中西精髓，歐洲芳香療法結合中華節氣
養生與人體經絡，量身打造一套專屬東方人
的養生芳療。

企業講座主題課程

藉由主題講座，帶領企業來趟香氣感官之旅，
感受精油的強大魅力，幫助員工達到身心靈
的深層放鬆。

ALIZ Facebook　　www.aliz.com.tw

回函抽獎

活動內容

請掃描右側 Qrcode，並填妥線上回函完整資料，即有機會抽中「Herb Republic 晨露之光 精萃 53ml」乙瓶（市價 1880 元）。

★中獎名額：共 3 名。

★活動日期：即日起～ 2020 年 06 月 29 日。

★公布日期：2020/06/30 會以 EMAIL 通知中獎者。

※ 中獎者需於 7 日內用 EMAIL 回覆您的購書憑證照片（訂單截圖或發票）方能獲得獎品。若超過時間，視同放棄。

※ 一人可抽獎一次。本活動限台灣本島及澎湖、金門、馬祖。

※ 公關書或作者、活動贈書，不具抽獎資格。

★追蹤大樹林臉書，獲得優惠訊息及最新書訊。

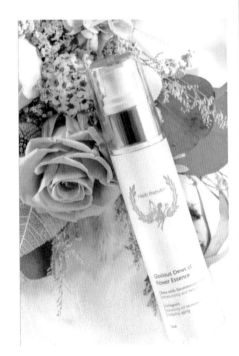

贈品資訊

大地之子 Herb Republic ｜馥芊國際

產品：晨露之光 精萃

成分：檀香玫瑰精油 Attar、苦橙葉精油等

使用方法：取適量塗抹於臉部，保濕修復肌膚。